DE LA

FIÈVRE TYPHOÏDE

PAR

LE Dr J.-A. MANDON

DE LIMOGES

« L'affection typhoïde est une maladie spécifique, putride et phlegmasique, infectieuse et contagieuse... »

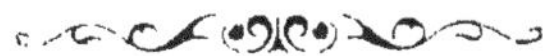

PARIS

CHEZ G. GERMER BAILLIÈRE

Rue de l'École-de-Médecine, 17

1863

DE LA

FIÈVRE TYPHOÏDE

Limoges. — Imp. Ducourtieux.

DE LA

FIÈVRE TYPHOÏDE

NOUVELLES

CONSIDÉRATIONS HISTORIQUES

PHILOSOPHIQUES ET PRATIQUES

SUR

SA NATURE, SES CAUSES & SON TRAITEMENT

PAR

Le Dr **J.-A. MANDON**, de Limoges,

Ancien Interne, Lauréat (*bis*) 1er Prix des Hôpitaux de Paris, Lauréat (2e Prix) de la Faculté de Médecine de Paris,
Lauréat (Médaille d'Honneur) de la Société des Sciences médicales et naturelles de Bruxelles,
Lauréat (Médaille d'Or) de la Société impériale de Médecine de Bordeaux,
Membre correspondant de ces Compagnies savantes, etc., etc.

PARIS

CHEZ G. GERMER BAILLIÈRE

Rue de l'École-de-Médecine, 17

1863

PRÉFACE.

« Les principes qui ont dominé la médecine, et qui presque tous ont à la fois retardé et accéléré ses progrès, n'ont été que des points de vue divers sous lesquels ceux qui ont créé ces systèmes ont successivement envisagé la vérité. — Ce sera toujours un besoin pour notre intelligence de ramener les faits, à mesure qu'elle les découvre, au point de vue le plus général possible ; ainsi se formule le Passé, se féconde le Présent et se prépare l'Avenir. »
(ANDRAL, *Clinique médicale*, Paris, 1839. t. I, pag. 6.)

L'affection typhoïde est une maladie spécifique, putride et phlegmasique, infectieuse et contagieuse, rarement spontanée, presque toujours fébrile. Elle appartient à la classe des *fièvres*. C'est une espèce nosologique, distincte par la continuité de la pyrexie, la forme ataxo-adynamique des symptômes, et la nature spéciale des lésions. Elle enveloppe de son double génie pyrétique et inflammatoire l'organisme entier ; elle touche ainsi à toutes les doctrines, et son cadre est aussi vaste que celui de la médecine.

Nous n'oublierons pas que nous devons surtout nous occuper des travaux dont cette maladie a été l'objet depuis le commencement de ce siècle; mais il nous a semblé que ce travail serait tronqué, si nous négligions de rechercher l'origine de nos connaissances actuelles sur sa nature, ses causes, et le traitement qui lui convient.

Son histoire complète embrasse deux grandes dates, remplies, l'une par le long règne de la symptomatologie, l'autre par la domination non moins exclusive de l'anatomie pathologique ; la première période s'étend d'Hippocrate à Bichat ; la seconde, illustrée et, pour ainsi dire, représentée par le fondateur de l'Ecole française, est celle à laquelle nous appartenons. Celle-ci nous a initiés aux lésions organiques qui caractérisent la maladie qui nous occupe; nous tenons de celle-là la connaissance de l'autre élément, la *fièvre*. De sorte que ce que nous savons aujourd'hui de l'affection typhoïde est l'œuvre des siècles.

Cette étude historique et critique nous montrera la vanité de nos recherches, quand nous sommes hors des voies qui mènent à la vérité; mais elle nous apprendra aussi que le labeur de l'esprit humain n'est jamais stérile : car, si l'anatomie pathologique a fait faire de si rapides progrès à la pyrétologie, c'est qu'elle a trouvé cette partie de la médecine fort avancée, quoique privée de son flambeau ; et puis, la longue chaîne de systèmes qui se déroulera sous nos yeux, nous démontrera comment ils contribuent à l'avancement de la science ; nous verrons quelle part en revient à cette loi qui nous pousse à la recherche du vrai par la voie directe mais périlleuse de la synthèse *a priori*, c'est-à-dire de l'hypothèse, loi d'induction instinctive par laquelle nous concluons, comme les enfants, du chat à l'animal, du père à l'homme, de l'individu à l'espèce, de l'espèce au genre, du particulier au général ; loi précieuse pour défricher le champ de la science, mais qui le sèmerait d'erreurs, sans le rigoureux contrôle de l'analyse.

C'est elle qui enfante les systèmes, synthèses incomplètes, et partant erronées mais fécondes, parce qu'elles mettent au jour des idées nouvelles et secouent le joug des vieilles erreurs. Les systèmes sont, il est vrai, absolus, mais leur tyrannie ordinairement est courte, et plus ils se multiplient, autant d'acquisitions fait la science ; en sorte qu'elle grandit par où les contemplateurs immobiles du passé craignent de la voir périr.

Ainsi progressent toutes les œuvres de l'esprit. La plupart des découvertes naissent d'une réaction ; doctrine ou système, c'est toujours la lutte du présent contre le passé, de l'avenir contre le présent; c'est le déploiement de l'activité humaine, mais non comme l'entend Vico. Ce philosophe de l'histoire condamne toutes les générations à recommencer sans cesse le même cercle. Nous n'entendons pas ainsi le progrès : toutes les sociétés ont, il est vrai, leur commencement, leur apogée et leur décadence, et décrivent, en réalité, une sorte de cycle; mais, non-seulement l'espace que parcourt l'humanité est indéfini comme la durée de notre espèce, incommensurable, et partant d'une figure indéterminée, mais nous savons encore que chaque siècle découvre dans sa marche des horizons nouveaux, laissant après lui les alluvions qui serviront de matériaux aux hommes de génie des âges suivants, pour l'édification du monument toujours inachevé de la vérité.

Cette revue historique et critique est divisée en deux parties : la première comprend la période Hippocratique et la période française, marquées par deux écoles rivales, que nous verrons se succéder, s'engendrer et se compléter l'une l'autre.

La deuxième partie sera déduite de la première. — Afin d'exposer la doctrine la moins imparfaite, nous fuirons tout système exclusif; car ce n'est pas une partie seulement de la vérité, mais la vérité entière que nous poursuivons. Nous éviterons, avec le même soin de tomber dans cet éclectisme commode et erroné, qui consiste à prendre la moyenne des opinions opposées, et à chercher l'équilibre entre les partis extrêmes ; éclectisme paresseux et stérile, qui est la négation de toute doctrine.

Les principes de la nôtre, au contraire, ne sont que l'expression de la nature, des causes et du traitement de l'affection typhoïde, c'est-à-dire de l'étude attentive de tous les éléments de la maladie. Elle s'appuie à la fois sur notre expérience et sur notre appréciation des œuvres des meilleurs auteurs. Est-il nécessaire de déclarer que nous n'avons été animé, dans les nombreuses discussions de cette critique, que de la passion du vrai?

PREMIÈRE PARTIE.

PÉRIODE HIPPOCRATIQUE.

Au temps d'Hippocrate, la science et la philosophie étaient confondues et courbées ensemble sous le joug de la métaphysique. Le génie procédait alors, comme toujours, par généralisation d'emblée, par hypothèse. C'était l'enfance de l'esprit analytique, de la méthode scientifique. Le père de la médecine la développa à ce point qu'il créa à la fois et l'observation, et la médecine, et les sciences naturelles. C'est lui qui les a séparées du domaine de la spéculation. Le premier il se courba vers la nature, l'interrogea, pénétra ses secrets, et s'il ne se fût pas borné à l'examen clinique, s'il eût étudié les lésions comme les symptômes, la médecine n'eût pas attendu pendant plus de vingt siècles notre Bichat. Ses progrès furent cependant si rapides, qu'il semble que le génie de l'homme ne fut pas moins fécondé par la méthode hippocratique qu'irrité par l'aspect de nos souffrances. La médecine commence donc par une double réaction contre la maladie et contre les systèmes métaphysiques. Telle est son origine.

Notre but n'est pas d'en tracer l'histoire entière, mais de montrer, par les propres observations d'Hippocrate, que l'affection typhoïde ne lui était pas inconnue, sinon comme espèce distincte, du moins comme individualité morbide, et de voir ce qu'il pensait de sa nature, de ses causes et de son traitement.

Commençons par la description nosologique. Nous examinerons après la doctrine.

Nous lisons dans *les Epidémies* (1) : « Voici le caractère des fièvres ardentes : on commençait de tomber dans une espèce d'assoupissement, avec des anxiétés et des frissons. Il se déclarait une fièvre violente, sans beaucoup de soif, sans délire. On rendait quelques gouttes de sang *par le nez*. Les redoublements venaient communément aux jours pairs. Dans le redoublement, on perdait la mémoire, l'usage des membres, la parole. Les extrémités étaient toujours froides, surtout dans les redoublements. Elles se réchauffaient ensuite, mais jamais bien. La connaissance revenait, et les malades parlaient ; ils étaient continuellement dans un état ou comateux

(1) Œuvres d'Hippocrate, *Encyclopédie des Sciences Médicales*. Paris, 1833. — Section III, pag. 361.

sans bon sommeil, ou bien dans l'insomnie avec agitation. La plupart avaient des troubles d'entrailles avec des déjections de matières crues, claires, abondantes, beaucoup d'urines claires qui ne présentaient rien de critique, ni d'utile. Il ne se faisait dans cet état aucune crise, point d'hémorrhagie ni de dépôt favorable. Ils mouraient, les uns d'une manière, d'autres d'une autre, avec divers symptômes. Au temps du jugement, ils perdaient communément la parole, et se répandaient en sueurs. Voilà ce qui se passait ordinairement quand ils allaient périr. »

L'assoupissement dès le début, avec anxiétés et frissons, l'épistaxis, les redoublements, la perte de la mémoire, le coma ou l'insomnie avec agitation : chez la plupart, des troubles d'entrailles avec déjections crues, claires, abondantes ; aucune crise, et la mort avec des symptômes divers, tels sont les traits auxquels nous reconnaissons l'affection typhoïde dans l'esquisse tracée par Hippocrate.

Les caractères de cette maladie sont plus saillants dans les faits particuliers dont il nous a laissé l'histoire. —« A Thase, le fils de Parion fut pris d'une *fièvre aiguë*. Elle était d'abord continue, ardente, avec soif. Il fut, dès le commencement, dans l'état *comateux*, auquel succéda l'insomnie. Durant les premiers jours, il y avait des troubles *d'entrailles*. Le sixième jour, il tomba dans le *délire*. Le septième, le ventre rendait des matières bilieuses grasses. Le huitième, quelques gouttes de sang par le nez, vomissement de matières verdâtres. Le douzième, fièvre violente, selles bilieuses de matières claires en quantité. Le dix-septième, mal, point de sommeil. Le vingtième, sueurs générales, insomnie, selles bilieuses, dégoût, assoupissement comateux. Le vingt-quatrième, le malade rechuta. Le trente-quatrième, point de fièvre, le ventre ne s'arrêta point. Le quarantième, le ventre s'arrêta, tantôt fièvre, tantôt point de fièvre, sommeil mauvais, dans les reprises du mal, délire. Il y avait enfin de petites chaleurs continuelles; les selles étaient copieuses, claires. Le cent-vingtième jour, le malade mourut.

» Le ventre rendit continuellement, depuis le premier jour, des *matières bilieuses*, détrempées, en quantité ; ou bien, quand elles s'arrêtaient, c'était pour *fermenter* dans les entrailles, et il en sortait quelques crudités. L'assoupissement *comateux* ne discontinua guère ; il était remplacé par de l'*agitation* et de l'*insomnie*. Le dégoût fut constant, la fièvre presque toujours ardente (1). »

Voilà un exemple de fièvre ataxo-adynamique, avec selles bilieuses constantes et abondantes. — Le septième malade (2), pris aussi de *fièvre ardente,* avec délire, insomnie, épistaxis, nous présente, comme symptôme prédominant, une surdité de degré variable, comme le délire qui dura du huitième au vingt-septième jour que la

(1) *Op. cit.*, pag. 365.

(2) *Ibid.*, pag. 368.

maladie se jugea. — Nous voyons, chez le neuvième malade, la fièvre *ardente* s'annoncer par des maux de tête, des vomissements bilieux, des nuits agitées ; le quatorzième jour, l'ouïe se perdre; le délire éclater le vingtième ; les épistaxis se multiplier du quarantième au soixantième ; la fièvre et la surdité augmenter et diminuer en même temps, et la maladie se juger du quatre-vingtième au centième jour par des selles bilieuses.

Un Clazoménien (1) eut d'abord mal à la tête, avec fièvre violente; point de sommeil, langue sèche, les hypochondres élevés, tendus; le quatrième jour, délire; le onzième, selles claires, de couleur d'eau, en quantité, jusqu'au quatorzième; le dix-septième, délire et deux parotides, qui restèrent douloureuses, sans suppurer, jusqu'au trente et unième jour, où elles s'affaissèrent. Le même jour diarrhée abondante; le quarantième, la santé se rétablit.

Siléné (2) eut la fièvre à la suite de fatigues, d'excès de vin et de femmes. Il avait commencé de sentir un poids au front et à toute la tête. Le premier jour, il rendit par les selles des matières bilieuses, non mêlées, écumeuses, fort colorées, en quantité ; grande soif, langue sèche, point de sommeil; le deuxième jour, mêmes symptômes, délire; le troisième, tout s'empira : gonflement considérable aux deux hypochondres, jusqu'au

(1) *Ibid.*, pag. 143.
(2) *Ibid.*, pag. 343.

nombril, selles brunes en grande quantité, beaucoup de paroles, ris, chants, agitation continuelle; le sixième, fièvre très forte; le huitième, sueur froide de tout le corps; une éruption rouge, caractéristique, accompagnait la sueur. La traduction latine peint parfaitement cet exanthème lenticulaire : *Pustulis rubentibus, rotundis, parvis, varis non absimilibus, quæ permanebant, neque abscessum faciebant.* Tels sont bien les traits des papules typhoïdes. — Le dixième jour, état comateux. Le onzième, mort. La respiration avait été continuellement grande, comme chez quelqu'un qui revient d'une défaillance. L'âge, environ vingt ans.

Enfin, Hermocrate (1) fut pris d'une fièvre aiguë. Il commença par avoir des maux de tête, des douleurs aux jambes, l'hypochondre un peu tendu, la langue ardente; la surdité vint sur-le-champ; point de sommeil; soif médiocre; urines épaisses, rouges, sans sédiment; les selles brûlantes, assez copieuses. Le cinquième jour, délire dans la nuit; le sixième, point de connaissance; le septième, agitation; le onzième, l'état comateux commença. Même état le dix-septième et jours suivants. Le vingt et unième, la connaissance existait, mais le malade ne pouvait discourir; langue sèche, sans soif, sommeil comateux. Le vingt-quatrième, beaucoup de selles liquides; langue brûlée les jours suivants. Le vingt-septième, mort. La surdité fut continuelle.

(1) *Ibid.*, pag. 352.

Est-il nécessaire de discuter de tels faits pour déterminer leur place dans le cadre nosologique? Nous ne le pensons pas. Nous trouverions encore, parmi les vingt-six malades dont Hippocrate nous a laissé les observations, plusieurs cas analogues; mais cet extrait suffit pour convaincre les plus difficiles de l'identité des *fièvres ardentes*, décrites dans le *Livre des Epidémies*, avec notre fièvre typhoïde. En effet, céphalalgie, diarrhée, vomissement dès le début de l'affection; puis sécheresse de la langue, fréquentes épistaxis, agitation, ris, chants, éruption rosée, lenticulaire, délire, surdité, parotides, coma; enfin et simultanément, déjections alvines bilieuses, fétides, écumeuses, abondantes, avec ballonnement des hypochondres, jusqu'au terme de la maladie, qui se juge, ordinairement, sans crise, vers le trentième jour. Tels sont les symptômes caractéristiques de la dothinentérie.

Ce point établi, exposons en peu de mots la doctrine physiologique et pathologique du père de la médecine; elle nous donnera la clef de son opinion sur la nature, les causes et le traitement de la *fièvre ardente*.

Nous lisons dans la *Nature de l'Homme* (1): « Comme l'année entière a toujours et le chaud et le froid, et le sec et l'humide, rien dans le monde ne peut subsister un seul instant à moins que ces quatre choses ne s'y trouvent; et si une seule manquait, tous les êtres ac-

(1) *Ibid.*, pag. 68.

tuels seraient détruits ; la même loi, qui a servi à les former tous, sert à les entretenir. De même, le corps de l'homme, s'il manquait d'une seule des choses qui le constituent, ne pourrait point vivre. Dans l'année, tantôt l'hiver domine, tantôt le printemps, ou l'été, ou l'automne. Dans l'homme, c'est ou la pituite, ou le sang, ou la bile, ou l'atrabile qui dominent. Cela se prouve manifestement en ce que, si l'on purge le même homme, avec le même remède, quatre fois dans l'année, aux quatre saisons différentes, il rendra l'hiver des matières très pituiteuses, le printemps des matières délayées dans beaucoup d'humidité, l'été de la bile, et l'automne de l'atrabile. »

D'une manière générale, le trouble des saisons entraîne celui des humeurs, et, conséquemment, la maladie.

(1) « La plupart des fièvres viennent de la bile, indépendamment de celles que les douleurs occasionnent, et qui sont différentes de celles-ci ; leurs noms sont la synoque ou continue, la quotidienne, la tierce et la quarte. La synoque vient de la bile surabondante et point mêlée ; la tierce est plus longue que la quotidienne, moins de bile la produit ; la quarte a ceci de particulier, qu'il y a un excès d'atrabile qui en rend la cure difficile. » Ajoutons que (2) « toutes les

(1) *Ibid.*, pag. 75.
(2) *Ibid.*, pag. 143.

maladies se guérissent au moyen de quelque évacuation, ou par la bouche, ou par l'anus, ou par la vessie, ou par quelque autre émonctoire. L'organe de la sueur en est un, qui est commun pour tous les maux. »

La nature opère par la coction, c'est-à-dire par la sécrétion, l'élimination des humeurs morbifiques ; et si ses efforts, qui se produisent à des époques *critiques*, sont impuissants à ramener la santé, il faut recourir aux remèdes, qui agissent d'une manière élective, d'abord sur l'humeur la plus analogue à leur nature, puis sur les autres, qu'ils attaquent et purgent.

Telle est, sommairement, la doctrine physiologique et pathologique d'Hippocrate. Elle nous permettra de comprendre ce qu'il a plus particulièrement écrit sur l'affection typhoïde, que nous reconnaissons sous le nom de *fièvre ardente*.

Nous lisons (1) : « Les maladies viennent, les unes du régime, les autres du πνεῦμα que nous prenons dans l'air pour maintenir la vie. » — Quelle que soit l'idée précise qu'Hippocrate attachât au πνεῦμα, il s'agissait pour lui de la pureté de l'air ; « car, continue-t-il, quand, dans le même lieu, plusieurs personnes sont, en même temps, attaquées de la même maladie, il faut en rejeter la cause sur ce qui est le plus commun à toutes : or, c'est le souffle. Il est manifeste, alors, qu'elles ne proviennent pas du régime. Le régime n'est donc pas, alors, la cause

(1) *Ibid.*, pag. 71.

du mal, puisque les personnes qui ont des régimes opposés sont atteintes de la même maladie. — quand il règne une maladie épidémique, la cause certaine n'est pas dans le régime, mais *dans ce que nous respirons*. Nous en tirons quelque chose de funeste. Il est inutile, alors, de conseiller le changement de régime, puisque ce n'est pas de là que provient le mal. — Le régime doit, en général, en cas d'épidemie, être tel qu'il n'en puisse survenir aucune incommodité. — Il faut s'exposer à l'air le moins qu'on peut : en changer, s'il est possible, en abandonnant les lieux où est la maladie, quand on en a la faculté, et diminuer la masse du corps. — Tels sont les moyens de recevoir le moindre mal de l'*air nuisible*. »

Ne trouvons-nous pas, dans ce passage, l'étiologie générale des épidémies, telle que nous la possédons ; embrassant à la fois celles qui sont sous la dépendance des constitutions médicales de l'atmosphère, et celles qui se développent par infection, quelles qu'en soient la nature et les conditions d'absorption, pourvu qne l'air soit le véhicule de l'agent infectieux ; constitutions médicales et infections qui, du reste, sont si souvent réunies.

Pour Hippocrate donc, les *fièvres ardentes*, décrites dans *les Épidémies* sont produites par l'*air nuisible*. — Si nous l'interrogeons sur la nature de ces pyrexies, il répond ce que sa doctrine nous permettait de prevoir. « La *fièvre ardente* a lieu quand les petites veines, desséchées par l'ardeur de l'été, attirent à elles des humeurs ichoreuses, âcres, bilieuses (1). »

Cette théorie, si vague et si obscure à première vue, qu'est-elle autre chose que la réaction du système circulatoire, excitée par les éléments infectieux absorbés et mêlés au sang ; réaction qui suppose celle des centres nerveux. Que de systèmes nous verrons naître de cette phrase, dont ils ne seront que la traduction dans le langage scientifique de leur temps !

Mais poursuivons (2) : « La fièvre ardente vient, pour l'ordinaire, à la suite de longs voyages très pénibles, ou d'une soif longtemps soufferte. Les petites veines se remplissent alors d'humeurs âcres et chaudes, la langue est âpre, sèche, fort noire. Le malade sent comme des morsures au ventre ; ses selles sont liquides, pâles ; il est fortement altéré ; il y a insomnie, souvent délire. Donnez-lui à boire de l'eau, de l'oximel cuit coupé avec de l'eau, autant qu'il en voudra. Il faut le faire vomir, s'il a la bouche amère, et donner des lavements. Si le mal ne cède point, lâchez le ventre avec du lait d'ânesse cuit. Rien de salé ni d'amer n'est bon ici : le malade s'en trouverait mal. Ne donnez point la purée avant que le temps de la crise soit passé. La maladie est terminée entièrement, s'il vient une hémorrhagie du nez, ou de bonnes sueurs critiques avec des urines épaisses, blan-

(1) *Ibid.*, pag. 130.
(2) *Ibid.*, pag. 30.

ches, qui déposent un sédiment uni, et s'il se fait quelque dépôt. Lorsqu'elle se termine dans ces conditions, il y aura quelque rechute, ou bien il viendra des douleurs à l'ischion ou aux jambes, et le malade aura des crachats épais à rendre avant de recouvrer la santé. »

Touchant la saignée, il ne la pratique que *si le mal est grand, le malade jeune et fort.* « (1) Si c'est le cas de tirer du sang, il faut auparavant faire que le ventre ne soit pas *lâche;* saignez alors, après quoi, si c'est le cas de donner des lavements émollients, on les ordonne; si c'est celui de purger, on donne la purgation. » En un mot, obéir aux indications.

Il ne faut pas oublier, quand il s'agit de porter un jugement sur la doctrine d'Hippocrate, qu'elle était un immense progrès pour son temps, comme on peut s'en assurer à la première page de son traité de la *Nature de l'Homme* : « Je ne dirai pas, écrit-il, que l'homme est tout air ou tout feu, ou eau, ou terre, ou autre chose. » Il ne se laisse pas prendre aux spécieux raisonnements de philosophes « qui soutiennent que tout ce qui existe est un, et que cet un est tout; ils ne savent pas ce qu'ils veulent dire. On le connaît, en effet, bientôt, quand on assiste à leurs disputes. » Il repousse également les opinions des médecins qui prétendent que l'être est un, en d'autres termes, que l'homme n'est que sang, que bile, que pituite.

(1) *Ibid.*, pag. 131.

L'humorisme hippocratique, pour être exactement apprécié, doit donc être considéré, ce qu'il fut, du reste, comme une victoire décisive remportée par la méthode d'observation sur la métaphysique, comme l'émancipation de la médecine. On a reproché à Hippocrate ses théories; mais, « une science sans théorie, dit avec grande raison M. Massiou (1), ce n'est pas une science, c'est une collection. La théorie peut être le mensonge des faits, mais elle en est aussi l'esprit et la logique ; elle est toujours l'aiguillon de la recherche, et le couronnement de l'invention. » Si le père de la médecine n'eût pas fait de théorie, il ne nous eût pas laissé de doctrine. Accuser aujourd'hui la sienne d'imperfection, c'est se tromper de point de vue, c'est demander que l'illustre vieillard fît l'œuvre de tous les temps. Sans doute il a ignoré l'anatomie pathologique; mais depuis quand savons-nous que les follicules de l'iléon sont enflammés dans l'affection typhoïde ? — Il ne nous a donné l'humorisme que tel que la médecine au berceau permettait de le concevoir; mais, en quoi il a été supérieur à la science de son temps, il a connu le rôle important des fluides dans l'économie, la marche naturelle des maladies, si difficile à observer, et si utile à connaître. Nous tenons de lui ce que nous savons de plus précieux des constitutions médicales et des épidémies, et la méthode thérapeutique la plus judicieuse et la plus sage.

(1) *De la Fièvre*, thèse. — Paris, 1848.

Pour prouver ces assertions, et montrer que nous ne flattons pas un génie qui n'a pas besoin d'encens, comparons, sans forcer la ressemblance, l'histoire de la fièvre ardente, telle que nous venons de la reproduire, à ce que nous savons actuellement de la fièvre typhoïde.

D'accord avec M. Forget, nous n'attacherons pas plus d'importance qu'il n'en a, à ce passage d'Hippocrate : « Les fièvres vertigineuses, *avec lésion de l'intestin grêle*, et sans cette lésion, menacent d'être mortelles. » Nous pensons, avec le savant auteur de l'*Entérite folliculeuse*, « que cette phrase, pour être comprise, comme nous le faisons aujourd'hui, avait besoin de dormir inaperçue pendant plus de vingt siècles (1). »

Hippocrate, en effet, n'était pas assez familier avec l'anatomie pathologique pour connaître les lésions des glandes de l'iléon. Il n'insiste même pas assez sur les symptômes abdominaux dans la fièvre ardente, pour qu'on puisse lui prêter d'avoir senti le rapport existant entre la *fièvre* et la phlegmasie intestinale. Mais, placé au point de vue exclusivement clinique, il nous a laissé sur la nature, les causes et le traitement de la *fièvre pestilentielle des épidémies*, une doctrine si vraie et si féconde, que les systèmes que nous étudierons bientôt n'en sont, pour ainsi dire, que des formules variées.

« Les maladies, a-t-il dit, viennent les unes du

(1) Forget, *Traité de l'Entérite folliculeuse*. — Paris, 1841, pag. 3.

régime, les autres du πνεῦμα, qu'il appelle expressivement l'*air nuisible.* » Ces deux influences peuvent agir à la fois, comme il le signale dans l'observation de Siléné, chez qui la fièvre vint à la suite de fatigues, d'excès de vin et de femmes ; ajoutons les constitutions médicales, qu'il a si bien étudiées, nous aurons les causes générales de la fièvre ardente.

Aujourd'hui l'air nuisible porte le nom d'agent infectieux. Nous avons fait la part forte ou faible au régime, ou à la constitution de l'atmosphère, négligé trop souvent le πνεῦμα, comme cause immédiate de la pyrexie ; et ce serait tout le progrès que nous aurions fait faire à l'étiologie, si nous n'avions découvert l'altération des glandes de Peyer et de Brunner. Encore l'importance qu'on leur a attribuée a-t-elle été exagérée, à ce point que la thérapeutique d'Hippocrate est de beaucoup préférable à celle d'une certaine école, trop préoccupé de la phlegmasie, et pas assez du πνεῦμα infectieux mêlé au sang.

La plupart des *fièvres*, avons-nous vu dans *les Épidémies*, viennent de la bile. Les variations atmosphériques des saisons en font varier la quantité, et rompent ainsi l'équilibre, l'harmonie des humeurs. — Cette théorie pathogénique est un peu trop statique ; mais que Galien y ajoute la putridité, et nous aurons presque l'humorisme de Stoll, reproduit par de Larroque, la doctrine, enfin, qui a exclusivement dominé la médecine jusqu'au commencement de ce siècle, et qui, partant, n'était pas sans mérite. Aujourd'hui même, après avoir trop sacrifié au solidisme, une réaction se produit qui nous ramène aux altérations humorales. Or, que le sang soit primitivement ou secondairement vicié par l'air nuisible, ou l'acrimonie de la bile, ou encore par les liquides septiques de l'iléon, le fait important est l'altération de la crase des humeurs, signalée pour la première fois dans la fièvre ardente, par Hippocrate.

Pénétrant plus avant dans la nature de cette affection, quand il nous dit : « elle a lieu lorsque les petites veines, desséchées par l'ardeur de l'été, attirent à elles des humeurs ichoreuses, âcres, bilieuses ; » qu'entend-il autre chose que la réaction des capillaires irrités par l'humeur morbifique. — Sans doute sa théorie du dessèchement est trop physique ; mais qu'avons-nous mis à la place, et que savons-nous de plus que lui sur la cause prochaine de la fièvre ardente? Le spasme des capillaires, de Cullen ; les sympathies de Barthez et de Broussais ; l'angio-cardite, de M. Bouillaud, ont-ils résolu le problème de la nature des fièvres essentielles?

Mais où le père de la médecine n'a pas eu d'égal, parce qu'il était sur le terrain ferme et immuable de l'observation clinique, c'est dans les descriptions qu'il nous a laissées. Comment méconnaître l'affection typhoïde dans les quelques extraits que nous avons faits du *Livre des Epidémies?* Quel symptôme lui a échappé? La forme ataxo-adynamique de la fièvre ardente, son invasion, sa marche, sa durée, la céphalalgie, la sécheresse de la langue, la diarrhée, avec ses caractères propres, les épistaxis, la surdité, les *sudamina*, l'érythème rosé lenticulaire, les parotides, le délire et le coma ne sont-ils pas les traits de notre fièvre *entéro-mésentérique?*

Et sa thérapeutique, qu'a-t-elle à envier à la nôtre? Nos méthodes multiples ne dénoncent-elles pas notre indigence? — Quand nous les aurons toutes appréciées, nous verrons que la meilleure est encore celle qui se rapproche le plus de celle d'Hippocrate.

« Donnez, dit-il, à boire de l'eau, de l'oximel cuit, coupé avec de l'eau, autant que le malade en voudra. Il faut le faire vomir s'il a la bouche amère, et donner des lavements. Si le mal ne cède pas, lâchez le ventre avec du lait d'ânesse cuit. Rien de salé, rien d'amer n'est bon ici. Ne donnez point la purée avant que le temps de la crise soit passé. » Il ne conseille, dans tous les cas, de tirer du sang que si le malade est jeune, fort, et si son état le réclame. Ne pas saigner surtout tant que le ventre est lâche.

En d'autres termes, saigner exceptionnellement, et seulement quand l'indication est formelle ; ne pas oublier que la diarrhée contre-indique habituellement la phlébotomie; user de l'eau, de la limonade (oximel cuit coupé), des vomitifs et des lavements, les premiers jours, si la langue est saburrale; des laxatifs (lait d'ânesse cuit) si le mal résiste. Point de toniques (amers) à ce moment ; et n'alimenter (purée) que si la *crise* est passée.

Cette méthode, fille de l'expérience, n'a pas besoin de commentaires ; elle échappe aux erreurs de la plupart de celles que nous examinerons. Elle n'a de ressemblance qu'avec la méthode dite symptomatologique, qui lui est inférieure autant que la thérapeutique des indications est au-dessous d'une doctrine. Or, celle d'Hippocrate est particulièrement vraie, appliquée à la fièvre typhoïde. Il fut un temps, alors que florissait l'*école physiologique*, où la théorie de la coction et de l'évacuation des humeurs morbifiques, était l'objet d'une défaveur telle, que c'était faire preuve de religion naïve pour le père de la médecine que de croire à de telles puérilités. C'était l'époque de l'avènement de l'*anatomie pathologique*. Elle se vengeait ainsi du long règne de l'humorisme. — Mais il faut bien reconnaître, aujourd'hui que les passions sont calmées, que les *crises* et l'élimination des principes morbifiques ne sont pas des mythes, mais des phénomènes incontestables de physiologie pathologique.

Pour ceux, par exemple, qui croient à l'infection primitive ou secondaire dans l'affection typhoïde, et je ne connais pas d'auteur qui repousse absolument toute infection, quelles précieuses indications ne découlent pas de la théorie de l'épuration par les sécrétions, les exhalaisons, les évacuations en général. C'est la thérapeutique de prédilection des toxicologistes ; elle convient particulièrement à l'affection typhoïde : c'est la doctrine d'Hippocrate.

Nous ne nous sommes pas complaisamment arrêté sur ce grand homme pour en faire, après tant d'autres, l'apologie. Encore moins sommes-nous remonté à l'origine de la médecine, comme les géographes aux sources du Nil, par pure curiosité. Nous avons, au contraire, cru utile de mettre en lumière la place considérable qu'occupe l'affection typhoïde dans les œuvres d'Hippocrate. Et, comme elles ont été, pour ainsi dire, le code de la médecine jusqu'à Pinel, il nous a semblé que plus nous nous y arrêterions, d'autant nous hâterions notre marche critique à travers les systèmes issus de l'hippocratisme.

GALIEN.

Galien n'est pas seulement, comme on se plaît à le répéter, le commentateur d'Hippocrate; c'est le médecin érudit et philosophe, mettant son art au niveau des sciences de son temps. La métaphysique avait été sacrifiée à l'observation par Hippocrate, la théorie spéculative réagit avec Galien. On lui a reproché de s'être trop inspiré de la philosophie d'Aristote. Nul doute qu'elle ne l'ait entraîné souvent dans des distinctions plus spécieuses qu'exactes. Mais quand les faits font défaut, et que l'esprit s'impose l'obligation de chercher la solution de tous les problèmes pathologiques, il faut bien que le raisonnement tienne lieu de l'expérience : mieux vaut marcher que rester immobile ; l'erreur provoque la vérité.

Galien, toutefois, nous a laissé un assez riche héritage, notamment en ce qui touche la fièvre typhoïde, pour que nous ne lui adressions pas le reproche d'avoir abusé du syllogisme. De sa théorie de l'action de la chaleur sur les humeurs, sortit la doctrine de la putridité, beaucoup critiquée de notre temps, mais si vraie, quand on ne la fait pas synonyme de putréfaction, qu'il est impossible de se faire, sans cette notion, une idée juste de l'affection typhoïde. Il y a un abîme de progrès entre la *crase* et la corruption des humeurs : c'est la distance qui sépare la statique physique de la statique pathologique. La putridité, toute vague qu'elle fût alors, et quelque fortune qu'elle ait eue, a survécu à tous les systèmes ; nous essayerons ici d'en rétablir et fixer les droits.

Galien sentit si bien l'importance de l'altération des humeurs, qu'il en fit un caractère de premier ordre dans sa classification, n'accordant qu'une valeur secondaire au type de la fièvre. Cette distinction d'après la nature, au préjudice de la forme, dénonce l'esprit exercé et pénétrant d'un praticien philosophe.

Quel vaste et profond coup-d'œil il jette sur la médecine dans ces mots : « *Manifestum est morbum esse vel operationis vel structuræ oblæsionem.* » Lésion d'organes et lésion de fonctions, qu'est-ce autre chose, en effet, que la maladie? De peur qu'on doute de sa pensée, il dit ailleurs : « *Tot nimirùm genera morborum contrahunt, quot sunt elementa ex quibus conflantur.* » Moins exclusif que les systématiques modernes, il distingue dans le corps humain trois éléments : les solides, les liquides et les esprits, également susceptibles de lésion. Sous l'influence de la chaleur, les solides donnent la fièvre inflammatoire, symptomatique, qu'il appelle hectique ; les humeurs, notre fièvre putride ; et les esprits, la fièvre nerveuse.

Qu'on dise maintenant qu'il se trompait en pensant

que la chaleur était la cause, tandis qu'elle est l'effet de la fièvre. Qu'importent de pareilles erreurs, quand elles contiennent en germe nos modernes découvertes sur la dissolution du sang !

La thérapeutique de Galien est humorale, comme sa doctrine générale ; car, s'il devina l'horizon de Bichat, il lui était impossible de l'atteindre. Il évacuait donc l'humeur peccante, et favorisait l'effort de la nature, ce qui sera toujours le principal rôle du médecin véritable, surtout dans l'affection typhoïde.

PARACELSE.

Paracelse alla plus loin que la crase et la putridité ; il expliqua la corruption des humeurs par l'action chimique des éléments toxiques, septiques, introduits dans l'organisme. Les altérations de l'air reçurent de lui un commencement d'analyse. Désormais les miasmes délétères étaient signalés : nous étions mis sur la voie de l'infection. De lui nous vient la théorie de la fermentation putride, qui fut acceptée sans conteste jusqu'au commencement de ce siècle. Elle a été reléguée depuis parmi les croyances d'un autre âge ; mais elle a trouvé de nos jours d'illustres partisans dans les rangs du solidisme. La clinique nous montrera bientôt la part de vérité contenue dans la théorie chimique de Paracelse, et quel jour elle a jeté particulièrement sur l'affection typhoïde.

VAN-HELMONT.

Où Paracelse ne voyait que des réactions chimiques, l'alchimiste Van-Helmont vit, en outre, des intelligences rectrices. L'*animisme* prit naissance le jour où les lois de la matière inorganique parurent insuffisantes pour expliquer les phénomènes de la vie. Au lieu de sacrifier l'esprit à la matière, ou réciproquement, Van-Helmont pensa qu'ils concouraient harmoniquement, et tenta de les concilier. Du système des archées, nous verrons sortir, par filiation, l'animisme, le nervosisme, le vitalisme, les doctrines, en un mot, sans lesquelles on ne saurait comprendre les lois organiques, en santé ni en maladie. L'histoire de l'affection typhoïde doit surtout à Van-Helmont d'avoir démontré l'action dépressive des causes morales, si funeste dans cette maladie.

Toutefois, la conciliation que venait de tenter Van-Helmont entre le dynamisme physique et le dynamisme vital, ne pouvait être permanente ; chaque doctrine devait avoir ses partisans : d'où la lutte et le progrès dont nous déroulons le tableau.

WILLIS.

Willis exprime, en ces mots, la découverte la plus importante pour l'affection qui nous occupe : « Ce n'est pas la bile qui se porte ici, la pituite ou la mélancolie qui se portent là, comme le vulgaire l'affirme ; c'est le sang qui fait effervescence dans ses vaisseaux, et qui, en quelque lieu de l'économie qu'il se porte, est toujours le sang et ne diffère pas de lui-même (1). »

La circulation est à peine connue, qu'aussitôt s'expliquent les troubles généraux observés dans les fièvres. Le sang conquiert, et sans retour, la prédominance sur les autres humeurs. Il suffira bientôt pour tout expliquer. Tout le corps ne sera qu'un tissu vasculaire. La mécanique hydraulique et la chimie s'empareront de ce liquide, doué de mouvement et de propriétés si remarquables, et la seconde ère de l'humorisme sera désormais ouverte.

Voici la définition de la fièvre d'après Willis : « *Videtur, enim, quod febris sit tantùm fermentatio seu effervescentia sanguinis et humoribus inducta.* » La putridité est répandue dans l'économie entière par la fermenta-

(1) WILLIS, *de Febribus*, *cap.* 1.

tion et la circulation du sang. Les infections primitives et secondaires sont ainsi préparées, sinon indiquées.

L'ancienne doctrine de la coction et des évacuations est accommodée aux idées nouvelles, avec cette différence qu'on évacue plus souvent un liquide si mobile et si altérable que le sang : la saignée devient le premier des évacuants. Il ne faut pas plus s'étonner, toutefois, de l'abus de la phlébotomie, au temps où l'on croyait expulser la matière morbifique par l'ouverture d'une veine, que de l'usage immodéré qui en a été fait de nos jours, quand la phlegmasie intestinale a presque exclusivement frappé l'attention dans la fièvre typhoïde. Dans les deux cas, la thérapeutique était la conséquence logique de la doctrine générale, c'était le πυρος des liquides, pour Willis ; l'incendie des solides, pour Broussais, qu'il fallait éteindre. Ici encore la vérité a jailli des excès de l'erreur.

BOERHAAVE.

Le caractère propre du génie est d'être révolutionnaire : il est le fils du passé, mais surtout le père de l'avenir; il n'est presque jamais de son temps. Nous avons vu que tel fut Hippocrate. — Il est d'autres esprits, moins créateurs, qui ont pour mission plus spéciale de personnifier leur époque; qui pensent comme leurs contemporains. Un de ces hommes fut Boerhaave : sa devise est l'éclectisme.

Nous n'exposerons pas sa doctrine; ce serait soulever tout le poids des connaissances de son siècle. Demandons-lui seulement ce qu'était la fièvre, et comment il la traitait. Nous verrons par cet exemple que les esprits les moins originaux sont souvent les plus sages.

« La cause de la fièvre, dit-il, est la stagnation du sang dans les capillaires; elle apparaît dès que ceux-ci la réclament. Comme un agent non moins intelligent que dévoué, elle opère la coction des humeurs stagnantes, destinées à être expulsées. Toutefois, il peut arriver, non-seulement qu'elle ne guérisse pas, mais qu'elle produise des lésions diverses : rupture des parties solides, obstruction des vaisseaux, etc... »

Tout cela n'a pas le mérite d'être nouveau; mais, excepté l'individualité un peu trop distincte de la fièvre, qui, comme une archée, aussi active qu'intelligente, court délier et évacuer la stase là où elle est ; sauf les cas où elle brûle les tissus au lieu de cuire à point les humeurs, ce *naturisme*, retrempé dans une hématologie nouvelle et faisant la part des lésions organiques, était la consécration des progrès faits pas la médecine.

La prédominance des théories mécaniques éclate jusque dans la thérapeutique de Boerhaave. Mais la pratique corrige en partie l'erreur de ses spéculations. Quoique très partisan de la saignée, il use de ce *cordial* surtout au début des fièvres, et reconnaît qu'elle serait pernicieuse appliquée plus tard. L'observation clinique modère chez lui les entraînements de la statique humorale.

STAHL.

De l'autocratisme hippocratique de la nature, pour parler comme Broussais, et des archées de Van-Helmont, Stahl tira l'*animisme*. Dans ce nouveau système, c'est l'âme qui rend irritable l'économie entière ; elle donne à tous les tissus, à tous les organes, leurs propriétés vitales ; les maladies sont primitivement des lésions de ce principe qui, seul, peut réparer les désordres dont il est atteint.

Voici l'opinion de Stahl sur la nature, les causes et le traitement des fièvres : « *Ad omnem febrem excitandam, plurimum facere alterationem actuum animalium et rationalium, imo magis rationalium, timores, abhorrescentiam, terrores, iracundiam, sollicitudinem, minus multo animalium, dolores et immoderatos motus corporis* (1). »

Quant au traitement, il pensa que « les fièvres de tous genres se résolvent le plus souvent sans médicaments, par l'abstinence, le repos et les évacuations spontanées. La fièvre est elle-même son remède. »

Ici se trahit l'hippocratisme, auquel il emprunte les

(1) *De febribus in genere.*

matières morbifiques, tandis qu'il repousse les éléments chimiques et septiques de Paracelse et de Van-Helmont.

Or, quelles vérités sont contenues dans ce naturisme spiritualisé ? quels avantages en a tirés l'histoire de l'affection typhoïde ?

La vie avait été matérialisée, et la polypharmacie mise en honneur par Paracelse et ses sectateurs ; Stahl réagit contre ces tendances et restaura la nature médicatrice des anciens. Il en fit un principe intelligent, unique, réunissant à lui seul les facultés des âmes multiples d'Aristote et des archées de Van-Helmont, et fondit ensemble la psychologie, la physiologie et la médecine. La réaction ne pouvait être plus radicale. L'animisme fut exclusif, comme tous les systèmes ; de là ses erreurs, mais de là aussi la démonstration approfondie des vérités qu'il renferme. — Le moral avait été négligé dans l'étude de la nature, des causes et du traitement des maladies ; Stahl força la médecine à en reconnaître l'importance, longtemps méconnue peut-être, si l'animisme n'eût eu l'ambition de dominer la pathologie entière.

Stahl prétend que l'activité manifeste de l'âme dans ses pensées et ses volontés est en proportion avec celle des mouvements vitaux : qu'ainsi, par exemple, l'inquiétude morale d'un sujet se retrouve dans l'exécution de ses mouvements intérieurs.

Ne méconnaissons-nous pas trop souvent, aujourd'hui même, ces harmonies, ces solidarités de nos viscères avec les phénomènes psychiques. On a cru juger cette doctrine en la combattant par le ridicule ; on s'est écrié : est-ce que l'estomac, l'intestin, le foie, le cœur, pensent, délibèrent, goûtent les beautés littéraires et artistiques? comme si Broussais lui-même avait prêté aux viscères d'éprouver une émotion quelconque indépendamment du cerveau. Mais qui ne sait que les diverses émotions, que les sentiments quelconques qui accompagnent la pensée, retentissent dans l'organisme entier, et que les troubles psychiques n'entraînent que trop souvent des lésions organiques.

La fièvre typhoïde et le typhus ne sont certainement pas des affections de l'âme; mais les épidémistes des armées ne nous ont-ils pas appris l'influence prédisposante de la prostration morale dans les maladies des camps ? Quel médecin ignore que l'abattement de l'esprit prépare l'adynamie, l'ataxie, la malignité, la putridité dans presque toutes les affections de quelque gravité, peut engendrer, en un mot, l'état typhoïde ?

Nous devons à Stahl ce rapport si précieux du physique et du moral dans les fièvres putrides ; et son retour à l'expectation est certainement bien plus salutaire que les médications nombreuses et hasardées qui régnaient alors et se sont multipliées depuis.

HOFFMAN.

Les systèmes ne jaillissent pas toujours du choc ou de la combinaison des théories ; il en est qui sont les rejetons, au contraire, de doctrines antérieures, les produits d'une idée-mère. Nous avons vu des archées naître l'animisme : la filiation se continue de Stahl à Hoffman, de celui-ci à Cullen, qui fut le maître de Brown ; Barthez tirera, à son tour, le vitalisme de l'animisme, des fluides vitaux et du nervosisme combinés ; mais le vitalisme essuiera enfin une réaction radicale de la part de l'école anatomique, dont la domination, longtemps exclusive, nous permet aujourd'hui d'espérer une doctrine de conciliation.

Hoffman métamorphosa la psychologie de Stahl en physiologie. La science avec lui quitte les essences immatérielles et se rapproche davantage des faits. Quoiqu'ils échappent à l'examen immédiat, les fluides vitaux sont moins éthérés que l'esprit, et le nervosisme moins méthaphysique que l'animisme, partant plus exact, plus scientifique.

Dans le système d'Hoffman, les nerfs sécrètent les *fluides vitaux*, qui circulent de là dans les vaisseaux sanguins et le tissu fibreux, suivant un rythme comparable à la systole et à la diastole.

Si nous voulons connaître le mécanisme de la fièvre, il est tout simple : elle est la conséquence de l'irritation des nerfs. « *Omnia quæ totum nervosarum et vasculosarum partium systema ad spasmos irritare et sollicitare possunt, ad ingenerandam febrem sunt aptissima.* »

Interrogeons-nous Hoffman sur la nature de la cause et le but de la réaction fébrile, il nous apprend qu'elle est déterminée par un vice du sang, et que le spasme des organes a pour fin d'éliminer, par la sécrétion, la matière peccante.

Il est évident que le traitement doit se réduire à l'expectation dans un système où la fièvre est la nature curatrice elle-même. Aussi les excitants étaient-ils particulièrement rejetés ; la cause morbifique ne causant la maladie que par irritation.

N'oublions pas que l'expérience d'Hoffman condamnait les remèdes chauds, spiritueux, volatils, excitants, dans les fièvres essentielles, épidémiques : « Ils provoquent la dissolution du sang, dit-il, augmentent le nombre des pétéchies, causent de la céphalalgie, de l'anxiété, engendrent des inflammations. »

Si nous laissons de côté ce qu'Hoffman avait emprunté à l'hippocratisme et aux erreurs de son temps touchant la contraction des tissus nerveux et fibreux, et ce qu'il y a de quintessencié dans ses fluides vitaux, quelle lumière son système n'a-t-il pas jetée sur la pyrétologie ? Sans la relation étroite du sang et des nerfs dans tout l'organisme, comment comprendre la symptomatologie si complexe des fièvres? Que la réaction fébrile soit ou non spasmodique, toujours est-il que les troubles fonctionnels multiples dans les pyrexies seraient inintelligibles, si l'on n'admettait à la fois une altération du sang et une affection du système nerveux. Cet effort unanime de tous les organes, ce *consensus* spasmodique pour éliminer l'agent morbifique, qu'est-ce autre chose que la loi si générale et si vitale des sympathies? — Qu'on mesure la distance qui sépare le physiologisme d'Hoffman du *strictum* et du *laxum* métaphysique de Thémison, et du spiritualisme médical de Stahl, et l'on verra quel pas immense il a fait faire à l'histoire des fièvres.

Mais quittons le point de vue général duquel nous venons d'envisager la question, pour étudier de plus près les rapports des doctrines médicales avec l'affection typhoïde; nous examinerons ensuite les ouvrages spéciaux publiés sur cette maladie, et terminerons cette première partie par la synthèse des documents divers que nous aurons analysés.

CULLEN.

Les grands hommes dont l'histoire a consacré les noms ont été les uns novateurs, les autres surtout remarquables par leur science et leur talent. Paracelse et Boerhaave nous offrent ces deux génies différents ; nous les trouvons réunis dans Cullen.

Disons d'abord que son système vaut moins que sa pratique, et qu'il manque même d'originalité. Ce n'est que celui d'Hoffman renversé. Le spasme est le fond de l'une et l'autre doctrine. Mais où Hoffman voyait l'irritation nerveuse et proscrivait les excitants, Cullen dénonce l'atonie, cause première de la contraction des capillaires, et conseille une médication appropriée.

Lisons plutôt (1) : « L'idée que l'on peut se former de la fièvre est qu'elle consiste dans un spasme de l'extrémité des petits vaisseaux, produit par une cause quelconque qui irrite le cœur et les artères, et que cette irritation continue jusqu'à ce que le spasme soit diminué ou détruit... Il me paraît probable que, durant tout le cours de la fièvre, l'*atonie* subsiste dans les petits vais-

(1) *Eléments de Médecine pratique*, de CULLEN, trad. de Bosquillon, t. I, pag. 20. — Paris, 1795.

seaux, et que le spasme ne peut diminuer que quand le *ton* et l'action de ces vaisseaux se rétablissent. »

Touchant les causes de la fièvre, il admet « certaines puissances sédatives qui, appliquées au système nerveux, diminuent l'énergie du cerveau, produisent en conséquence la faiblesse dans toutes les fonctions, et particulièrement dans l'action des petits vaisseaux de la surface. Puis vient le spasme, qui augmente l'action du cœur et des grosses artères, et subsiste ainsi jusqu'à ce qu'il ait rétabli l'énergie du cerveau. »

« Une autre opinion, dit-il, qui a été presque généralement adoptée, est qu'une matière nuisible, introduite ou engendrée dans le corps, constitue la cause prochaine de la fièvre... Je conviens que cela arrive souvent; mais, en même temps, je soutiens que le *changement* des fluides n'est pas communément la cause de la fièvre, qu'il n'en est ordinairement que l'effet, et qu'il n'y a aucune raison pour croire que la terminaison de la fièvre dépend de l'expulsion de la matière putride. »

Quoiqu'il dise « qu'il n'est pas possible de déterminer d'une manière positive si quelqu'une des puissances sédatives, telles que le froid, l'intempérance, la peur, peut être seule la cause éloignée de la fièvre, ou si elles n'agissent que de concours avec les *vapeurs qui s'élèvent du corps de l'homme ;* » il incline bientôt vers la cause la plus importante. Nous lisons en effet : « Les miasmes non-seulement produisent les différents symptômes qui viennent d'être décrits, dissolution du sang, extravasation des globules, en agissant sur le *sensorium* ou le système nerveux, ils peuvent aussi agir comme ferment sur nos liquides, se multiplier, varier les maladies, exciter la putréfaction, et donner lieu à une espèce de fièvre que l'on a désignée sous le nom de *fièvre putride* (1). »

Pour lui, comme pour beaucoup de médecins, « le typhus est un genre dont les espèces paraissent n'être que de simples variétés produites par la différence du degré de force de la cause de la fièvre, ou par les différentes circonstances du climat ou de la saison dans lesquels elles surviennent, ou même par des circonstances particulières à la constitution des personnes qui en sont atteintes. »

Or, voici toute sa pensée sur la cause, et partant la nature de ces affections épidémiques (2). « Les *fièvres* sont si généralement épidémiques, qu'il est probable que leur cause éloignée est une matière suspendue dans l'atmosphère ; telle est la *contagion*. Les *contagions* sont des vapeurs qui s'élèvent *directement* ou *originairement* du corps de l'homme attaqué d'une maladie particulière, et qui excitent le même genre de maladie chez ceux qui sont exposés à leur action. Il est aujourd'hui généralement reconnu que les vapeurs qui s'élèvent continuellement du corps de l'homme vivant, *longtemps re-*

(1) *Ibid.*, pag. 42.
(2) *Ibid.*, pag. 52.

tenues dans un même lieu, sans être dispersées dans l'atmosphère, acquièrent une *virulence* singulière, et que si elles sont appliquées dans cet état au corps de l'homme, elles deviennent la cause d'une fièvre très contagieuse. On ne voit agir la *contagion* que proche des sources où elles tirent leur origine. Les objets infectés peuvent être des *foyers* de contagion. »

Nous pensons, avec Cullen (1), « que les causes des épidémies ne peuvent exister que dans l'air, dont on peut diviser les qualités en deux classes, qui sont : 1° les qualités *sensibles*, la chaleur et le froid, la sécheresse et l'humide ; 2° les qualités *insensibles* (πνεῦμα d'Hippocrate), qui dépendent de substances dissoutes dans l'air comme dans un menstrue, et qui y restent suspendues sous forme de vapeurs. »

Il tire le traitement des fièvres de l'examen des causés de la mort, à savoir : une réaction violente, une grande faiblesse et une forte tendance des fluides à la putréfaction. De ces considérations découlent pour lui trois indications générales :

« La première consiste à modérer la violence de la réaction ;

» La seconde à dissiper les causes ou à prévenir les effets de la faiblesse ;

» La troisième à corriger ou à éviter la disposition des fluides à la putréfaction (2). »

(1) *Ibid.*, pag. 79. — (2) *Ibid.*, pag. 121.

Les agents qui répondent le mieux à la première indication sont, d'après Cullen, la saignée et les purgatifs; il combat la faiblesse avec le vin et le quinquina quand il y a apyrexie, et corrige la putridité à l'aide des évacuants, des toniques, des antiseptiques et des soins hygiéniques.

Or, comme la putridité est manifeste dès le début des fièvres putrides, et que la faiblesse, c'est-à-dire l'adynamie, est un de leurs caractères propres, les purgatifs sont le principal agent thérapeutique de Cullen, et la saignée d'un usage, au contraire, exeptionnel ; il n'a recours aux toniques qu'à la fin de la réaction fébrile : c'est alors seulement qu'il conseille les aliments. — N'avions-nous pas raison de dire que sa pratique valait mieux que sa théorie. En effet, si son spasme par *atonie* n'est qu'un système erroné, que de profondes vérités d'expérience ne nous a-t-il pas enseignées sur le rôle important des centres nerveux et de l'altération du sang, sur l'origine des *contagions*, et particulièrement sur la nature, les causes et le traitement des fièvres putrides !

Après avoir suivi l'enchaînement philosophique des systèmes plutôt que l'ordre chronologique, et particulièrement étudié les changements opérés dans la doctrine d'Hippocrate par la chimie, la psychologie, la mécanique humorale et la physiologie à leur berceau, nous en avons constaté déjà les progrès. Voyons maintenant l'hippocratisme ainsi modifié, appliqué à l'observation clinique des fièvres pestilentielles, lentes, nerveuses, malignes, bilieuses, muqueuses, putrides, ataxo-adynamiques, entéro-mésentériques, c'est-à-dire de l'affection typhoïde avant qu'elle fût une espèce nosologique distincte.

SYDENHAM.

Le véritable continuateur d'Hippocrate, dans les temps modernes, est Sydenham. L'ancienne méthode d'observation avait été sacrifiée à l'esprit systématique, Sydenham la restaura en médecine, pendant que Bacon la proposait aux sciences comme un nouvel instrument de progrès. Le fond de sa doctrine est le naturisme.

« La nature, dit-il, guérit les maladies ; le devoir du médecin est de la secourir quand elle tombe, de la retenir quand elle s'égare, et de la ramener dans le cercle qu'elle vient d'abandonner. La nature seule termine les maladies et peut opérer toutes choses. Pour cet effet, elle n'a besoin que d'être aidée d'un petit nombre de remèdes très simples, et quelquefois même elle n'en a besoin d'aucun (1). »

Cette foi en la providence de l'organisme est un peu trop vive ; mais elle était un correctif heureux, alors que tant de sciences professaient un zèle extrême pour la médecine.

L'esprit philosophique nouveau se trahit dès les pre-

(1) SYDENHAM, *Encyclopédie*, trad. de Jault, préf. pag., XIV. — Paris, 1836.

mières pages de la préface. « Je pense, écrit Sydenham, que pour l'avancement de la médecine, il est nécessaire, 1° d'avoir une histoire ou description de toutes les maladies, la plus exacte et la plus fidèle possible ; 2° d'avoir une méthode sûre et constante pour les traiter. »

Pour atteindre ce premier but, « en premier lieu il faut réduire toutes les maladies à des espèces précises et déterminées, avec le même soin et la même exactitude que les botanistes ont fait dans leurs traités sur les plantes. »

Il ne doute pas des espèces nosologiques : « La nature est si uniforme et si semblable partout à elle-même dans la production des maladies, que les mêmes symptômes de la même maladie se voient le plus souvent dans les différents sujets (1). »

Le symptomatologiste se trahit dans ces mots sur l'étiologie : « Par quel moyen plus court, et même par quel *autre* moyen pourrait-on découvrir les *causes* morbifiques qu'il s'agit de combattre, ou trouver les indications curatives, que par une connaissance claire et distincte des *symptômes* particuliers ? »

Nous sommes encore bien loin de la science des signes stéthoscopiques et des lésions anatomiques ; mais quelle sagesse clinique dans ces mots : « Les indications les plus véritables se tirent du fond de la nature, et non pas des erreurs de l'imagination. » Ces leçons, plus

(1) *Ibid.*, préf., pag. XIII.

importantes et plus neuves au temps où régnait l'esprit systématique qu'aujourd'hui, ne sauraient être trop méditées des praticiens.

La nature de la maladie, tel est le fond, en effet, sur lequel doit reposer une bonne thérapeutique ; la cause, la lésion et le symptôme, tels sont les éléments dont se compose le fond de toute affection. — Vainement des écoles rivales et exclusives ont essayé de les sacrifier les uns aux autres, ils sont solidaires et constituent un faisceau qui ne saurait être brisé sans donner une idée incomplète de toute espèce nosologique, quelle qu'elle soit.

Sydenham fut un de ceux qui connurent le mieux le *fond* symptomatologique de la *nature*, pour parler comme lui. Ses qualités remarquables de clinicien sont particulièrement manifestes dans ses études sur les épidémies (1). « Le peu que nous avons dit sur cette matière prouve entièrement que puisque les différences spécifiques des maladies épidémiques, et particulièrement des *fièvres*, dépendent de la *secrète constitution de l'air*, il n'y a pas de raison de vouloir attribuer la production des diverses fièvres à une cause morbifique amassée dans le corps humain ; car c'est une chose évidente que tout homme, fût-il de la plus forte santé du monde, qui ira en des endroits où règne une fièvre épidémique, en sera attaqué au bout de quelques jours. »

(1) *Ibid.*, pag. 28.

Nous retrouvons dans la secrète constitution de l'air, le πνεῦμα; et, de plus, dans la dernière proposition, l'idée de contagion, ou, comme on dit, d'infection atmosphérique ; et nous sommes d'accord avec Sydenham jusque-là. Mais il oublie les sages principes de la méthode Baconienne, lorsqu'il nie, *a priori*, la production de diverses fièvres par une cause morbifique *amassée* dans le corps de l'homme.

Sa réserve est plus philosophique dans cette déclaration : « Il me paraît *absolument* impossible de déterminer *précisément* les causes des épidémies, soit qu'elles viennent des qualités manifestes de l'air, ou d'une intempérie *particulière* du sang ou des humeurs, qu'aurait produite une secrète influence de l'air. »

Tel est le doute qui s'impose à nous, aujourd'hui encore, et qu'il s'agit d'atténuer sinon de résoudre pour l'affection typhoïde.

Quoi qu'il pense des causes des *fièvres continues*, voici ce qu'il dit de leur essence (1) : « Je remarque en premier lieu que le mouvement irrégulier du sang, qui est la cause de ces fièvres ou qui les accompagne, est excité par la nature, soit pour séparer du sang une matière *hétérogène et nuisible* qu'il renferme, soit pour donner au sang quelques nouvelles dispositions..... Toutes les fièvres qui sont accompagnées d'éruption montrent que le mouvement fébrile n'est excité par la nature dans le

(1) *Ibid.*, pag. 31.

sang que pour en séparer une matière hétérogène et nuisible ; car, dans ces sortes de fièvres, il se jette sur la peau, au milieu de cette ébullition du sang, un récrément de mauvaise qualité, qui y était retenu. » C'est l'humorisme empreint des théories scientifiques du temps. Il sera intéressant de suivre les métamorphoses de la doctrine des fièvres essentielles jusqu'à nos jours. Mais passons de la question de nature à la description symptomatologique des fièvres continues, pestilentielles, stationnaires.

On reconnaît l'observateur profond rien qu'au symptôme que choisit Sydenham pour les désigner.

« Nous avons (1), dit-il, jugé à propos de nommer fièvre *comateuse* la fièvre de cette constitution, à cause du grand assoupissement dont elle était presque toujours accompagnée (2)... Les malades étaient ordinairement attaqués d'une maladie assez violente à la tête et au dos, d'un assoupissement et d'une douleur tensive dans les articulations et même dans tout le corps, mais un peu moins grande que dans le rhumatisme. Le plus considérable des symptômes était une espèce de *coma* qui jetait le malade dans l'assoupissement et le délire : il dormait quelquefois pendant plusieurs semaines, et ne se réveillait que par de grands cris et avec peine. Quelquefois il avait plutôt un délire tranquille qu'un

(1) *Ibid.*, pag. 138.

(2) *Ibid.*, pag. 133.

sommeil. Son délire, moins violent que la frénésie, durait plus longtemps. Les malades qui revenaient de cet état commençaient à se mieux porter le vingt-huitième ou trentième jour. Le premier signe de convalescence était l'envie démesurée qu'ils avaient de quelque nourriture ou de quelque boisson extraordinaire. La tête restait faible pendant quelques jours et penchait tantôt d'un côté, tantôt d'un autre; à mesure que les forces revenaient cette faiblesse s'évanouissait. » Voilà bien la physionomie de la fièvre ataxo-adynamique, typhoïde, esquissée dans ses traits principaux.

Les formes cérébrales, abdominales et pectorales ne sont pas dessinées avec moins de netteté.

« (1) Aux approches de l'automne, la fièvre continue commença à se porter sur les intestins avec les symptômes, tantôt de la dysentérie, tantôt de la diarrhée. Quelquefois, néanmoins, elle n'était accompagnée ni de dysentérie, ni de diarrhée, mais elle attaquait la tête et causait une *stupeur* aux malades. Il faut néanmoins observer que, comme cette fièvre déposait volontiers sur les intestins la matière morbifique, d'où s'ensuivait quelquefois la dysentérie et plus souvent la diarrhée, cela donnait occasion d'attribuer *communément* aux tranchées du ventre les désordres qu'on *aurait dû* attribuer à la fièvre. Mais les médecins qui traitèrent des maladies pendant l'automne de cette année-là, savent combien

(1) *Ibid.*, pag. 132.

cette fièvre était violente; et ils n'ignorent pas non plus que la dysentérie et la diarrhée étaient des suites et des *symptômes* de la fièvre, et non pas des maladies *primordiales* et *idiopathiques*. — Vers la fin d'octobre, le temps, qui jusque-là avait été chaud et sec comme en été, devint tout à coup froid et humide, ce qui causa un si grand nombre de rhumes et de toux que je ne me souviens pas d'en avoir jamais tant vu. Ce qu'il y a de plus *considérable*, c'est que la fièvre *stationnaire* de cette constitution survenait ordinairement à la toux, et qu'elle en était plus violente, et causait des symptômes particuliers; car, au lieu que peu de temps auparavant elle attaquait le plus souvent les intestins, comme nous avons déjà dit, il se trouvait que, dans le temps dont nous parlons, elle attaquait principalement les poumons et la plèvre, et produisait des symptômes de péripneumonie et de pleurésie. C'était néanmoins tout-à-fait la *même fièvre* qui, ayant commencé au mois de juillet 1673, avait subsisté jusqu'à la venue des rhumes sans aucun changement dans ses symptômes. »

Voyons quelles inductions thérapeutiques Sydenham tire d'une si intelligente interprétation des symptômes. « (1) La violente douleur de tête et de côté, et la ressemblance du sang avec celui des pleurétiques, m'apprirent bientôt que cette fièvre était accompagnée d'une inflammation considérable, et que, *néanmoins, on ne*

(1) *Ibid.*, pag. 134.

pouvait pas saigner aussi copieusement que dans les pleurésies. Car, après la première ou tout au plus la seconde saignée, *il ne paraissait plus de couenne* sur le sang ; et quand on saignait davantage, le malade *n'était point* soulagé, à moins que la maladie ne se changeât en pleurésie. L'exemple des autres et mon expérience personnelle m'empêchant donc de réitérer la saignée, quoiqu'il me fût évident que cette fièvre, surtout quand elle commença, était fort inflammatoire, il ne me restait d'autres moyens, pour en tempérer la chaleur, que l'usage des lavements fréquemment réitérés, et des remèdes rafraîchissants. Non-seulement les signes manifestes d'inflammation, mais encore l'*assoupissement* dont cette fièvre était *plus souvent* accompagnée que toute autre, demandaient l'usage continuel des lavements, afin de détourner la matière fébrile qui se portait si rapidement à la tête. Les lavements tenaient lieu de fréquentes saignées, qui ne convenaient pas à la nature de la maladie, et ils suppléaient à leur defaut, en ce qu'ils modéraient peu à peu l'effervescence du sang et *évacuaient la matière morbifique...* »

Le quatorzième jour, il suspendait les lavements si la fièvre diminuait, et l'abandonnait aux efforts de la nature. Il interdisait la viande et permettait la petite bière à discrétion. Il combattait les symptômes cérébraux par un vésicatoire à la nuque, et n'administrait pas les cordiaux au commencement de la maladie : « Le sang a assez de force, écrit-il, et n'a pas besoin d'être mis en mouvement quand il n'a pas perdu sa chaleur naturelle par des évacuations considérables. Un tel sang est lui-même *son propre cordial*, et ceux qu'on emploie d'ailleurs sont nuisibles ou même pernicieux. »

Il donnait un léger purgatif à la fin de la maladie, car « si l'on manque d'évacuer les récréments à temps, il est dangereux qu'ils ne *rentrent* dans la masse du sang et ne *rallument* la fièvre; ou qu'en séjournant dans les parties où ils ont été déposés, ils ne deviennent ensuite une source de mille maux; car, comme ce sont des humeurs grossières et *impures*, ils empêchent aisément le retour du sang à l'état normal, lorsque après en avoir été séparés, ils viennent à *y pénétrer par les veines*. De là différentes sortes d'obstructions et de mauvais levains. »

En résumé, la doctrine de Sydenham touchant les fièvres continues nous paraît bonne d'une manière générale, quoique incomplète. Les erreurs qu'elle renferme sont les *levains*, pour emprunter son expression, qu'y ont introduit les sciences auxiliaires de la médecine. Mais son génie et sa méthode effacent les imperfections dans sa pratique.

En médecin philosophe, il déclare n'être que le ministre et l'interprète de la nature, et procède dans la détermination des espèces à la manière des naturalistes. Ses vues sur les *constitutions* de l'atmosphère et les épidémies sont la consécration et l'extension de celles d'Hippocrate, et de sa théorie sur la nature et les causes des fièvres essentielles naîtra celle que nous croyons la meilleure. Mais il a particulièrement excellé dans la description des fièvres comateuses. Avec quel profond coup d'œil il a distingué le symptôme le plus important et véritablement caractéristique! Quelle pénétration et quelle expérience ne lui fallait-il pas pour découvrir la fièvre *stationnaire* sous les formes nombreuses qu'elle revêtait suivant les épidémies; et comme son traitement coule logiquement de l'observation des symptômes! N'étant au service d'aucun système, mais l'esclave de l'observation clinique, il n'use de la saignée qu'avec mesure et seulement lorsqu'elle est indiquée par l'inflammation. Les troubles abdominaux étant les plus constants, il a recours presque exclusivement aux lavements pour tempérer l'ardeur fébrile, jusqu'au moment où les récréments impurs sont totalement expulsés par un purgatif. L'usage, enfin, qu'il fait des cordiaux et des aliments a reçu la sanction de tous les praticiens prudents.

Or, si l'on remarque l'ignorance où étaient les médecins des lésions intestinales dans les fièvres comateuses au temps de Sydenham, et partant qu'il ne pouvait s'éclairer que par l'étude des symptômes, on restera étonné des profondes vérités qu'il nous a transmises, et, entre autres, de la plus importante peut-être, aujourd'hui encore souvent méconnue, nous voulons dire l'infection secondaire par la résorption des levains impurs de l'intestin.

BAGLIVI.

Au commencement du XVIIIe siècle, Baglivi représente et continue Sydenham en Italie. Comme lui il combat la spéculation en médecine, et n'admet l'hypothèse que comme *théorie* des faits. « *Hypothesis ut perpetua sit, et stabilis, necesse est ut non ab authoribus sui mente omnino educatur, sed ab ipsis rebus prodeat, ab observationibus, et certis natura phenomenis pendeat adamussim* (1). »

L'excellence de sa philosophie médicale est telle, et son génie si supérieur, que nous lui empruntons pour devise de notre deuxième partie l'admirable définition des *fièvres malignes* tirée de ses méditations et de son expérience. « *Ipse enim ut vera fatear, quæ diligenti observatione, et maturatâ didici meditatione, à duabus potissimum causis,* MALIGNAS *has febres observavi : inflammatione viscerum et ab apparatu* PRAVORUM, CRUDORUM QUE HUMORUM IN PRIMIS VIIS, *vel in* MASSA SANGUINIS (2). »

Cette définition des fièvres malignes, qui n'est pas, comme nous l'allons voir, une phrase heureuse, mais

(1) *Georgii Baglivi opera omnia, medico-practica et anatomica.* — *Lugduni*, 1714. 8e édit., pag. 1317.

(2) *Ibid.*, pag. 52.

l'expression réfléchie de son intelligente pratique, semble formulée après les grandes luttes dont nous aurons bientôt le spectacle. Elle aurait préservé la médecine des déchirements dont elle a été l'objet, s'il suffisait d'exposer les droits de la vérité pour les faire accepter. Mais il n'en est pas ainsi ; la vérité ne se donne pas, elle veut être conquise.

Baglivi ferme l'ère de la scholastique médicale. Il accuse les purs dialecticiens de n'avoir rendu aucun service à la médecine : « *Sed quæstiones ex quæstionibus, et ex argutiis fallacias inutiliter attulerunt, remque medicam ad sophistas prorsùs relegarunt* (1). »

La malignité était alors toujours invoquée, comme elle le fut longtemps encore, pour expliquer la gravité exceptionnelle des maladies. Baglivi essaie, mais en vain, les temps n'étaient pas mûrs, de montrer que le mauvais *génie* avait ses causes *évidentes*, *manifestes*, pour parler comme Morgagni, dans les lésions anatomiques : « Faites cesser l'irritation, dit-il, apaisez l'indignation du ventricule, et vous aurez bientôt raison des accidents. » — Telle devait être la devise, un siècle plus tard, de l'école physiologique. Mais, moins exclusivement solidiste que Broussais, il ne nie pas l'existence des fièvres essentielles, des empoisonnements généraux, primitifs, qu'il compare à l'intoxication par les champignons vénéneux, et n'en conteste que la fréquence exa-

(1) *Ibid.*, pag. 169.

gérée par le vulgaire et le vulgaire des médecins : « *Vulgus medicorum, et vulgus hominum. Eas vocant malignas febres, quæ variis gravissimis que stipantur symptomatibus, ruuntque in deterius... Non nego dari aliquando febres nonnullas, productas ab humore veluti venenifero, uti sunt quas fungorum, et boletorum, similium que noxiorum ciborum usus parit; sed* TAM FREQUENTES *esse ac fere* INNUMERABILES, *ut vulgus, aut medici somniant, constanter nego.*

Il distingue trois causes générales dans la génération des maladies : la première est la prédisposition ou « *causa græcis dicta* προηγυμενις *latinis vero dispositiva, sive dispositio solidorum et fluidorum corporis partium ad morbum suscipiendum.* » Il ajoute : « *Licet inter causas jure recenseri non posset, quoniam ex se nihil agit.* » Néanmoins il pense, avec quelques auteurs, qu'elle doit être inscrite parmi les causes, parce qu'elle peut donner des indications curatives, et « *quia sæpissime causæ procatharticæ* (les causes occasionnelles), *vim suam exercere non valent, nisi corpus dispositivum fuerit ad impressionem illam suscipiendam.* » La cause prochaine est la troisième; elle suppose les deux autres et particulièrement *dispositio, quæ causam proximam ad actum reducat.* Il la définit ainsi : « *Causa primo-prima et proxima quæ posita ponitur morbus, et ablata aufertur.* » — Il nous apprend à tenir compte de l'idiosyncrasie dans la contagion : « *Omnes peste non corripiuntur... Multi cum infectà muliere concumbunt! sed ex iis nonnulli duntaxat inficiuntur.* » Cette disposition idiosyncrasique, favorable ou non, est par lui rapprochée des diathèses calculeuse, scorbutique, etc.; aussi remarque-t-il : « *Dispositio hæc quando que nostris sensibus obvia est, quando que occulta.* »

L'importance que Baglivi attachait à l'étude des causes l'éclaira sur la nature et le traitement de la *fièvre mésentérique*. Sa conviction est si profonde, qu'il traite de fou le médecin qui ne tient pas compte de la cause procathartique : « *Nonne insaniret medicus qui ardentem febrem à nimiâ venere productam eâdem methodo purgantium, venæ sectionis et aggrederetur, quâ ardentes aliis causis ortum debentes aggredi sunt.* »

Suivant lui, tous les systèmes sont nés de l'ignorance de la cause prochaine, c'est-à-dire de la nature de la maladie; c'a été la source de mille erreurs : « *Ex ovo malo, malum corvum educunt.* Toutefois, dit-il, cette notion n'est cependant pas indispensable pour opérer la guérison. » J'en conviens avec lui; mais la thérapeutique est alors bien empirique et bien incertaine.

Nous allons juger de sa pénétration et de sa sagesse dans ce passage, où se trouve résumée toute sa pensée sur la marche, la nature et le traitement de la fièvre mésentérique (1) : « *Sed quod præ cæteris animadverto in nullo morborum genere tantâ ejus est patientiâ, expectatione, cunctatione que ad benè, et feliciter meden-*

(1) *Ibid.*, pag. 53.

dum, quantà ad benè curandas febres messentericas. Glandulæ messenterii nimium repletæ, non nisi lentè, ac paulatim è sinu crudos, humores emittunt in vicina intestina. Communis enim omnibus glandularum morbis est diuturnitas, quare stomachis à vegetabilium genere digerendi sunt messenterii humores, deindè repetitis per intervalla purgationibus educendi, et ita profligabis has febres, quod si imperitiâ tuâ ægroti, adstantium, aut diuturnitatis morbi, ad usum DAMNABILEM *chinæ chinæ, vel testaceorum deveneris, non* PRIUS REPURGATO MESSENTERIO *ex febre* LEVI, *efficies* GRAVEM, *continuam, longam, ad hecticam tendentem, et difficile curabilem. Romæ scribo et in aere romano... Non damnarium remedium (chinam chinæ) sed abusum medicorum... Utor sane in* FINE *morbi, corpore jam* PURGATO, *et sine ullâ visceris læsione ; et eâ indicatione utor ut tonum, vim ac robur det ac restituat solidis ac fluidis longo morbo relaxatis, inertibus, vappidis.* »

Pour la saignée (1) : « *Si vel minima suspicio aderit febris malignæ ex* COAGULATIONE ; CAVE *à sanguinis* MISSIONE *tanquam* PESTE. »

Recueillons encore ces deux préceptes, que les thérapeutistes de tous les pays, et les plus ardents surtout, ne sauraient trop méditer (2) : « *In remediis itaque prescribendis, semper antè oculos habe tui climatis naturam,*

(1) *Ibid.*, pag. 49.
(2) *Ibid.*, pag. 49.

tuorum que populorum temperiem... » Et ailleurs : « *Si febris levior, leviora remedia adhibenda.* »

Porter le dernier coup à la scholastique sans rejeter la théorie, pourvu qu'elle soit l'expression générale des faits; distinguer, dans la malignité, ce qui tient à l'intoxication et ce qui revient aux lésions; démontrer l'importance clinique de la prédisposition, de la cause occasionnelle et de la cause prochaine, si bien définie par ces mots : « *Posita ponitur morbus, ablata aufertur*; » définir le fièvre maligne une inflammation des viscères avec altération du sang et des humeurs des premières voies; localiser cette pyrexie dans les ganglions du mésentère engorgés; insister sur la durée nécessaire à la résolution de cette phlegmasie, sur l'utilité des évacuations alvines; condamner formellement les absorbants et la saignée; déterminer exactement l'époque où convient le quinquina, et réagir énergiquement contre l'abus qu'on en faisait dès le début de l'affection; conseiller par-dessus tout la patience et l'expectation, l'examen du climat et du tempérament, et proportionner le remède au mal; tel est l'héritage dont Baglivi a enrichi l'histoire de l'affection typhoïde.

Qu'avons-nous ajouté depuis? — Les lésions des follicules de l'iléon. — Mais à quel prix? Quelle est notre doctrine, quelle est notre thérapeutique? Broussais avait systématisé l'irritation du ventricule; Louis, utilisant les travaux de Prost, Petit et Serres, et Bretonneau, en fit autant de l'entérite folliculeuse. Cette opinion, qui rappelle l'adénite mésentérique, a été reproduite avec des variantes par MM. Bouillaud et Forget, le premier admettant les altérations secondaires du sang, le second ne reconnaissant pas à l'entérite folliculeuse d'autres droits à la putridité qu'à une inflammation viscérale quelconque ; le biliosisme, enfin, a été restauré par de Larroque : voilà pour l'essence de la maladie. Quant au traitement, Brown avait fait prévaloir les toniques sur les débilitants, Broussais mit la saignée à la place du quinquina ; de Larroque supplanta les émissions sanguines par les évacuations gastro-intestinales. Louis, Chomel essayèrent, mais en vain, de concilier tant de médications opposées. Tant que la nature et les causes d'une maladie sont inconnues ou contestées, son traitement est sujet à controverse.

Nous admirons la thérapeutique de Baglivi, parce qu'elle n'est que l'application de sa doctrine générale, qui n'omet aucun des éléments de la fièvre mésentérique. Tous les systèmes qui se sont succédé depuis, y compris l'éclectisme, ou n'ont envisagé qu'un côté de la maladie et des indications, ou n'ont fait qu'une collection de lésions, de symptômes et de remèdes, sans solidarité. La fièvre mésentérique de Baglivi, au contraire, est une inflammation viscérale, ganglionnaire, avec altération des fluides qui baignent les voies digestives, et viciation générale du sang ; et de cet état des solides et des humeurs découle sa thérapeutique, sanctionnée par l'expérience clinique. Voilà pourquoi il traite mieux que beaucoup d'auteurs contemporains la fièvre mésentérique, quoiqu'ils en connaissent mieux que lui les lésions. Peut-être le moment est-il venu de tenter, avec les richesses acquises, l'édification d'une doctrine moins éloignée de la vérité que les doctrines que nous possédons

Revenons en Angleterre.

HUXHAM.

Le *Traité des Fièvres* d'Huxham constate un nouveau progrès. Il nous apparaît avec le double caractère de disciple d'Hippocrate et de Bacon (1). « Le plan que nous a laissé le père de la médecine est la base et le véritable fondement de l'art, dit-il, personne n'a étudié la nature avec plus de soin et d'assiduité, ne l'a copiée et ne l'a suivie avec plus d'exactitude. » Il ajoute : « Je me suis attaché rigoureusement aux faits et à l'expérience. » Il a sur les théories, l'opinion de Baglivi : « Je suis bien éloigné de blâmer une théorie raisonnable en médecine, je pense, au contraire, qu'*elle doit être la base* de la saine pratique ; mais il faut pour cela qu'elle soit, comme le conseille Hippocrate, κατα φυσιν θεορεων, *fondée sur la nature* (2). »

Il s'est si bien inspiré du mot du père de la médecine : *medicus si sufficierit ad cognoscendum, sufficiet ad sanandum*, que personne, avant lui, n'a mieux apprécié la marche naturelle, la nature et la cause des fièvres putrides ; aussi excelle-t-il dans le traitement qu'elles ré-

(1) *Encyclopédie des Sciences médicales.* — Paris, 1836, p. 359.
(2). *Ibid.*, pag. 360.

clament. « Les fièvres éminemment putrides, malignes, même pétéchiales, doivent souvent leur origine à la seule acrimonie du sang agité par la fièvre qui survient. Cependant, les fièvres pestilentielles et pétéchiales sont produites encore plus fréquemment par la contagion, et peuvent, par conséquent, affecter des personnes de divers tempéraments, ce qui doit nécessairement mettre une très grande diversité dans leurs symptômes. La dissolution du sang accompagne souvent les fièvres putrides malignes, qui naissent fréquemment de contagion ; mais elle est quelquefois l'effet d'une simple fièvre chez les personnes dont le sang et les humeurs ont beaucoup d'acrimonie : telles sont celles qui ont le scorbut au plus haut degré. J'ajouterai, à ce que j'ai déjà dit sur la génération de l'acrimonie alcaline dans le sang, que, dans quelques cas, les sels animaux deviennent capables de détruire les globules rouges et les petits vaisseaux, même du vivant de l'animal. Les humeurs animales tendent naturellement à la dissolution et à la putréfaction, à moins qu'on ne les prévienne, et qu'on y remédie tous les jours par des aliments acescents tels que le pain. *Les miasmes contagieux des fièvres déjà nommées agissent sur le sang à la manière des sels âcres, en détruisant son tissu.* » Si nous ajoutons à ces extraits fort incomplets, que le sang qu'on tire dans les fièvres inflammatoires paraît couvert d'une croûte épaisse et glutineuse, qu'on appelle la *couenne pleurétique ;* que, plus la fièvre est forte et plus la personne qu'on saigne est vigoureuse, plus cette couenne est épaisse et tenace(1), on verra que les connaissances hématologiques de Huxham étaient fort avancées.

Ses descriptions sont supérieures encore à celles de Sydenham : (2) « Le malade devient d'abord indifférent à tout, et éprouve des frissons, des tremblements légers, suivis de bouffées de chaleur qui se font sentir subitement et d'une manière irrégulière, et une espèce de lassitude universelle, semblable à celle qu'on sent quand on a beaucoup fatigué. Ces symptômes sont toujours accompagnés de pesanteur et d'abattement, et, plus ou moins, d'un poids, de douleur à la tête et de *vertige*. Cela est bientôt suivi de nausées, d'un dégoût universel, sans grande soif, et de fréquents efforts pour vomir ; la respiration paraît gênée. Le malade reste très souvent cinq ou six jours dans cet état ; sa contenance est triste et abattue ; il est agité, inquiet, et, communément, totalement privé de sommeil, quoiqu'il soit quelquefois assoupi et apesanti ; et malgré qu'il paraisse dormir à ceux qui l'approchent, il se plaint de ne pas fermer l'œil. Pendant tout ce temps, le pouls est fréquent, faible et inégal, quelquefois ondulant, quelquefois lent, et même intermittent pendant quelques minutes. La chaleur et la rougeur s'emparent subitement des joues, tandis que le bout du nez et des oreilles sont froids, et que le front

(1) *Ibid.*, *passim.*

(2) *Ibid.*, pag. 388. et suiv.

est couvert d'une sueur froide. La langue, au commencement, est couverte d'une mucosité blanchâtre, peu épaisse. Elle paraît, à la longue, très sèche, rouge, gercée, ou de la couleur de l'écorce de grenade. Vers le septième ou huitième jour, le tintement d'oreilles amène souvent le délire, l'oppression, les anxiétés, et les défaillances augmentent. Le délire n'est presque jamais violent et ne consiste que dans une confusion de pensées et d'actions, le malade marmottant continuellement entre ses dents, et balbutiant en parlant. Il est souvent accompagné d'un tremblement universel et de soubresauts des tendons. La langue devient souvent très sèche dans l'état de la maladie, et tremble lorsque le malade veut la sortir. Les malades ont très fréquemment des déjections très fluides, colliquatives ; *une légère diarrhée emporte souvent le délire et la propension au sommeil.* Si la langue s'humecte, c'est bon signe ; le hoquet est un très dangereux symptôme, le pouls alors paraît plutôt trembler ou frémir que battre ; le malade devient insensible et stupide, rend involontairement ses excréments, et succombe ou dans le coma, ou dans les convulsions annoncées par les soubresauts des tendons. Tous ceux qui sont attaqués de cette espèce de fièvre deviennent sourds et stupides vers la fin de la maladie... Voilà pour la forme nerveuse.

» La forme putride, maligne, pétéchiale offre quelques traits particuliers. Le pouls est plus tendu, quoique fréquent et petit, les vomissements sont souvent plus considérables, les yeux sont enflammés; l'abattement des esprits, la faiblesse et la défaillance sont excessives et subites. Respiration très laborieuse, haleine brûlante et de mauvaise odeur. La langue devient de jour en jour noire et sèche ; ce qui rend la parole inintelligible. C'est un très mauvais symptôme, quand le malade alors n'a pas soif, il annonce la phrénésie et le coma. Les lèvres et les dents sont incrustées d'un limon très noir et très tenace. Les urines, claires au commencement, ressemblent, plus tard, à une forte lessive teinte d'une petite quantité de sang. C'est un très mauvais symptôme, lorsque le ventre est dur, enflé et tendu après les évacuations abondantes ; car c'est, en général, *une suite d'une inflammation* ou *mortification des intestins*. Une légère diarrhée est *souvent fort avantageuse*, et c'est quelquefois la seule voie que la nature prenne *pour se débarrasser de la matière morbifique*. Lorsqu'il paraît des taches noires, livides, brunes ou vertes, on ne peut douter de la malignité. C'est un très bon signe quand, de noires, elles prennent une couleur plus vive. J'ai observé souvent dans les fièvres malignes une espèce d'*efflorescence semblable à celle de la rougeole*, mais d'une couleur plus livide et plus sombre. Quelquefois, vers le quatorzième jour, il sort une grande quantité de petites pustules blanches, miliaires. A la fin il survient un flux dysentérique, qui est suivi de la *mortification* des intestins, *comme le prouvent* les déjections noires, *sanieuses*, sanguinolentes, d'une *puanteur horrible* et d'une *infection excessive.* — Il est, peut-être, indifférent d'appeler ces fièvres putrides, malignes ou pestilentielles; lorsqu'il paraît des pétéchies, on les appelle pétéchiales; si elles sont produites par contagion, contagieuses. »

Voyons le traitement : « Si la fièvre est un effort de la nature, qui tend à expulser la matière morbifique, *comme il n'y a pas lieu d'en douter*, il est certain qu'il n'est pas toujours avantageux de l'abattre. La raison pour laquelle ont doit saigner *au commencement* de ces fièvres, c'est afin d'empêcher que la fièvre n'aille trop loin, et ne produise des inflammations au cerveau, aux poumons, ou dans quelque autre partie essentielle à la vie, auxquelles la surabondance d'un sang riche et épais, violemment agité, est très propre à donner naissance. *La saignée ne paraît pas indiquée dans les maladies contagieuses en tant que contagieuses*, parce que la contagion est intimement mêlée avec les humeurs, de sorte qu'en tirant une petite quantité de sang, on ne diminue que de *bien peu la quantité du miasme contagieux*, qui agit plus ou moins, soit qu'on saigne ou qu'on ne saigne pas. Lorsque la contagion a été introduite, si l'on affaiblit trop les forces de la nature par la saignée, et qu'on l'empêche de rejeter les humeurs morbifiques, *on concentre le mal*, et toute la masse des humeurs se convertit en un *ichor* ou une *sanie putride*. Cependant, la saignée convient, toutes les fois qu'il y a *trop* de sang, mais il faut néanmoins avoir égard à la *nature* de la fièvre. — La contagion affaiblit certainement les forces des solides, et tend à dissoudre le sang ; on doit alors saigner *avec réserve*, même lorsque les symptômes se présentent d'une manière *formidable* dès le commencement, et *paraissent* demander de grandes évacuations de sang. J'ai vu plus d'une fois, avec douleur, commettre des fautes de cette espèce dans les pleuro-pneumonies et péripneumonies malignes. Quoiqu'il soit très propre de faire une saignée, une *seconde* peut être pernicieuse. Le premier sang paraît fréquemment d'une couleur vive ; celui qu'on tire vingt-quatre heures après est communément livide, noir, et a peu de consistance ; celui d'une troisième saignée est livide, *sanieux, et dissous*. C'est ce qu'on observe souvent dans les fièvres pétéchiales.

» Les fièvres contagieuses n'attaquent guère personne qu'elles ne leur causent des maux de cœur et des vomissements, puisque *les miasmes contagieux s'insinuent dans le corps avec la salive... Ne peut-on pas les expulser*, au moins en partie, en favorisant le vomissement que la nature tâche d'exciter ; vomissement qui entraîne aussi les humeurs bilieuses, âcres, putrides, qui séjournent dans l'estomac, et qui, en s'y corrompant de plus en plus, produiraient une infinité de symptômes dangereux, et augmenteraient considérablement la maladie primitive. Mais je suis d'avis qu'on n'emploie pour cela que *les moyens les plus doux*. Ce n'est pas l'estomac seulement qu'il faut nettoyer, *il est bon également de débarrasser au commencement de ces fièvres, tout le ca-*

nal intestinal. Mais *la raison* et *l'expérience* démontrent qu'on ne doit le faire que par les méthodes les plus douces : les lavements avec sucre et sel, les potions laxatives, sel de Glauber, mauve, rhubarbe, crême de tartre; les émétiques doux et les écoprotiques que je viens d'indiquer ont cet avantage qu'on peut les répéter, et *les donner de temps en temps,* pour évacuer les matières bilieuses putrides à mesure qu'elles passent dans les premières voies. *Je ne crains jamais* d'employer ces moyens *dans quelque temps* de la fièvre que ce soit pour produire *une ou deux selles,* lorsqu'ils sont indiqués par l'amertume de la bouche, les maux de cœur, ou par la trop grande constipation, l'*enflure du ventre, les borborygmes, les tranchées,* etc. Par ce moyen, non seulement je préviens l'amas et la corruption de cette matière bilieuse putride *dans les premières voies,* mais encore *je l'empêche de passer dans le sang.* — Comme des personnes de tempérament différent, quant à l'état des solides et des fluides, peuvent être attaquées de maladies contagieuses, il faut employer des méthodes très différentes dans les différents cas. On doit, néanmoins, observer en général que, comme le sang et les humeurs tendent à la dissolution, à la stagnation et à la putréfaction dans les fièvres pestilentielles et pétéchiales, il est nécessaire d'employer les moyens propres à conserver la force de contraction des vaisseaux, et prévenir les progrès de la putréfaction. Les acides végétaux, et même les minéraux bien préparés sont très utiles pour remplir la dernière indication, et les alexipharmaques astringents pour satisfaire à la première. *Peut-être que les miasmes pestilentiels ne sont que des sels animaux très atténués et volatilisés.* C'est ce que semblent démontrer les fièvres pestilentielles qui produisent des exhalaisons putrides pareilles à celles qui sortent des cadavres après les batailles, les siéges, etc. — On applique très souvent les vésicatoires trop tôt et mal à propos, lorsque la fièvre est encore violente et qu'elle n'a pas besoin qu'on l'excite par des stimulants. Lorsque les esprits sont sans vigueur et que le malade est dans l'assoupissement, il faut avoir recours aux vésicatoires. — J'ai employé, avec succès, depuis plusieurs années, dans les fièvres lentes, nerveuses, putrides, pestilentielles et pétéchiales, *surtout vers le déclin*, et après une dose de rhubarbe si le ventre est gonflé, tendu, un alcoolat de quinquina aiguisé de quelques gouttes d'élixir de vitriol, administré dans du vin coupé. Le bon vin rouge, imprégné de cannelle, de jus ou d'écorce d'oranges de Séville, additionné de quelques gouttes d'élixir de vitriol est extrêmement utile, dans la vigueur, *encore plus dans le déclin* des fièvres putrides malignes. — On n'étudie pas la partie diététique de la médecine autant qu'elle le mérite. »

Le progrès est quelquefois en arrière. Il fut en avant de Sydenham à Huxham ; mais en est-il ainsi d'Huxham à nous ? C'est parce que nous en doutons à certains égards que nous avons tenu à fournir nos preuves, quoiqu'elles perdent une grande partie de leur force, extraites, comme elles le sont, par lambeaux.

Si nous avions eu besoin de nous justifier d'avoir divisé l'étude de l'affection typhoïde en deux époques, correspondantes chacune à un des éléments de cette maladie, et d'être monté jusqu'à Hippocrate pour rechercher l'origine de nos connaissances sur *les fièvres,* Huxham nous serait témoin que le côté *essentiel* des pyrexies continues qui nous occupent, a été élaboré bien avant notre époque anatomo-pathologique. Depuis le règne des lésions follicules de l'iléon, sans parler de celui de la gastrite, l'*essentialité* a été si oubliée ou si combattue, qu'il nous a semblé utile d'en revendiquer les droits. Nous n'avons pas tant besoin, aujourd'hui, de chercher le progrès du côté des désordres de l'intestin, qu'à pénétrer la nature et les causes de l'affection typhoïde, pour en extraire le traitement. Or, c'est précisément l'étude, si admirablement faite par Huxham, dont nous venons de donner l'esquisse. Je m'abstiendrai, quant à présent, de toute discussion, partageant la plupart des opinions de cet auteur, et devant y revenir dans la seconde partie. Remarquons, toutefois, avant de nous séparer de lui, combien son observation est parfaite : comme il connaît la nature, le mode d'introduction et d'action des causes miasmatiques, la part de l'infection locale par absorption des produits putrides des premières voies, et celle de l'infection générale primitive du sang; avec quelle habileté clinique il en conclut l'essence de la maladie! Son diagnostic a quelque chose de divinatoire, dans la détermination du sphacèle des intestins par la qualité du fécès. Si nous ajoutons que notre thérapeutique est, à très peu de chose près, celle d'Huxham, on comprendra que nous nous contentions de l'exposer.

La symptomatologie ne pouvait guère porter plus loin la science des troubles fonctionnels; il n'y avait plus qu'à ouvrir l'abdomen pour découvrir la vérité tout entière. Or, c'est à l'école anatomique qu'est dû ce complément de l'histoire de l'affection typhoïde. Il est vrai qu'à peine émancipée, l'anatomie des lésions a cru pouvoir rompre avec la physiologie pathologique; mais nous verrons qu'issues l'une de l'autre, elles sont solidaires et ne sauraient briser leurs liens étroits de parenté qu'au détriment de la science et des malades.

RŒDERER ET WAGLER.

Le *Tractatus de morbo mucoso* fit faire un pas de plus à l'affection typhoïde, et particulièrement à l'histoire de ses lésions.— Wagler écrivait dans la préface du *Traité sur la maladie muqueuse*, le 10 décembre 1762 (1) : « On ne peut douter de l'importance des ressources que fournit l'anatomie pour arriver à la connaissance de la *nature* des maladies, sonder les replis les plus cachés du corps de l'homme, et même établir une méthode saine de traitement. » Galien, lui aussi, avait dit : « *Manifestum est morbum esse vel operationis; vel structuræ oblæsionem.* » Mais il ne suffit pas d'affirmer une vérité pour qu'elle vive; il faut la démontrer, la systématiser même. La lutte lui est nécessaire pour attirer sur elle les regards ; ce n'est que plus tard, quand ses droits sont acquis, qu'elle peut se borner à de justes prétentions. Du temps de Wagler, comme à l'époque de Galien, l'anatomie pathologique n'était pas assez forte pour engager un combat ; elle ne fait entendre que des vagissements. Aussi voyons-nous Wagler, malgré de telles dé-

(1) *Tractatus de morbo mucoso*, par Rœderer et Wagler. *Encyclopédie des Sciences Médicales.* — Paris, 1841.

clarations, non seulement revenir à la symptomatologie, mais soutenir la doctrine des *métamorphoses* des épidémies, erreur fatale à Stoll; multiplier les espèces nosologiques autant que les symptômes, excès où devait tomber Sauvages, et provoquer, par là, une réaction violente, d'où sortira le physiologisme, c'est-à-dire la négation des maladies essentielles, des espèces purement symptomatologiques.

Voici la preuve de ce que nous avançons : « Plusieurs choses nous démontrèrent que la dysentérie était une dégénération de la fièvre intermittente, et, comme la dysentérie était remplacée par l'épidémie muqueuse, on peut dire que celle-ci dut aussi son origine à la fièvre intermittente (1). » — Il ne fonde pas son opinion sur la seule succession qui n'éclaire, en réalité, que bien peu la *nature* des maladies dont il apprécie si bien l'importance ; il s'appuie, en outre, sur l'analogie des symptômes, méthode pleine de dangers, et sur les effets du traitement, principe meilleur, précieux à connaître, surtout dans les épidémies étroitement liées aux constitutions médicales, mais rarement d'une rigoureuse exactitude. Il formule en ces termes sa théorie sur la *variabilité* des espèces pathologiques (2) : « Il est en effet probable que le *même vice épidémique* entraîne après lui une série de maladies, dont le genre est déterminé par l'influence variée des causes accessoires. »

(1) *Ibid.*, pag. 288. — (2) *Ibid.*, pag. 291.

Les formes, variétés ou complications, sont évidemment confondues ici avec les espèces. L'auteur ignorait qu'en pathologie les maladies spécifiques, et la plupart des affections épidémiques sont aussi spécifiques, se multiplient comme en zoologie les espèces. Que le germe générateur soit d'origine physiologique ou de nature contagieuse, l'identité de l'espèce est une vérité généralement reconnue en médecine aussi bien qu'en histoire naturelle. Toutefois, ces erreurs de doctrine n'ont pas empêché les auteurs du Traité que nous examinons de nous donner la description la plus concise et la plus complète qu'on pût écrire à leur époque : on y reconnaît la tradition d'Hippocrate, de Baglivi, de Sydenham et d'Huxham.

Rœderer et Wagler, humoristes aussi, furent particulièrement frappés de l'altération des humeurs des premières voies, et déterminèrent, mieux qu'Huxam encore, les lésions organiques qui les accompagnent :

« (1) La sécrétion de la mucosité était abondante dans tous les follicules, lisons-nous ; mais cette humeur s'amassait surtout en grande quantité dans le canal alimentaire... Elle recouvrait d'une couche épaisse, visqueuse, tenace, la face interne de l'estomac, des intestins, et *surtout des intestins grêles*. Au-dessous, on apercevait encore les *follicules* en grand nombre, remplis de mucus et formant *çà et là de petits tubercules*. Lorsque

(1) *Ibid.*, pag. 292.

le désordre se bornait là, la maladie muqueuse était dans son état de simplicité... Chez quelques individus, la maladie n'eut pas d'autre siége que le bas-ventre ; et alors, si elle ne se terminait pas par une crise extérieure, elle prenait un caractère aigu, et *la gangrène des viscères du bas-ventre* faisait périr le malade.

« Quoiqu'il soit de l'*essence* des affections muqueuses de porter sur l'abdomen, cependant, à l'instar des maladies de cette cavité, elles attaquèrent consécutivement la poitrine. Chez quelques malades, la toux prenait beaucoup d'intensité, la diarrhée devenait peu à peu colliquative, les excréments sortaient avec force et impétuosité, ou bien le malade les rendait involontairement. Ils étaient écumeux, bilieux, putrides, quelquefois sanguinolents et très fétides, car, à ce période, la fièvre *devenait vraiment putride*, maligne, et s'accompagnait de la prostration des forces. »

L'histoire de la maladie muqueuse de Rœderer et Wagler, malgré leur humorisme, a une couleur organicienne, si je puis m'exprimer ainsi, qui a préparé les voies à l'école ainsi nommée. Ne croirait-on pas que la dernière phrase citée a été écrite par le divulgateur de l'infection secondaire, par M. le professeur Bouillaud ?

Pour les auteurs du traité *De morbo mucoso*, « la cause première de la maladie consistait dans l'affaiblissement du système nerveux (1); » doctrine reproduite souvent

(1) *Ibid.*, pag. 299.

depuis. Mais cette affection du système nerveux n'était pas pour eux primitive, car l'infection générale du sang, qui devait la précéder, était elle-même consécutive à l'altération des liquides contenus dans le tube digestif. « Si l'air s'introduisait dans les premières voies, écrit Wagler, les humeurs prenaient un caractère putride, et l'épidémie se compliquait de la diathèse vermineuse; la bile âcre et abondante aggravait un état auquel se joignait souvent le génie inflammatoire, de sorte que la putridité, la bile, les mucosités, les vers et l'inflammation concouraient à la formation du génie malin sous l'influence duquel se développaient les pétéchies. »

On reconnaît bien dans cette étiologie complexe et incomplète cependant, la tendance des auteurs à multiplier les espèces nosologiques, ou plutôt à les détruire, en les faisant dégénérer et se transformer les unes dans les autres. Ici les vers sont sur la même ligne que les fluides intestinaux pour produire la putridité; l'inflammation n'est mentionnée qu'en dernier lieu; mais elle l'est. L'entérite, par conséquent, est signalée avec ses effets putrides, il n'y a plus qu'à trouver le rapport de sa localisation dans les *follicules* avec l'ensemble des symptômes.

La preuve que le génie inflammatoire et putride était bien apprécié de Rœderer et Wagler, est ce qu'ils disent à propos du traitement : « Il était indiqué d'évacuer à propos les impuretés, mais il fallait le faire *doucement*, de peur d'*irriter* le canal alimentaire. La saignée était *rarement* indiquée *dans la vigueur et surtout dans le déclin de la maladie*, la coction ayant déterminé une crise dans la gélatine du sang. On pouvait l'employer dans le premier stade de la fièvre, lorsqu'il était *éminemment* inflammatoire, autrement son usage devait être *proscrit.* » Voilà des principes tirés de l'expérience qu'on ne saurait trop méditer. Leurs auteurs n'auraient pas agi plus sagement, lors même qu'ils auraient admis une infection générale primitive. Aussi leur erreur sur ce point n'a-t-elle pas nui à leur thérapeutique. Ils étaient, d'ailleurs, d'autant plus excusables à nos yeux de refuser à la maladie muqueuse l'essentialité, que les symptômes de la forme légère ne dénonçaient rien de malin, mais une simple affection de l'intestin grêle. Or, cette opinion, qui compte parmi ses défenseurs les plus distingués M. le professeur Forget, n'est erronée, nous essayerons plus tard de le prouver, qu'autant qu'elle exclut l'affection typhoïde essentielle. L'entérite folliculeuse peut exister, il est vrai, sans intoxication septique primitive, et même sans symptômes ataxo-adynamiques; mais il est aussi incontestable qu'elle peut être précédée de l'état typhoïde.

Le *Tractatus de morbo mucoso* contient encore d'excellents renseignements sur les toniques, le régime et la contagion : « Dans quelques circonstances l'usage des amers devenait *dangereux ;* donnés avant que la maladie ait atteint son état, ils échauffaient trop. Plus la fièvre était marquée par des intervalles distincts et suivis de sueurs nocturnes, plus l'extrait de quinquina, donné autant que possible dans la rémission, était avantageux. Il était aussi très efficace pour régulariser et soutenir le travail de la coction, enrayer la tendance à la gangrène, et favoriser de bonnes crises.

» Le retour de la maladie était souvent dû à une erreur dans le régime, *même* dans les cas les plus heureux, où la fièvre avait été détruite par quelque crise.

» Chez quelques-uns, l'épuisement des forces et le *défaut* de nourriture propre à les rappeler, déterminaient une vraie fièvre putride bilieuse, sans qu'elle fût précédée d'un état inflammatoire. Le malade, par suite, tombait dans un état de consomption. Combien de malades qu'une diète moins sévère eût conservés, périssaient dans la convalescence faute de nourriture. Quelques-uns, plus dociles à leur appétit qu'aux ordres du médedecin, se tiraient fort bien d'affaire parce qu'ils prenaient, à son insu, quelque nourriture.

» La fièvre muqueuse, maligne, établit son règne partout où elle peut trouver des victimes. Elle se montre d'abord dans les lieux infectés par un grand nombre de malades : tels furent les hôpitaux. Bientôt elle passa d'un hôpital dans un autre ; de là elle gagna la ville. Elle n'épargna pas ceux qui hantaient les hôpitaux, comme les médecins et les infirmiers. »

En résumé, évacuer sans l'*irriter et à propos* l'intestin ; ne saigner qu'au début et lorsque la fièvre est *éminemment* inflammatoire ; n'administrer les amers que lorsqu'elle est tombée ; le quinquina, s'il y a intermittence ou adynamie marquée ; éviter les rechutes par une alimentation appropriée au commencement de la convalescence ; mais ne pas laisser tomber les malades en consomption faute de nourriture, tels sont les sages préceptes thérapeutiques déduits de la nature de la maladie, professés par Rœderer et Wagier. Nous avons fait nos réserves sur plusieurs points de leur doctrine. Mais notons avec soin que, pour ces observateurs, à qui nous devons un modèle de description et de traitement, la contagion de l'affection typhoïde n'était pas douteuse ; qu'elle avait pour cause principale l'agglomération, et *nécessairement pour agent de transmission l'air vicié.* De telles opinions, partagées par de si illustres cliniciens, obligent à douter de la valeur des dénégations qui ont été émises depuis. Nous verrons si des faits *contraires* sont *contradictoires*, et si ce n'est pas à ce vice de logique que tient le malentendu entre les partisans de la contagion et leurs antagonistes.

STOLL.

Pour Stoll aussi, le sang n'est, en général, que secondairement altéré dans les fièvres putrides, malignes. La maladie commence par la viciation des humeurs des premières voies, de la bile surtout, qui détermine des lésions variables comme son acrimonie. Ainsi que dans la doctrine physiologique, le premier organe malade est l'estomac, puis l'intestin ; l'un et l'autre par irritation. Seulement, les sympathies nerveuses de Broussais remplaceront la résorption putride de l'humoriste allemand. Par une métamorphose pareille à celle que voit Stoll dans les fièvres bilieuses, l'humorisme deviendra l'organicisme ; et voilà comment des écoles opposées, rivales et si inconciliables, du moins en apparence, ont une commune origine. Mais avant de juger l'œuvre de Stoll, exposons-la rapidement.

Nous trouvons dans sa médecine pratique plusieurs observations fort remarquables d'affection typhoïde, mais aucune n'offre le même intérêt que l'histoire qu'il nous donne de sa propre maladie. On voit, dès les premières lignes, que l'affection typhoïde *peut récidiver*, le malade étant bien digne de foi, comme on va le voir : « (1) Il y a quelques années que, faisant dans la Hon-

(1) *Médecine pratique*, de Maximilien Stoll, trad. par Jean Terrier. — Bordeaux, chez Calvazza, t. II, pag. 15.

grie l'état de physicien, comme on l'appelle, je fus atteint à *deux différentes fois d'une fièvre automnale putride très grave.* Je me retirai à Vienne, afin d'égayer mon esprit par le commerce de mes amis, et de me servir de leurs conseils pour rétablir ma santé délabrée par les études et de longues maladies.

» A l'approche de l'automne de l'année 1776, me trouvant accablé d'un travail pénible et ingrat, et en même temps d'un grand chagrin causé par des malheurs domestiques, chagrins qui affectaient d'autant plus mon âme que j'étais obligé de les concentrer, l'amertume de la bouche et la douleur du ventricule commencèrent à prendre de l'intensité; les remèdes écoprotiques et salins soulagèrent cet état sans le guérir.

» Le 20 décembre 1776, sur les sept heures du soir, je commençai à sentir une douleur obtuse à la tête, une pente irrésistible au sommeil, une confusion des sens, une douleur des lombes et un malaise. La nuit se passa sans repos, sans sommeil, avec beaucoup de chaleur et d'agitation. Le 21, crême de tartre, sept selles, mal de tête considérable, fièvre forte, nuit pire, confusion des idées; aggravation les jours suivants. Le 25, amélioration nulle, saignée de sept onces : sang couvert d'une croûte très étendue, de couleur de cendres, *légèrement noire*, tremblotante, *sans consistance*, représentant exactement une *gelée ;* le même jour, même émission : sang d'un *crassamentum épais, sans sérosité*, nul soulagement, esprit aliéné. Le 26, *mêmes remèdes*, pouls très fréquent et très faible, confusion des idées plus grande. Le 27, même état de pouls, vésicatoires aux jambes, extrait de quinquina, camphre, esprit de vitriol, délire. Le 28, tympanite douloureuse, langue sèche, trois selles spontanées suivies de faiblesse. 29 et 30, assoupissement. 31, selles involontaires. 1er janvier, délire violent et continuel ; furieux le 2, soubresauts des tendons, vitesse extrême du pouls qui s'évanouit sous les doigts. Le quinquina fut alors supprimé, remplacé par un large vésicatoire à la nuque.

» Jusqu'alors la maladie avait pris de l'accroissement, mais ce jour, écrit Stoll avec un calme serein et poignant, on attendait la fin de sa vie et on préparait ses funérailles. »

L'anxiété que cause ce récit, fait par l'auteur comme s'il se fût agi d'une autre personne, se dissipe heureusement la ligne suivante ; mais sa voix nous saisit, tant la surprise est grande, lorsqu'il reprend : « Le 3 janvier, le malade fut un peu plus tranquille. Le 4, la présence d'esprit lui revint et il commença à désirer quelques aliments.

» Je ne doute nullement que je n'eusse éloigné de moi ce fléau, ajoute le médecin convaincu de sa doctrine jusqu'à l'aveuglement, si j'eusse emporté, par un émétique pris à propos, le foyer de cet incendie. — Entre deux mille malades attaqués de fièvres aiguës, je n'en ai vu aucun dans l'hôpital qui en ait échappé au milieu de tous ces symptômes ; mais j'en ai vu périr un grand nombre sans un si grand concours de circonstances funestes. »

Est-il permis de douter de la nature typhoïde de la maladie de Stoll et de la vérité de son affirmation, lorsqu'il dit que deux fois il a été atteint d'une fièvre putride maligne? Ne nous arrêtons pas à admirer la belle description qu'il a faite de son état à toutes les phases, et consignons pour l'histoire le traitement moins judicieux dont il faillit être victime, et son opinion erronée sur la propriété prêtée aux émétiques de *juguler* la fièvre putride. Nous reviendrons bientôt à sa thérapeutique ; voyons d'abord quelles étaient pour lui la nature et les causes de cette maladie, et ce que lui avaient enseigné surtout les autopsies qu'il pratiquait avec tant de soin.

Sous le titre de *Causes de la fièvre maligne,* nous lisons (1) : « Tous ceux qui ont essuyé des fièvres malignes ont présenté les premières voies viciées de différentes manières, et des signes indubitables de saburres du système gastrique, soit avant l'irruption de la maladie, soit dans son commencement. Et c'était là la cause *évidente* de la maladie, et applicable à tous sans distinction. J'ai appelé cette cause *évidente,* quoique sa manière d'agir ne nous soit pas connue. »

Il ne faudrait pas croire que cette cause évidente soit identique et spécifique dans ses effets : « Les observations recueillies sur les fièvres malignes, nous convain-

(1) *Ibid.*, pag. 23.

quent qu'il n'existe aucun signe pathognomonique de la malignité, qu'on ne peut en établir aucune définition, qu'il n'existe aucune fièvre maligne qui soit spécifique et d'une nature particulière. De là, dans les différents sujets attaqués de fièvres malignes, on a des notions différentes de malignité, et on emploie des traitements différents chez les divers individus. » Quoique les symptômes et les lésions intestinales de la fièvre typhoïde fussent connus de Stoll, il était loin de la spécifier. C'était l'effet de sa doctrine des variations des espèces épidémiques, de son biliosisme. On trouve partout dans son ouvrage l'opinion contraire à la spécificité et favorable à la morphologie de la bénignité en malignité (1). « J'ai vu, dit-il, des fièvres bilieuses, putrides, *qui n'étaient nullement malignes par elles-mêmes, contracter de la malignité* de différentes manières, ou par la négligence des remèdes, ou par l'emploi d'une méthode échauffante, ou par des saignées à contre-temps et le régime antiphlogistique. »

Cependant il ne pratiquait pas la médecine des symptômes, comme on pourrait s'y attendre d'un tel morphologiste; il recherchait, au contraire, la nature de la *cause organique* derrière le symptôme, le symptôme nécessaire, pathognomonique. Ainsi, dans l'impossibilité de déterminer l'identité spécifique de la phrénésie, « la phrénésie sera donc, écrit-il comme à regret, un symp-

(1) *Ibid.*, pag. 21.

tôme commun d'un très grand nombre de fièvres, quoique très différentes entre elles (1). » Il ne veut pas qu'on oublie cette règle, « qu'il faut chercher le *caractère* des fièvres, et les combattre directement, laissant de côté le symptôme non nécessaire. »

Que ce besoin de précision symptomatologique a de parenté avec l'organicisme! La médecine veut être exacte avec Stoll; elle presse la maladie pour lui arracher sa cause prochaine, ce que nous appelons aujourd'hui sa lésion : « Il faut prendre la maladie à la gorge, dit-il énergiquement, et non chercher des détours; mais il faut être bien prudent et bien attentif à ne pas prendre pour la gorge ce qui n'est que le pied ou la main. » Voilà bien le langage des intrépides chasseurs de vérité; il est difficile qu'elle échappe, sinon en partie, du moins en totalité, à de si ardentes poursuites. Donnons-en la preuve.

HUITIÈME OUVERTURE (2).

Elle est précédée de la description d'une fièvre putride pétéchiale. Nous lisons : « Le 8, je fis l'ouverture de son cadavre : l'abdomen ouvert, je trouvai l'épiploon légèrement enflammé, et *tous les intestins grêles*, si vous en exceptez la longueur de deux travers de doigt, en partie profondément rouges, en partie d'un rouge livide;

(1) T. III, pag. 172.
(2) T. I, pag. 175.

les gros intestins étaient en bon état. Dans tout le trajet des intestins grêles, *enflammés* ou *gangrénés*, on apercevait des taches pétéchiales, petites, grandes, de différentes couleurs, d'un beau rose, d'un rouge tirant sur le noir ou complètement noires ; le mésentère et le péritoine étaient parsemés de taches semblables à celles des intestins. *Les glandes mésentériques, beaucoup plus volumineuses* que dans l'état sain, étaient d'un rouge noir, et représentaient comme autant de *grumeaux* de sang. »

« J'ai observé, dit-il ailleurs (1), deux espèces de météorismes dans les fièvres bilieuses, putrides, ou leurs funestes *procréations*, les fièvres malignes ; l'une de ces espèces mortelles, où les intestins tombent en *mortification* (car dans ces fièvres *ils sont plus exposés* que les autres viscères à la force de la putréfaction), sont distendus par une grande quantité d'air qui se dégage des matières putrides, et élèvent l'abdomen à la manière de la tympanique, l'autre..... »

Stoll a constaté par l'autopsie la perforation de l'iléon sous le titre : *Entéritis et ouverture*, il écrit (2) : « A l'ouverture de l'abdomen, une odeur très forte, telle qu'a coutume d'être celle des gangrènes, et mêlée d'une odeur d'excréments, frappa l'odorat. Il coula une quantité considérable d'eau sanguinolente dans laquelle nageaient

(1) T. II, pag. 25.
(2) T. II, pag. 346.

des matières liquides ; tous les intestins étaient amples et dilatés. Le jéjunum, l'ileum, tout le colon, l'épiploon entier et presque tout le mésentère, étaient en partie très enflammés et en partie gangrénés, *l'iléon principalement.* »

« Dans l'ileum, et à la distance d'un empan, *depuis sa réunion avec le cæcum,* on trouve un *trou* qui aurait admis une noisette, et qui ne provenait point d'une *érosion*, comme tous les assistants le jugèrent unanimement, mais de rupture dans cette partie de l'intestin, *où la gangrène était plus forte. Les glandes du mésentère étaient très tuméfiées, molles au toucher,* et d'un tissu plus lâche que de coutume. » On croirait lire une des nécropsies de Louis. On reste étonné, après de telles observations, que l'essentialité des fièvres putrides ait régné jusqu'à Prost et Broussais. Fait bien remarquable, c'est en cherchant les désordres causés par l'acrimonie de la bile, que Stoll l'humoriste découvrit les lésions anatomiques propres à l'affection typhoïde. Cependant il méconnut leur spécificité : tant la vérité ne se livre qu'à demi et comme en se défendant, aux étreintes de ses amants les plus irrésistibles !

Le génie clinique de Stoll avait été surtout frappé de l'importance des matières putrides des premières voies ; mais l'altération, d'emblée, du sang ne lui avait pas échappé (1). « Nous appelions cette fièvre exanthéma-

(1) T. III., pag. 93.

tique, *putride sanguine,* afin de la distinguer de la *putride saburrale,* qu'a coutume de produire la saburre putride passée du système gastrique dans le sang ; tandis que dans notre putride sanguine, le vice paraissait s'être formé *originairement* dans le système sanguifère. »

Terminons par les intéressantes considérations étiologiques et thérapeutiques que lui suggère la septième ouverture (1). « De cette dissection anatomique, et de plusieurs autres semblables faites par d'autres observateurs, on peut déduire, ce me semble, la cause et le siége des maladies malignes et pétéchiales, et la raison de la mort qui en est la suite. Car, ce n'est pas seulement un amas cru et putride des premières voies qui produit des maladies de cette espèce, c'est encore la bile péchant par sa quantité et sa qualité altérées.

« Cette matière bilieuse paraît donner la mort de différentes manières ; car, ou elle enflamme les parties le long desquelles elle coule, comme le ventricule ou les intestins ; ou elle porte, dans les mêmes viscères, la nécrose, et une certaine espèce de grangrène ou de sphacèle, sans inflammation précédente.

» Cette inflammation, produite par une bile âcre, paraît être d'*une espèce particulière et maligne,* et *différer beaucoup* de celle qui, cédant facilement aux saignées,

(1) T. I, pag. 167.

aux délayants et aux émollients, mérite, à juste titre, le nom de bénigne. » Cette distinction, qui n'a pas échappé à Rœderer et Wagler de deux formes de la fièvre muqueuse ou putride, explique pourquoi Stoll, qui reconnaît la bénignité de la seconde espèce, a pu écrire que *la majeure partie en revenaient,* quoiqu'il les traitât par la méthode antiphlogistique. Il y a des épidémies favorables à toutes les médications.

« Les médecins qui ont cherché dans les ouvertures des cadavres les causes et les effets des maladies, ont trouvé *des lésions semblables,* continue-t-il, dans les viscères de ceux qui étaient morts de fièvres malignes. Spigel dit avoir trouvé *les intestins grêles,* en partie *enflammés,* en partie *sphacélés,* dans des sujets morts de *fièvre maligne.*

» La racine d'ipéca, donnée de manière que le malade en prenne dix grains toutes les heures, jusqu'à la troisième dose, me paraît, pour plusieurs motifs, convenir principalement dans ces maladies. Premièrement, elle évacue, par la voie la plus courte, tout ce qu'il y a d'étranger dans l'estomac et l'intestin contigu ; secondement, l'effort lui-même du vomissement évacue, par la pression, la vésicule distendue par une bile altérée ; troisièmement, la racine d'ipéca est encore recommandable par sa vertu antiseptique, aromatique, fortifiante, très avantageuse dans cette circonstance.

» De là, ajoute-t-il, la méthode (l'ipéca en était la base) dont l'illustre Wagner, médecin de Lubeck, disciple de Heister, fit usage avec tant de succès, mérite une attention particulière ; car il considérait comme maladie gastrique mésentérique, toutes les fièvres exanthématiques, pétéchiales, pourprées et semblables.

» L'ipécacuanha excite une abondante sécrétion des glandes du tube digestif, attire hors de la circulation l'humeur morbifique et l'évacue ; mais il ne faut pas se contenter de produire des nausées, il faut provoquer par temps un vomissement salutaire. »

Nous venons d'exposer avec quelque développement la doctrine de Stoll sur les fièvres putrides, parce qu'elle est une date importante, particulièrement pour l'anatomie pathologique de l'affection qui nous occupe, et que le biliosisme a eu de nos jours d'illustres représentants. Nous tenions, aussi, à redresser l'opinion erronée et très répandue que, pour Stoll, toutes les fièvres putrides étaient la conséquence de l'acrimonie de la bile, tandis qu'il connaissait la fièvre putride sanguine, primitive.

Stoll est trop praticien pour être exclusif. Il a une doctrine, parce qu'il n'est pas empirique ; mais elle ne lui cache que rarement la vérité ; souvent, au contraire, elle la lui fait découvrir. Nous verrons ce qu'il y a d'admissible dans sa théorie de la viciation des humeurs des premières voies ; et nous savons avec quelle intelligente ardeur il découvre la gangrène, la perforation de l'ileum près du cœcum, le ramollissement et l'engorgement des ganglions mésentériques. Sa doctrine de la résorption est aujourd'hui incontestée, son traitement par l'ipéca très rationnel, et sa sympathie pour les idées de Wagner fort raisonnée. S'il n'est pas spécifiste, c'est qu'il manque de caractères pathognomoniques ; mais, avec quelle pénétration il cherche la lésion derrière le symptôme ! Ses ouvertures sont encore des modèles qui n'ont pas de rivaux dans l'ouvrage de Morgagni, comme nous l'allons voir. C'est, en un mot, un clinicien philosophe à opposer aux systématiques, qui faisaient de la philosophie appliquée à la médecine. Il est un des précurseurs de la révolution médicale qui nous a faits ce que nous sommes ; voilà pourquoi nous ne nous séparons de lui qu'à regret.

On ne saurait mieux montrer les services qu'il a rendus à la science des lésions, qu'en comparant ce que nous venons de lire à ce qu'a écrit sur le même sujet, celui qu'on décore, un peu complaisamment, peut-être, du grand nom de fondateur de l'anatomie pathologique. « Quant à moi, écrit Morgagni (1), j'ai résolu de décrire ici quelques observations qui me restent, surtout d'après les feuilles de Valsalva, et vous vous *étonnerez* plutôt de ce qu'on trouva *à peine* quelque chose dans la plupart d'entre elles, après des fièvres qui furent graves, ou qui causèrent la mort plutôt qu'on ne s'y attendait, et de ce qu'on ne rencontra même quelquefois

(1) *Recherches anatomiques sur le Siége et les Causes des Maladies*, par J.-B. Morgagni. — Paris 1855, t. III, pag. 169.

rien qui répondît à leur gravité ou à leur violence; tant ce par quoi les fièvres sont funestes *est chose cachée.* » La plupart des observations qui suivent sont des fièvres intermittentes mêlées de lésions diverses; il lui était donc difficile de découvrir les altérations propres à notre affection typhoïde. Mais le zèle scientifique était, d'ailleurs, tempéré par trop de prudence, chez Morgagni, pour qu'il fît l'œuvre de Prost, comme on peut en juger : « J'ai eu l'habitude d'éviter les dissections dangereuses; d'après cela vous vous attendrez moins, je pense, à recevoir la description des dissections faites par moi sur des sujets enlevés par des fièvres malignes. » Ce n'était pas le moyen de découvrir *ce par quoi les fièvres sont funestes.* Il pense, avec Bartholin, qu'il est surtout dangereux d'ouvrir l'abdomen. A l'appui de son opinion, sinon pour sa justification, il rapporte le fait suivant : « Stegagnoni, jeune prosecteur bien portant et robuste, avait disséqué un sujet mort de ce qu'on appelle une fièvre pétéchiale, pour ne préparer que les muscles du dos, s'en rapportant peut-être à Diemerbrœck, qui ne craignait pas cette dissection; ayant été pris de la même fièvre, il mourut. »

Morgagni ne tient guère le langage d'un anatomiste; mais sa frayeur de la contagion va jusqu'à lui faire déserter ses devoirs de médecin. Il soignait des varioleux : « (1) Pendant que je faisais ces observations, dit-

(1) *Ibid.*, pag. 190.

il, il arriva, par hasard, que deux de ces malades périrent malgré tous les soins possibles que le médecin leur donna avec zèle. *Averti par cet exemple, je ne voulus, ensuite, jamais visiter de ces malades, pas même lorsque je fus appelé chez des princes.* — Malgré son âge avancé, au moment où il écrit, il reste dans la même réserve, *parce qu'il a vu des personnes de plus de quatre vingts ans contracter la variole et en mourir.* Il s'y prenait bien, en effet, pour ne pas périr victime de son courage et de son devoir.

SAUVAGES.

La tendance de Stoll à multiplier les espèces symptomatologiques, devient une doctrine chez le professeur de Montpellier. Il importe en médecine le système de classification de Linné, et ne brise pas moins les véritables affinités des caractères nosologiques, que le naturaliste respecte peu les rapports naturels des végétaux. Nous verrons Pinel tomber dans une erreur analogue. Ces essais, toutefois, quelque imparfaits qu'ils furent, prouvèrent que la médecine prétendait à l'exactitude des sciences classées par Linné, de Jussieu et Buffon. Leurs défectuosités appelèrent la discussion ; et si l'ontologie alla trop loin, la réaction qui la suivit rétablit par ses excès mêmes, les droits légitimes des espèces nosographiques. « *Symptomata se habent ad morbum, ut folia et fulcra ad plantam,* » écrivait Sauvages d'après Linné ; aussi s'arrêta-t-il aux feuilles, si j'ose ainsi parler, et ne connut-il que l'expression extérieure des maladies. Sa doctrine étant devenue celle de l'école de Montpellier, passons à celui de ses représentants qui l'a le plus illustrée.

BARTHEZ.

Le dogme développé par Galien dans son traité : *Quod amini mores sequantur temperamentum corporis*, est reproduit par Stahl et Van-Helmont ; du spiritualisme médical sortent les esprits animaux d'Hoffman, et le nervosisme de Cullen. Voyons quelle est la parenté du vitalisme avec ces systèmes.

(1) « On ne peut donner que des assertions *négatives*, écrit Barthez, des doutes et des conjectures sur la *nature* du principe vital de l'homme... Il doit être conçu par des idées entièrement distinctes de celle qu'on peut avoir, soit du corps humain, soit de l'âme pensante... Il est *impossible* de décider si le principe vital *existe par lui-même*, ou s'il n'est qu'un *mode* du corps humain vivant... qu'on ne rapporte *jamais* les déterminations de ce principe à des affections dérivées des facultés de prévoyance ou autres, qu'on attribue à *l'âme*, ni à des passions que l'on prête à l'archée. Or, c'est à cette condition *essentielle* que Van-Helmont, Sthal et leurs sectateurs ont *dérogé* dans une infinité de cas, aussi

(1) *Nouveaux Éléments de la Science de l'Homme*, par P.-J. Barthez. — Paris 1806, pag. 82, 83, 95.

bien que ceux qui ont employé, avant ou après moi, le nom de principe vital. »

Tout cela ne rend pas très claire la notion du nouveau principe. Que sa nature soit ignorée, ce n'est qu'un *desideratum ;* tandis que déclarer qu'il peut n'être qu'un mode du corps humain, c'est ruiner son existence même. Mais cette difficulté est légère aux yeux de Barthez : « Il ne m'importe, dit-il, qu'on attribue ou qu'on refuse une existence particulière et propre à cet *être que j'appelle principe vital.* Je suis la vraie méthode de philosopher, lorsque je considère les fonctions de la vie dans l'homme comme étant produites par les forces d'un principe vital, et régies suivant les lois primordiales. » — Je ne sache pas que la vraie méthode de philosopher permette d'édifier une doctrine sur une pure hypothèse. Voici, toutefois, ce qui se cache sous ce nom mystérieux (1). « Il faut distinguer dans le principe vital les forces sensitives d'avec les forces motrices... On a *faussement* attribué à l'école de Montpellier cette opinion, que c'est la sensibilité qui est le principe de la vie dans l'homme et dans les animaux. C'est sans aucun fondement qu'on affirme que les mouvements du cœur dès l'origine, ceux de la respiration et autres, qui sont nécessaires à la vie sont toujours le produit des impressions que la sensibilité reçoit des causes irritantes. Rien ne prouve que les mouvements vitaux, dans leur

(1) *Ibid.*, pag. 179.

production primitive, continuellement répétée suivant un ordre constant, ne soient les effets de l'action directe et immédiate des forces motrices du principe vital, excitées et dirigées par des lois primordiales qui lui sont propres. »

L'opinion de Bordeu n'est pas d'accord avec celle de Barthez sur le rôle que jouerait la sensibilité dans les phénomènes vitaux. On ne saisit pas pourquoi les forces motrices exerceraient *directement* et *immédiatement* leur action, quand les *forces sensitives* concourent avec elles à la constitution du principe vital, et que leur qualité de force aussi bien que l'expérience démontrent leur étroite relation avec les organes de mouvement. Il ne me paraît pas nécessaire de faire intervenir un principe nouveau pour expliquer les actes que provoque le besoin de respirer. Des sensations analogues excitent dans tous les réservoirs des mouvements analogues ; la faim, la soif, la douleur et le plaisir agitent tout animal par un mécanisme semblable. Ce sont autant de propriétés du système nerveux beaucoup plus intelligibles que les qualités métaphysiques de cet *être* dubitatif, distinct de l'âme et du corps, qui n'est ni esprit ni matière.

Par le côté spéculatif, le vitalisme se rapproche déjà des systèmes dont il repousse la parenté ; mais la filiation est bien plus directe encore. — Le nervosisme, c'est-à-dire les synergies et les sympathies sont la base de la doctrine de Barthez. Lisons plutôt : « (1) La grande et maîtresse vue dans la science de l'homme, est de le considérer comme un être essentiellement animé par des forces vitales dont l'action est soumise à des lois primordiales de sympathie et de synergie. » Voici la raison anatomique de ces phénomènes : « (2) En général, les nerfs qui sont le plus fréquemment ou le plus fortement sympathiques, 1° ont entre eux une connexion prochaine et supérieure, ou à leur origine d'un tronc commun, ou dans des plexus, ou dans des glanglions ; 2° ces nerfs spécialement sympathiques ont de plus, entre tous les nerfs unis aux mêmes endroits supérieurs, le rapport de se distribuer dans des parties plus voisines..... » Nous n'allons pas plus loin sur ce chapitre, qui est la partie la plus vraie, sinon la plus originale de la *Science de l'Homme*. On se demande, après ces détails anatomiques et mécaniques sur les sympathies et les synergies, ce que vient faire cette ombre de principe vital?

Mais laissons de côté la conception hypothétique de Barthez, et recueillons, parmi beaucoup de vérités, celles qui importent le plus à la question que nous nous sommes posée. — Hippocrate nous avait légué l'*oppression* et la *résolution* des forces ; le professeur de Montpellier en a tiré son système dynamique, précieux à

(1) *Ibid.*, pag. 12.
(2) *Ibid.*, pag. 61.

connaître pour l'intelligence des fièvres putrides et malignes en particulier (1). « Dans le système entier des forces du principe vital, dit-il, il faut distinguer, et les forces que ce principe fait agir à chaque instant dans tous les organes, suivant qu'il est déterminé par ses lois primordiales ou par des causes qui lui sont étrangères, et les forces *radicales,* ou qu'il a en puissance, pour continuer l'emploi naturel de ses forces *agissantes.* L'ensemble ou l'agrégat de ces deux sortes de forces constitue ce que j'appelle le système entier des forces du principe vital. »

Pour nous, les forces agissantes représentent la dépense d'influx nerveux sécrété aux dépens des réparateurs ordinaires ; et par forces radicales, nous entendons la faculté, variable comme les personnes, de réparer cette dépense à l'aide seulement des centres d'inervation, et de résister ainsi aux causes d'épuisement, de quelque nature qu'elles soient.

« Or, dit avec raison Barthez, la résolution des forces radicales me semble être ce qui constitue les maladies malignes. » (2) Et plus loin : « Dans les maladies malignes, le système des forces du principe vital se trouve affaibli par une véritable résolution des forces de tous les organes, qu'ont produite les causes primitives de ces maladies, en portant le plus grand désordre dans la succession des fonctions. » C'est précisément

(1) *Ibid.*, pag. 163. — (2) *Ibid.*, pag. 172.

ce qui arrive dans l'affection typhoïde. La résolution radicale des forces résulte des troubles, par l'intoxication du sang, des fonctions d'inervation et de toutes celles qui leur sont étroitement solidaires. Voilà pourquoi « la malignité se déclare par des symptômes qui sont, dès leur naissance, d'une gravité très disproportionnée à l'état d'activité générale des forces qui a immédiatement précédé (1). »

Les maladies malignes sont dangereuses et difficiles à guérir, « parce qu'elles n'excitent que des symptômes irréguliers et différents de ceux qu'on aurait lieu d'attendre de la forme primitive et apparente de ces maladies, et qu'elles ne peuvent déterminer, dans un système *énervé*, le *concours puissant d'un grand nombre d'organes* qui est nécessaire pour opérer les solutions naturelles. » Voilà qui est bien dit. Nous comprenons mieux l'inervation, les synergies et les sympathies telles que nous les connaissons, que soumises à une autorité fictive qui n'ajoute rien, du reste, à la notion que nous en avons.

Ses idées sur l'étiologie ne sont pas moins acceptables (2). « Les miasmes des maladies contagieuses sont des poisons, dit-il, excellemment, dont l'impression, dans quelques cas, attaque le principe de la vie directement, et sans avoir causé de lésion particulière aux organes. »

(1) *Ibid.*, pag. 190.
(2) *Ibid.*, pag. 201.

Il base sa thérapeutique sur son système des forces. A-t-il à combattre, par exemple, une fièvre pernicieuse à accès spasmodiques (1), « l'indication principale du traitement le plus sûr et le plus direct, est d'*affaiblir* l'*activité* des *forces sensitives* par le moyen de l'opium donné convenablement et à assez grandes doses ; et de *faire cesser, par la réduction* de ces forces, tout ce que leur influence vicieuse ajoute aux mouvements spasmodiques dont la violence et la durée seraient funestes. » Ne nous arrêtons pas à cette thérapeutique très discutable ; mais remarquons ce qu'ont de contradictoire ces dernières paroles et celles, précédemment exprimées, que *c'est une opinion faussement attribuée à l'école de Montpellier, que la sensibilité est le principe de la vie dans l'homme et les animaux.*

Il corrige la putridité par les antiseptiques ; mais ceux-ci ne modifient le sang qu'après avoir porté leur action sur le principe vital (2). Rien ne saurait donc s'opérer dans l'organisme que par son influence immédiate : c'est l'âme animale d'Aristote. Nous préférons les vues de Barthez sur les conditions qui favorisent l'heureuse issue des fièvres putrides. « Dans ces affections, lisons-nous, la liberté du conduit excrétoire qui est nécessaire pour les évacuations critiques, n'a lieu qu'après que la coction est achevée dans la masse des humeurs

(1) *Ibid.*, pag. 24.
(2) *Ibid.*, pag. 253.

ou dans une partie de cette masse. Cette plus grande liberté des solides suit harmoniquement la coction (soit bilieuse, soit pituiteuse, soit purulente), qui est l'opération la plus essentielle de la nature pour la guérison des fièvres (1). »

En résumé, hippocratisme et nervosisme, tel est le fond de la doctrine de Barthez. Quant au principe vital, ce n'est, en réalité, qu'un point de vue abstrait, duquel il a examiné la médecine. Mais, il faut le reconnaître, s'il a conféré à une entité insaisissable les propriétés que nous constatons dans les tissus, systèmes et organes, il a découvert de ces hauteurs, de précieuses lois. Bien plus, la rivalité des écoles de Montpellier et de Paris a fait rayonner de ce double foyer un double faisceau de lumières. Sans elle enfin, nous serions trop solidistes, et l'histoire des fièvres laisserait davantage encore à désirer.

(1) *Ibid.*, pag. 253.

BROWN.

Comme Barthez, Brown abuse de l'abstraction, et remplace la clinique par la physiologie spéculative. De l'atonie suivie de réaction de son maître Cullen, il tire son système de statique nerveuse, qui rappelle le système des forces de Barthez, le *strictum* et le *laxum* de Thémison. Exposons rapidement cette doctrine, si profondément mêlée aux débats du commencement de ce siècle. Sous sa bannière viendra s'abriter l'ontologie, si vivement combattue par l'école physiologique. Il est donc indispensable de la connaître si l'on veut avoir la clef de la longue polémique dont les fièvres essentielles furent l'objet.

Tandis que Barthez protestait, disant : « on a faussement attribué à l'école de Montpellier cette opinion que la sensibilité est le principe de la vie dans l'homme et les animaux, » l'école d'Edimbourg proclamait, au contraire, que la vie et la santé s'entretiennent par les excitants. Les stimulants se divisent, dans le système écossais, comme les nerfs de sensibilité eux-mêmes, en internes et externes. Leur action est-elle énergique ? la sthénie en est la conséquence, tandis que l'asthénie est l'effet de l'abaissement de leur action. Ces lois enveloppent tout l'organisme.

Comme nous l'avons vu dans la *Science de l'Homme*, les forces s'accumulent, s'emmagasinent ou s'usent, suivant le taux et la durée de l'irritation du système, c'est-à-dire, selon le degré de la stimulation de l'incitabilité. On ne saurait brusquement passer de l'état sthénique à l'asthénie : la sthénie suppose toujours une diathèse de surincitabilité préalable ; de même qu'un affaiblissement diathésique, en d'autres termes pour Brown, *l'opportunité,* doit précéder l'asthénie. A l'aide de ce centre de gravité instable, oscillatoire, on passe insensiblement par tous les degrés, depuis la surexcitation jusqu'à l'extrême faiblesse. La phlegmasie avec prédominance d'incitation organique porte le nom de pyrexie; il n'y a *fièvre,* à proprement parler, que dans les maladies asthéniques; les pyrexies et les fièvres sont des affections générales, tandis que la réaction fébrile qui suit le traumatisme, n'est qu'un trouble de la circulation, une maladie locale, parce que la diathèse préalable fait défaut. De là trois grandes divisions nosologiques.

Que la nature, les causes et le traitement des maladies se trouvent simplifiés dans ce système ! mais aussi que la médecine est incertaine, appuyée sur d'aussi mobiles assises ! Sans doute, la plupart des actes de la vie sont des réactions de la sensibilité, ou, comme dit Brown, de l'incitabilité; mais tous les phénomènes vitaux ne sont pas des mouvements. La faiblesse comme la force peut être locale; et cependant qui dit sthénie ou asthénie exprime une force et une faiblesse générale. Qui ne sait encore qu'on peut passer sans transition, tomber brusquement d'un état sthénique dans l'adynamie? Rasori a prouvé que les excitants de Brown n'excitaient pas toujours, et il est bien d'autres agents que les contre-stimulants qui produisent la prostration d'emblée : est-il nécessaire de rappeler les effets adynamiques primitifs des miasmes typhiques et autres?

Si l'on veut accorder aux aliments, à l'oxigène, le nom de stimulants, il est vrai que leur suppression entraîne la faiblesse; mais l'indigestion n'est pas nécessairement accompagnée d'un état sthénique. Une excitation répétée entraîne l'usure des forces; est-ce à dire que l'énervation passagère soit l'asthénie? Quels caractères plus infidèles et plus faux que ceux qui servent à distinguer les pyrexies des fièvres asthéniques! la marche naturelle des premières ne conduit-elle pas à l'asthénie? Pourquoi dichotomiser ainsi la même personne dans la même maladie? L'artifice et l'arbitraire ne sauraient aller plus loin que la division des maladies en locales ou traumatiques et générales. — Quel abîme se trouve creusé entre la pneumonie traumatique et la pneumonie spontanée! Pourquoi la fièvre ne serait-elle pas un état général dans les deux cas? Tout expliquer enfin par les solides, la pétéchie, par exemple, par l'asthénie des capillaires, c'est négliger l'altération du sang, c'est fermer les yeux à la clinique.

Telles sont les objections principales qui ont été faites au système de Brown. Personne ne les a présentées avec autant de force que Broussais. En renversant la doctrine écossaise, il fonda avec et sur ses débris une école physiologique aussi, il est vrai plus exacte, plus anatomique, mais non moins exclusive. Nous allons bientôt mettre en présence ces deux illustres contradicteurs.

RÉSUMÉ DE LA PREMIÈRE PÉRIODE.

Depuis Hippocrate jusqu'à Stoll nous avons vu les plus grands cliniciens, Sydenham, Baglivi, Huxham, Rœderer et Wagler, frappés du génie particulier des fièvres continues. D'accord sur l'altération du sang et des humeurs des premières voies, ils placent dans l'air et le tube digestif la cause cachée de ces affections, découvrent les lésions de l'iléon et des ganglions mésentériques, et nous lèguent la théorie exacte de l'infection primitive et secondaire. Leurs descriptions sont éclatantes de vérité : nulle omission de symptômes, appréciation judicieuse de leur réciproque importance, distinction de toutes les formes cérébrales, pectorales, abdominales, nerveuses, putrides, malignes, bénignes, au sein même des épidémies les plus propres à en masquer les caractères. Identité de vues presque parfaite sur le traitement. Si bien que leur doctrine thérapeutique pourrait ainsi se résumer : émissions sanguines, exceptionnellement et au début seulement ; éméto-cathartiques les premiers jours, s'il y a indication ; purgatifs doux de temps en temps, pendant le cours de la maladie ; toniques à la fin, à moins d'adynamie extraordinaire ; alimentation progressive, dès que l'état général et l'intestin la réclament et la tolèrent. En un mot, favoriser l'élimination du principe infectieux sans brusquer la lenteur naturelle de l'affection, et réparer les forces aussitôt qu'on peut le faire sans danger; tel est le fruit de l'expérience des meilleurs observateurs avant notre époque, sur la nature, la marche et le traitement de la fièvre typhoïde.

D'un autre côté, des génies plus indépendants mettaient l'hippocratisme au niveau de la science de leur temps. Galien y introduisait la théorie de la putridité; Paracelse ajoutait des notions chimiques sur l'altération des humeurs, plus exactes que ce que nous avaient légué Hippocrate et Galien; Van-Helmont, frappé des phénomènes de sympathie et de synergie, invoquait des archées spéciales pour les expliquer, et jetait la semence d'où devait sortir le système des forces de Barthez. Stahl transformait en monarchie la république de Van-Helmont. Hoffman matérialisait l'âme de Stahl, qu'il remplaçait par les esprits animaux; et Boërhaave, absorbant tout ce que la chimie, la physique, la mécanique, l'hydraulique pouvaient offrir d'applications à la médecine, l'amalgamait avec la découverte de la circulation du sang, et fusionnait ces divers éléments. Cependant, d'Allemagne le nervosisme se propageait en Écosse; Cullen l'y faisait fleurir, bien plus par la sagesse de sa pratique que par sa théorie de l'atonie spasmodique des capillaires. Son élève, enfin, illustrait, par son système de l'incitabilité, l'école d'Édimbourg, pendant qu'à Montpellier Barthez donnait une forme et un nom nouveaux à la doctrine des archées, de l'âme, des esprits vitaux et des nerfs.

Tel est le flot tumultueux de doctrines et de systèmes qui vient frapper l'amphithéâtre où Bichat va révéler une voie nouvelle dans la science de l'homme.

DEUXIÈME PÉRIODE.

BICHAT.

Bichat n'est pas un réformateur qui ignore sa mission : « La doctrine générale de cet ouvrage, écrit-il dans son *Anatomie générale*, ne porte l'empreinte d'aucune de celles qui règnent en médecine et en physiologie. Opposée à celle de Boërhaave, elle diffère de celle de Stahl et de celle des auteurs qui, comme lui, ont tout rapporté dans l'économie vivante à un principe unique, abstrait, idéal et purement imaginaire, quel qu'en soit le nom, d'âme, de principe vital, d'archée, etc., sous lequel on le désigne. » Voilà bien la déclaration faite aux métaphysiciens de la médecine, qu'ils ignorent ses véritables principes et la méthode exacte qu'elle réclame. Voici celle de Bichat : « Analyser avec précision les propriétés des corps vivants ; montrer que tout phénomène physiologique se rapporte en dernière analyse à ces propriétés considérées dans leur état naturel ; que tout phénomène pathologique dérive de leur augmentation, de leur diminution ou de leur altération ; que tout phénomène thérapeutique a pour principe leur retour au type naturel dont elles s'étaient écartées. » Telle est la doctrine de cet ouvrage.

Comme on reconnaît là l'empreinte de la philosophie analytique du temps ; qu'il y a loin de cette physiologie ayant pour base les propriétés des corps vivants, aux théories physiologiques, spéculatives, qui régnaient alors ! L'étude de la vie prend avec Bichat la précision des sciences exactes : les propriétés des tissus vivants sont examinées comme étaient celles des corps inorganiques ; à la place du grand mot de principe vital, Bichat met la sensibilité et la contractilité animales, la sensibilité et la contractilité organiques sensibles, la sensibilité et la contractilité organiques qui échappent à la conscience. Il répond en ces termes aux objections qu'on pourra lui faire : « On dira peut-être que cette manière de voir est une théorie. Je répondrai que c'est donc aussi une théorie, dans les sciences physiques, que la doctrine qui montre la gravité, l'élasticité, l'affinité, etc., comme principes primitifs de tous les faits observés dans les sciences ; le rapport des propriétés comme causes, avec les phénomènes comme effets, est un axiome presque fastidieux à répéter aujourd'hui en physique, en chimie, en astronomie, etc. Si cet ouvrage établit un axiome analogue dans les sciences physiologiques, il aura atteint son but. » On pressent des découvertes dans un pareil langage.

Mieux que personne, Bichat connut l'avenir réservé à l'anatomie pathologique : « Otez certains genres de *fièvres* et d'*affections nerveuses*, dit-il, tout est presque, en pathologie, du ressort de l'anatomie pathologique. Combien sont petits les raisonnements d'une foule de médecins, grands dans l'opinion, quand on les examine, non dans les livres, mais sur le cadavre! Qu'est l'observation si l'on ignore où siége le mal? Vous auriez, pendant vingt ans, pris du matin au soir des notes au lit des malades sur les affections du cœur, des poumons, des viscères gastriques, etc., que tout ne sera que confusion dans les symptômes, qui, ne se ralliant à rien, vous offriront nécessairement une foule de phénomènes incohérents. Ouvrez quelques cadavres, vous verrez aussitôt disparaître l'obscurité que la seule observation n'aurait pu dissiper. »

La réserve de Bichat touchant les névroses et les fièvres particulièrement, est plus explicite dans ce passage : « Je crois qu'il est impossible de ne pas admettre un principe morbifique dans le sang, lors des maladies contagieuses (1). » Elle ne fut pas respectée par ses disciples ; ils crurent l'essentialité et l'anatomie des lésions inconciliables, et ne furent frappés que de cette vérité : « Qu'est l'observation si l'on ignore où siége le mal? » Ils coururent, Broussais à leur tête, à l'assaut de la vieille médecine des symptômes ; l'ontologie n'eut pas de quartier, et, comme si l'hippocratisme n'eût été qu'un mensonge et ses partisans des croyants aveugles, il

(1) *Anat. gén.*, t. IV, p. 96. Bichat.

n'en fut pas laissé trace. On n'entendit plus que la voix du chef de la nouvelle doctrine ; la révolution médicale fut radicale, comme celle dont elle n'était qu'une des manifestations philosophiques.

Les préjugés ontologiques, la féodalité des symptômes, leurs prérogatives furent sapés par ces mots d'une vérité irréfutable : « Combien sont petits les raisonnements d'une foule de médecins, grands dans l'opinion, quand on les examine, non dans les livres, mais sur le cadavre ! » Tout ce fatras de descriptions qui n'ont pas reçu la sanction de l'amphithéâtre : néant. Il faut de solides assises au monument nouveau ; les symptômes sont trop mobiles ; il faut des solides ; il faut des lésions. — Ne reconnaît-on pas, à ce programme, une ère nouvelle ? Ainsi se fit l'avènement de l'anatomie pathologique. La médecine eût enfin trouvé la véritable doctrine des fièvres, si la lutte entre le passé et le présent, pour la génération de l'avenir, pouvait jamais se suspendre.

Nous avons opposé Hippocrate et Bichat, parce qu'ils représentent deux périodes distinctes dans l'histoire de l'affection typhoïde. Il nous a semblé utile d'indiquer cette double origine, et de montrer comment, de l'insuffisance des symptômes, est née la science des lésions anatomiques. A l'école française était réservé l'honneur de prouver l'identité des fièvres continues, et de faire de la fièvre typhoïde une espèce nosologique anatomiquement déterminée.

PINEL.

Chaque époque, toute révolution, toute idée a sa personnification. Pinel fut celle, à la fois, des temps anciens et des temps nouveaux. En lui s'exprime la période de transition à laquelle il appartient ; il est aussi la preuve de l'influence considérable qu'exerce toujours la philosophie contemporaine sur la médecine. Il renouvela à Paris les essais de Sauvages. Comme lui, il eut le tort d'importer les systèmes de taxonomie des naturalistes en nosographie, et de sacrifier les caractères essentiels, naturels, des espèces nosologiques, à une vaine classification.

Pinel est l'éclectisme avec ses emprunts et ses contradictions. Au ton de sa voix on reconnaît qu'une réforme commence, quoique son langage soit encore très conservateur. A l'entendre parfois repousser les *abstractions*, pour parler comme lui, on le croirait tout inspiré de l'esprit nouveau ; mais il n'en est rien. Il ne peut dépouiller le vieil homme ; sa conversion à l'école de Bichat n'est pas entière. Pour lui, la *fièvre* est un mot sans signification. Il se récrie contre les abus de la symptomatologie et la multitude infinie des espèces qu'elle a engendrées ; il fait la guerre à Sauvages et à

Barthez, et, en réalité, il réduit de beaucoup le nombre des fièvres ; mais il n'en admet pas moins de six espèces. Il regarde les lésions de la fièvre ataxique et adynamique comme secondaires, et pense avec Stoll que les altérations de l'estomac et de l'intestin, dans la fièvre bilieuse ou méningo-gastrique, sont l'effet de l'acrimonie des humeurs des premières voies. Comme lui, il admet les métamorphoses : la fièvre angioténique devient, par exemple, en s'aggravant, ataxique. Nulle barrière ne sépare les six espèces, ou plutôt les six variétés fébriles de sa nosologie. Ce sentiment de leurs analogies est vrai, puisque l'unité des six ordres est aujourd'hui reconnue ; mais pourquoi Pinel confondait-il les caractères spécifiques avec ceux des formes ou des variétés ? l'histoire naturelle lui enseignait cependant l'identité des espèces. Nous trouvons la source de son erreur dans l'horreur que lui inspirait la recherche des causes et de la nature des fièvres ; aussi l'impuissance où il fut de saisir leur trait commun de putridité et les lésions caractéristiques que présentait l'intestin, se traduit-elle par la confusion de ses *ordres*. Les lésions et les symptômes ne sont pourtant pas inconciliables, puisqu'ils sont unis par l'étroit rapport de causalité ; mais ce rapport lui échappa ou fut mal interprété ; en un mot, il ne comprit pas le génie essentiel et phlegmasique de la fièvre typhoïde ; voilà pourquoi il prit ses formes pour des espèces distinctes.

Toutefois, aux erreurs de sa classification étaient mêlées de précieuses vérités cliniques. C'est ainsi qu'il insista avec bonheur sur la fréquence de la succession de l'adynamie à la sthénie dans la fièvre angioténique, alors que cette importante notion était si souvent méconnue dans le traitement. Aussi, sa thérapeutique était-elle plus sage que celle de Broussais. Ce qui prouve que l'élément anatomique est moins important à connaître que l'autre élément dans les fièvres à double nature. Telle est la raison qui nous a fait commencer l'histoire de l'affection typhoïde par l'étude des symptômes.

Pinel conserva ainsi la meilleure partie de l'héritage des cliniciens ses devanciers. Contrairement à Broussais, il professait l'autocratisme de la nature, qui était la base de sa doctrine, très disparate d'ailleurs. Sa fièvre ataxique, par exemple, est empruntée à Selle ; la muqueuse venait de Rœderer et Wagler ; l'adynamique n'était que l'asthénique de Brown, et l'angioténique, la sthénique sous un autre nom ; la bilieuse ou gastrique était le type d'où Stoll avait tiré toutes les espèces.

Pinel ruine lui-même sa nosographie par cet aveu : « Ces dénominations, fondées sans doute sur certaines apparences extérieures et sur des signes de quelques lésions de fonctions, *ne sont nullement destinées à exprimer la nature intime des fièvres*, objet éternel de vaines discussions et de controverses qu'on doit désormais éviter. »

Ce langage dénonce plutôt l'homme du passé que de l'avenir. Mais reconnaissons, avant de nous séparer de lui, que si l'unité des deux éléments constitutifs de la fièvre typhoïde lui a échappé, il ne les a pas sacrifiés l'un à l'autre, mais qu'il a posé, en quelque sorte, les deux termes du problème dont il ne pouvait donner la solution. — Nous compléterons tout à l'heure cette étude sur Pinel en nous occupant de Broussais, son bouillant antagoniste.

PROST.

Parlons auparavant d'un homme dont le nom est resté obscur autant que son caractère était modeste, d'un anatomiste, cependant, qui recueillit le scalpel des mains de Bichat, pour demander à la mort les secrets de la maladie ; du médecin, enfin, qui a le plus étudié les lésions anatomiques des fièvres, c'est-à-dire de Prost.

Il est tout entier de son temps ; les vieux préjugés n'ont pas déteint sur lui comme sur Pinel. Sa parole a l'accent de celle de Bichat, c'est-à-dire de la révolution philosophique, scientifique et sociale de l'époque. C'est un soldat qui ne compte ni la fatigue, ni les dangers ; qui s'oublie dans l'intérêt du salut public, si je puis m'exprimer ainsi. La figure de Morgagni pâlit singulièrement en face de la sienne, comme on va voir : « Le but de mes recherches, dit Prost, est depuis longtemps la connaissance de altérations organiques dans les maladies...» Ce travail demandait une volonté très décidée, un courage inébranlable, et peut-être plus d'amour pour la vie des autres que pour la sienne. Ce n'est pas lui qu'aurait arrêté la mort du prosecteur Stegagnoni : « J'avais fait au moins cent cinquante ouvertures de corps de personnes mortes dans le cours des fièvres ataxiques, écrit-il (1) sans pouvoir remarquer quelque chose de particulier dans le cerveau, mais *toujours* j'ai vu des inflammations de la membrane muqueuse des *intestins*, avec ou sans excoriation. » Aussi découvrait-il des lésions propres à l'affection typhoïde, comme il est manifeste dans ce passage : « On rencontre, en se rapprochant du cœcum, des bourgeons rougeâtres avec ulcération de la membrane muqueuse ; le cœcum présentait beaucoup de semblables ulcérations. Les glandes du mésentère étaient très engorgées, rouges et molles. » Il semble, après ces lignes, que si Prost eût connu les follicules isolés et agminés de l'iléon, et eût été libre des six ordres de Pinel, il eût pu recueillir le fruit de ses laborieuses recherches.

Au dogmatisme de Pinel, sceptique à l'endroit des causes, il opposait les principes de la philosophie de Bichat et de son siècle : « Point d'effets sans causes, point de causes qui ne résultent de l'action des matières et de l'exercice de systèmes, appareils et organes. Cet exercice est dû à des moyens provocateurs, et ces moyens existent nécessairement dans les matières qui nous entourent, dans celles qui nous composent, et dans celles dont nous faisons usage. La nature est moins obscure dans l'accomplissement de nos fonctions et dans leur désordre que nous ne pensons. C'est notre indo-

(1) *La Médecine éclairée par l'observation et l'ouverture des Corps*. Prost. — Paris, 1804.

lence qu'il faut accuser quand nous ne pouvons éviter à notre orgueil l'aveu de notre ignorance. Consultons la nature si nous voulons la connaître, et plutôt que de mettre nos erreurs à la place de la vérité, livrons-nous à sa recherche. » Cette protestation ne s'adresse-t-elle pas à celui qui voulait « qu'on s'interdît d'expliquer la nature des fièvres, » et qui avait écrit ces lignes : « Il faut se garder d'attribuer de la réalité à la fièvre en général, de la considérer comme existante elle-même, de vouloir la *définir*. C'est un terme abstrait comme ceux d'arbre et de métal, qui conviennent à plusieurs objets analogues. Que deviennent alors, continue Pinel, avec une transparente satisfaction, tant de graves dissertations, tant de recherches frivoles, sans cesse vainement renouvelées, depuis Galien jusqu'à nous, sur le caractère essentiel et la définition de la fièvre ? »

Prost avait bien raison de dire : « Plusieurs, parmi lesquels je vois avec peine des noms vénérés, s'imaginaient qu'on tenterait en vain de connaître ce qu'ils n'avaient pas appris dans les livres. » Ce sont presque les paroles de Bichat : « Combien sont petits les raisonnements d'une foule de médecins, grands dans l'opinion, quand on les examine, non dans les livres, mais sur les cadavres ! » — Ce langage sent la réaction, la lutte. C'est celui des promoteurs d'idées nouvelles.

Comme Cabanis et Bichat, Prost était frappé de la prédominance des viscères gastriques. Aussi se préoccupe-t-il particulièrement, dans ses recherches anatomiques, des lésions du tube digestif : « Les membranes muqueuses des intestins m'ont paru mériter, dit-il, une grande attention, et j'ai constamment observé celles des organes de la digestion avec une application extrême. Ce travail est horriblement dégoûtant, mais il donnera un jour des fondements inébranlables à la médecine. » Ainsi était ouverte la voie que devait si brillamment parcourir Broussais.

Prost le clinicien avait été frappé des analogies symptomatologiques non moins qu'anatomiques dans les fièvres. Aussi, quoiqu'il respectât les six ordres, établit-il, pour ainsi dire, leur identité : « La fièvre bilieuse ou méningo-gastrique, a-t-il écrit, se complique aisément avec le délire, l'ataxie, l'adynamie simple ou putride, et ces diverses affections *ne sont que les conséquences d'un même principe et les différents degrés d'une même altération.* » Et, de peur qu'on n'attache pas à cette identité de nature l'importance qui le frappe, il y revient, à propos de la fièvre muqueuse ou adéno-méningée : « Je ne saurais trop le répéter, dit-il, il faut étudier la fièvre muqueuse dans le principe essentiel d'où elle résulte, et dans son rapprochement avec celles qu'on nomme bilieuses, ataxiques et adynamiques. » Or, dans la fièvre adéno-méningée, avait-il écrit, les organes abdominaux, et surtout les intestins, sont le siége *des altérations qui donnent lieu à cette fièvre.* Broussais était, comme on voit, mal fondé à lui reprocher son humorisme ; mais il désirait plus élever des frontières entre leurs doctrines que montrer leurs points de contact.

Prost, moins exclusif que Broussais, tout en faisant la part des lésions, distingue l'adynamie primitive, comme dans le scorbut, de celle qui est consécutive. Cette dernière est simple dans les fièvres muqueuses légères, dit-il ; elle est putride, au contraire, dans les inflammations qui se terminent par gangrène, comme dans les fièvres ataxiques au deuxième et troisième degré : « La fibrine, alors, est d'autant plus molle, le sang plus noirâtre et plus fluide, que l'adynamie est plus forte et qu'elle est plus chronique. »

Toutes ces vues sont de véritables traits de génie, pour emprunter les propres expressions de M. Bouillaud, qui rend pleine justice à l'auteur de *La Médecine éclairée par l'observation et l'ouverture des corps*. Nous sommes heureux de pouvoir dire ici quelle place il occupe dans l'histoire de l'affection typhoïde.

Quoiqu'il connût les lésions et les symptômes des fièvres, Prost ne put en établir l'unité, parce qu'il ne sut pas distinguer l'atoxo-adynamie de la phthisie, du squirrhe, de la démence, etc., en un mot, l'état typhoïde. Mais il laissa de précieux matériaux, à Broussais particulièrement. De l'affirmation suivante à la gastro-entérite, il n'y avait pas loin : « L'altération organique qui donne lieu aux fièvres malignes et ataxiques, consiste dans l'inflammation de la membrane interne des intestins avec ou sans excoriation, vérification faite sur plus de deux cents cadavres de personnes mortes dans le cours des fièvres ataxiques. »

Appuyé sur ces données cliniques et anatomiques, Broussais n'avait qu'à repousser toute intervention humorale, expliquer les désordres fonctionnels anatomiques par les sympathies de Barthez, *renverser* la thérapeutique de Brown, briser l'arche nosologique de Pinel, tirer de tout cela une lésion et une médication, et son système apparaissait dans tout son éclat. Il fondit tant d'éléments au feu de son génie ; mais il rejeta parmi les scories beaucoup de pur métal appartenant aux doctrines qu'il passa au creuset.

Pour la première fois l'humorisme, jusque-là si accommodant, fut banni ; le solidisme prit sa place par droit de conquête.

BROUSSAIS.

Broussais ne fut pas réformateur en entrant dans la carrière médicale; Pinel et Prost étaient plus avancés que lui. Il combattit contre eux pour l'essentialité. Il nie d'un côté que la fièvre hectique soit symptomatique, et repousse de l'autre la constance des lésions intestinales dans les fièvres (1) : « J'ai trop souvent rencontré cette membrane en bon état à la suite des typhus les plus malins, dit-il; j'en ai vu un trop grand nombre s'améliorer par l'emploi des stimulants les plus énergiques, pour partager l'opinion de ce médecin sur la cause de la fièvre ataxique. » L'essentialité et les stimulants eurent donc un jour Broussais pour partisan. — « Le fait est que j'étais dans l'erreur, continue-t-il avec assurance, après avoir confessé ses *juvenilia* si souvent reprochés ; les observations me trompaient, comme elles en trompent encore un grand nombre d'autres. » Il ajoute : « *Experientia fallax;* » concession bien involontaire faite à Hippocrate. « Mes observations ultérieures, poursuit-il, celles mêmes de M. Petit, m'ont conduit à recon-

(1) *Examen des Doctrines Médicales.* — Paris, 1821, t. II, pag. 666.

naître les véritables traces de l'inflammation intestinale. Mes prédécesseurs n'avaient pas *osé* en déduire la vanité des fièvres essentielles, parce que cette assertion renversait l'édifice antique. Si j'ai été plus hardi qu'eux, c'est que je me suis éclairé du flambeau de la physiologie. »

L'édifice antique n'était donc debout que parce qu'un homme assez audacieux ne s'était pas trouvé pour le renverser. Mais les lézardes avaient été signalées, et les matériaux du nouvel édifice étaient préparés, quand Broussais eut la hardiesse qui avait manqué à ses prédécesseurs.

Comme il est monté le premier sur la brèche, il craint qu'on ne lui conteste de l'avoir faite à lui seul : « En voilà assez, dit-il à la fin d'une longue plaidoirie où il est l'avocat de sa propre cause, pour prouver aux plus incrédules que personne ne peut avoir puisé dans l'ouvrage de Prost des idées justes sur la nature des prétendues fièvres essentielles (1). » — Ces prétentions sont trop absolues ; essayons d'en dégager la vérité. Nous compléterons ainsi ce qu'il nous reste à dire de Prost.

(1) *Ibid.*, t. II, pag. 669.

BROUSSAIS ET PROST.

Ce médecin pensait que les fonctions animales étaient en raison directe de l'activité de la circulation des intestins. Il appliquait cette théorie physiologique aux phénomènes ataxiques et adynamiques. Les premiers étaient produits par une vive congestion intestinale ; tandis que l'adynamie provenait d'une sorte d'adynamie des mêmes organes. — Cette statique humorale, appuyée sur quelques erreurs d'observation cadavérique où la pâleur était prise pour un signe d'adynamie, irritait le solidisme de Broussais. Aussi préférait-il, à l'explication de Prost, ses sympathies nerveuses ; il n'y avait pour lui, entre l'adynamie et l'ataxie, qu'une différence de degré dans l'irritation cérébrale rayonnant du siége intestinal de la douleur. Mais Prost se servait aussi des nerfs pour opérer ses congestions à bascule, et ce mécanisme était peu différent de celui des inflammations allumées par les sympathies. Toutefois Broussais, satisfait de prendre Prost en flagrant délit d'humorisme, s'écriait (1) : « Cette manière de voir prouve jusqu'à l'évidence que Prost n'a point désessentialisé les fièvres. »

(1) *Ibid.*, t. II, pag. 662.

Il reconnaît que « Prost présente une foule de vues précieuses, pour la plupart extraites de Bichat, sur les sympathies du canal digestif avec le cerveau, et réciproquement (1). » Mais il reprend : « Tous ces phénomènes sont isolés de ceux qui ont rapport aux fièvres ; du moins, ils n'en sont pas rapprochés de manière à ce qu'on aperçoive, à la lecture de cet auteur, la raison de tous les symptômes qui accompagnent la phlegmasie aiguë des muqueuses digestives ; aussi personne n'a-t-il pu les y voir avant la publication de l'examen. On y a trouvé depuis tout ce qu'on a voulu ; ce qui ne prouve pas autre chose, sinon que l'auteur a beaucoup vu sans savoir au juste ce qu'il voyait. La doctrine physiologique, dit-il ailleurs, ne saurait être extraite de son ouvrage, parce qu'elle n'y est pas. Elle n'y est pas, car une doctrine suppose une disposition régulière des faits, des vérités qui la composent ; et dans l'œuvre de Prost, il se rencontre confusément des erreurs et des vérités. » Le système de Broussais était-il exempt de ce reproche ? On sent trop le mobile de cette discussion. Le besoin d'être original le met dans le même embarras quand il parle de Brown. Il est plus libre avec Pinel.

(1) *Ibid.*, t. II, pag. 662.

BROUSSAIS ET PINEL.

L'auteur de la *Nosographie philosophique* avait relégué la fièvre parmi les abstractions; son contradicteur lui en fait reproche, et la définit (1) : « une accélération du cours du sang produite par celle des contractions du cœur, avec augmentation de la calorification et une lésion des principales fonctions. Cet état de l'économie est toujours dépendant d'une irritation locale. » Voilà qui est clair, sinon exact. Il va prouver la validité de sa définition en l'appliquant successivement aux six ordres de Pinel.

Il commence par l'angioténique. « Pinel, dit-il avec raison, se retranche dans la bénignité pour nier l'existence de toute lésion dans cette fièvre; mais il prête le flanc lorsqu'il la fait dégénérer en adynamique. « Et aussitôt Broussais d'en appeler à l'autopsie, de prouver qu'il existe des lésions, et de conclure que Pinel a vu deux affections où il n'en existe qu'une. Il repousse aussi l'inflammation des gros vaisseaux, qui avait valu à cette fièvre le nom d'inflammatoire, et réclame pour les capillaires de la membrane muqueuse des voies digestives ce privilége exclusif.

(1) *Ibid.*, t. II, pag. 399.

Quant à la méningo-gastrique que les anciens nommaient bilieuse (1) « parce qu'ils l'attribuaient, dit-il, à la surabondance ou à la dépravation de la bile, Pinel observa que les symptômes bilieux sont loin d'être constants, et cette fièvre reçut un nom qui fixe l'attention sur l'affection principale. Certes, voilà un pas de fait. Pourquoi faut-il que l'auteur en prévienne les bons effets en déclarant que cette fièvre, dont il vient de circonscrire le siége, est essentielle, c'est-à-dire dépendante d'une affection générale? » L'objection semblait sans réplique. Il ne comprenait pas qu'on respectât « l'idée que les auteurs classiques s'étaient formée de la fièvre bilieuse, et qu'on se contentât d'y ajouter l'irritation des voies gastriques. » Et cependant l'affection typhoïde est-elle autre chose qu'une fièvre doublée de phlegmasie? Mais Broussais n'était frappé que des lésions, et voulait que Pinel, qui était forcé de les reconnaître, leur sacrifiât l'affection générale.

Il lui posait un pareil dilemme pour la fièvre muqueuse ou adéno-méningée ; il fallait opter pour les solides ou les liquides ; il n'acceptait pas de terme moyen.

C'est à tort que, dans la fièvre adynamique, Broussais trouve qu'il y a contradiction entre les mots fièvre et adynamie ; parce que le premier signifie réaction, exaltation de mouvement, tandis que adynamie veut dire prostration. L'argument n'est que spécieux. Il ajou-

(1) *Ibid.*, t. II, pag. 406.

tait que « l'abattement n'est pas l'essence de la maladie, mais une nuance de l'affection phlegmasique, » et donnait deux fois raison à Pinel.

Du reste, son jugement sur l'auteur de la nosographie est souvent entaché d'erreur. Sans nous arrêter à des passages tels que celui où il prétend que Pinel a fait rétrograder la science (1); il se trompe évidemment lorsqu'il l'accuse de ne pas saigner dans les fièvres putrides. « Les émissions sanguines sont le meilleur préservatif de la putridité, dit-il. » Nous savons aujourd'hui ce qu'il y a d'excessif dans cette proposition, malgré le remarquable talent de ceux qui l'ont soutenue après Broussais. Sa critique était plus juste quand il qualifiait « *d'ontologie médicale* (2) » l'érection en maladie particulière des groupes de symptômes communs aux divers ordres de fièvres. Pinel avait pourtant beaucoup réduit le nombre des espèces pyrétologiques. Mais qui eût pu contenter Broussais ?

Il faisait enfin, à la fièvre ataxique, l'objection de laisser souvent des traces de phlegmasie ou d'épanchement au cerveau, lésions qui, pour lui, étaient contradictoires de l'essentialité. Comme si une affection cesse d'être générale parce qu'elle détermine des altérations locales! On eût pu répondre par les diathèses ; mais Broussais les avait mises d'accord avec son système.

(1) *Ibid.*, t. II, pag. 112.
(2) *Ibid.*, t. II, pag. 515.

Aussi restait-il insensible aux raisonnements de Pinel, tels que celui-ci : « Puisque la fièvre ataxique peut exister quelquefois sans inflammation locale, elle en est indépendante ; elle existe donc par elle-même dans la nature. Partons de là, et chaque fois que nous la verrons combinée avec une autre affection, nous avancerons sans hésiter que celle-ci ne peut être qu'une complication. » Dans l'impuissance de convaincre son contradicteur, Broussais s'écriait : « C'est donc à l'avenir qu'il faut en appeler ; mais je ne suis que trop sûr de son témoignage, lorsque tous les petits intérêts de coterie auront fait place à l'amour de la vérité (1). » Le verdict de l'avenir est connu ; mais il est encore des disciples de l'école physiologique qui font appel.

Broussais avait vu, comme Rœderer et Wagler, et tous les cliniciens, que les fièvres bilieuses, muqueuses, angioténiques, ne revêtaient pas toujours les caractères atoxo-adynamiques. L'explication qu'il en donne n'est pas meilleure que celle de Pinel. Celui-ci tranchait la question d'un mot, la dégénerescence ; celui-là d'un autre, l'idiosyncrasie. Or, tout en reconnaissant que la prédisposition préalable est nécessaire pour contracter toute maladie, et que l'entérite grave peut s'accompagner de symptômes ataxiques ou adynamiques, plus même que beaucoup d'autres phlegmasies, il n'est pas moins vrai et incontestable qu'il existe des affections

(1) *Ibid.*, pag. 423.

typhoïdes d'emblée, d'origine contagieuse, par exemple, dont la gravité ne s'explique ni par la dégénérescence, ni par l'idiosyncrasie, mais par la qualité et la quantité de l'agent toxique infectieux.

Recueillons, en passant, ces paroles de Broussais, touchant la contagion et le typhus, empreintes de sa forte logique : « Aussitôt que les principaux classiques de notre temps ont pu constater dans les fièvres leur caractère épidémique réuni à la transmission par voie de contagion, ils en font une affection d'un genre particulier, à laquelle ils ont consacré le nom de typhus. Cependant, quelques efforts qu'ils fassent pour distinguer les symptômes de leur typhus de ceux des fièvres adynamiques et ataxiques de M. Pinel, un observateur sans prévention ne peut y reconnaître que des phénomènes identiques (1). »

Nous nous efforcerons d'élucider ces deux points importants dans la deuxième partie, par la discussion des nombreux documents contradictoires que possède aujourd'hui la science.

Les considérations étiologiques suivantes sont favorables au système d'identité d'origine des lésions et symptômes quelconques, mais elles méconnaissent les causes scientifiques : « L'infection et la contagion étant devenues les seuls caractères distinctifs de certaines fièvres, on doit conclure, dit Broussais, que la différence

(1) *Ibid.*, pag. 127.

qui les sépare des autres ne réside que dans leur cause éloignée; mais de là même, il résulte aussi que l'agent contagieux exerce son action sur les mêmes tissus que l'agent sporadique. En dernière analyse et pour me résumer en peu de mots : les symptômes qu'on assigne aux fièvres essentielles sont toujours, quelle que soit leur cause éloignée, le résultat d'une cause prochaine *unique, l'inflammation de la membrane interne du canal digestif,* ce qui n'empêche dans aucun cas la coïncidence d'une autre inflammation. »

Quoiqu'il en soit de cette *unité de la cause prochaine,* Broussais avait raison, à notre sens, de la considérer comme l'effet immédiat de la cause éloignée des contagions dans les fièvres. Cette vue lui a permis de bien observer l'action de cette cause sur les follicules intestinaux : « L'examen de ces ulcères qui ne sont encore que commençants, m'a fait croire qu'ils prenaient naissance dans les cryptes ou glandules qui sécrètent la mucosité. Les cryptes, sans cesse en contact avec les excréments doués d'une *âcreté putride, reçoivent jusque dans leur tissu l'impression des molécules qui s'en exhalent.* Leur propre mucus se putréfie dans leurs lacunes; ils ne peuvent résister bien longtemps à des irritations si multipliées et qui tendent toujours à les décomposer. Leur vitalité expire, ils se décomposent et laissent une petite perte de substance qui va toujours croissant (1). »

(1) *Phlegmasies chroniques*, pag. 26 et 243.

Nous nous appuierons sur ces lignes écrites avec le scalpel, pour étayer notre opinion touchant l'inflammation élective des follicules.

L'antithèse entre Broussais et Pinel éclate surtout sur le terrain de la thérapeutique : « Il pose en principe, dit ironiquement le premier, parlant de son contradicteur, que ses trois premières fièvres tendent vers la guérison, parce que la nature se suffit à elle-même, tandis que les trois dernières ont une tendance à se terminer malheureusement, parce que les forces de cette même nature sont en défaut. D'après cela, il recommande d'abandonner les trois premières à elles-mêmes, en écartant les complications, telles que la congestion sanguine et l'embarras gastrique ; et de soutenir par les toniques la nature toujours défaillante dans les trois autres (1). La raillerie se trahit dans le reproche de repousser la saignée pendant qu'on laisse s'aggraver la gastro-entérite, de peur d'épuiser la réserve des forces dont le malade est menacé de manquer. Les vomitifs, ajoute Broussais, déterminent un surcroît de phlegmasie dans les organes digestifs ; et l'emploi des toniques est déplorable dans une adynamie provoquée et qui le réclame si peu. C'est le brownisme ! s'écrie-t-il. »

En effet, c'est le brownisme. Mais si les toniques ne conviennent pas dans tous les cas d'ataxo-adynamie, ni

(1) *Ibid.*, p. 439.

même d'adynamie simple, s'il faut saisir l'indication précise qui les réclame, ils ne constituent pas moins une précieuse médication, à la fin surtout des fièvres. Pinel en abusait parce qu'il les appliquait suivant des vues théoriques et systématiques sur l'asthénie. Mais son naturisme, que rejetait complètement Broussais, qui voulait commander à la nature et non l'interpréter, l'étude hippocratique des symptômes conduisait à une thérapeutique bien meilleure, dans les formes malignes, que la méthode physiologique. C'est la bénignité des formes légères qui illusionne Broussais sur ses succès, comme elle en a fait accroire à bien d'autres cliniciens depuis.

BROUSSAIS ET BROWN.

Entre Brown et Broussais, la médecine n'est guère que le prétexte de la dispute; il s'agit bien moins de médecine pratique que de physiologie philosophique. Mais il nous faut connaître ce débat, parce que les écoles rivales de France et d'Écosse ont trop de points de contact et de dissidence, et qu'elles sont trop mêlées à l'histoire de l'affection typhoïde pour les séparer dans l'examen de leurs doctrines.

Broussais et Prost sont disciples de Bichat; leur parenté est étroite. De Broussais à Brown, bien que tous deux physiologistes, la distance est plus grande. La différence, cependant, est moindre qu'on ne pourrait le croire, quoique le physiologisme français soit la négation des principes de l'école d'Edimbourg. En effet, mettez l'irritation inflammatoire à la place de l'incitation nerveuse; n'oubliez pas que si l'incitation mène à l'inflammation, les nerfs sont les conducteurs sympathiques de l'irritation, et vous aurez la filiation de l'une à l'autre. Les deux systèmes reposent sur le dynamisme nerveux; mais il est le fondement essentiel de la doctrine de Brown; tandis qu'il n'est que le véhicule de l'inflammation dans celle de Broussais. La contradiction de leurs principes se trahit surtout en thérapeutique : l'un vante les toniques, l'autre exalte les débilitants.

Exposons sommairement les arguments des deux antagonistes.

Broussais n'admet pas que la vie s'entretienne par les stimulants (1), et cite de nombreuses exceptions à cette loi, évidemment trop ambitieuse et trop physiologique.

Aux stimulants généraux, il répond : « Erreur ! il y a six ans que j'enseigne que toutes les maladies sont locales dans leur principe, et que j'en administre la preuve en indiquant l'organe et le tissu où chacune d'elles prend son origine (2). » Ici le physiologiste écossais triomphe du solidiste français, à cause de l'absolutisme de sa doctrine. Broussais a beau arguer des propriétés distinctes des tissus et du rayonnement de l'irritation d'un seul organe à toute l'économie, il est certain qu'il est des agents, les miasmes typhoïdes, par exemple, qui agissent sur l'organisme entier, sans sympathie préalable, et sur tous les tissus à la fois.

Mais il arrête Brown à cette proposition : « Trop augmentés, les stimulants produisent des maladies sthéniques ; trop diminués, ils en occasionnent d'asthéniques. La pricipale erreur de Brown, dit-il avec raison, vient

(1) *Op. cit.*, t. I, pag. 59.
(2) *Ibid.*, t. I, pag. 61.

de ce qu'il a considéré l'économie en masse, et non les tissus en particulier. Mais pouvait-il faire autrement, étranger comme il l'était à la divison physiologique des tissus vivants, dont l'école de Paris se glorifiera toujours d'avoir produit l'auteur (1)? » Le tort est bien ici au médecin écossais de trop généraliser; mais tout en découvrant le défaut de la cuirasse de son antagoniste, Broussais tombe lui-même dans la négation erronée des états généraux primitifs.

Il ne lui est pas difficile de mettre en défaut les lois suivantes, plus vraies en physiologie qu'en pathologie : l'*incitabilité*, ou la faculté d'être excité, s'*épuise* par sa mise en action ou par l'*excitation*... L'incitabilité s'accumule, au contraire, par le défaut ou l'absence des stimulants. — Brown a tort de méconnaître dans les phlegmasies chroniques, dans les asthénies indirectes, l'augmentation de l'incitabilité des viscères enflammés, et Broussais est encore en droit de lui dire que « la débilité peut coexister avec l'irritation. » Il n'est pas rare, en effet, de voir chez les convalescents, par exemple, une phlegmasie locale se greffer sur un fond adynamique. Broussais prouve même que les débilitants généraux, saignée, vomitifs, purgatifs, peuvent produire des surincitations locales. Enfin, pressant davantage les principes de Brown : « Si l'incitabilité, dit-il, était susceptible de s'accumuler, les gens affaiblis par la misère,

(1) *Ibid.*, t. I, pag. 62.

qui ont été privés des excitants indispensables à la vie, ne devraient pas supporter les stimulants. » Or, c'est à eux particulièrement qu'ils conviennent. Si la méthode brownienne a obtenu tant de crédit, c'est que le traitement auquel elle conduit, quoique toujours essentiellement nuisible, l'est beaucoup moins, remarque-t-il avec justesse, chez les sujets où les forces sont déprimées par la privation des objets de première nécessité. Il aurait pu ajouter à cette cause les maladies chroniques, les maladies aiguës et graves arrivées à leur terme, et le traitement antiphlogistique lui-même, quand il a été trop généreusement dispensé.

A la théorie de l'opportunité, Broussais répondait que « les prétendues fièvres putrides ou adynamiques choisissent pour victimes les sujets les plus robustes et les plus pléthoriques. » Il aurait pu ajouter que l'ataxie, si souvent associée à l'adynamie, offrait maintes fois des mouvements d'une sthénie très remarquable.

Enfin le dernier reproche, et qui les résumait tous, était que l'*incitabilité* fût convertie en *être*. Or Broussais, l'exterminateur de l'ontologie, n'avait-il pas fait lui-même une entité de l'*irritation?*

Résumons sa doctrine et son influence dans l'histoire de l'affection typhoïde.

RÉSUMÉ DE BROUSSAIS.

Nous l'avons vu, le disciple de Bichat fut aussi l'élève de Pinel ; et dans le principe, solidiste plus timide que son maître. N'oublions pas que celui qui défendit l'humorisme contre Prost, a encore écrit ces lignes, qui nous montreront Broussais un peu moins radical qu'il ne paraît être. « En santé, comme en maladie, a-t-il écrit, en effet, les altérations des fluides sont *préexistantes* à celles des solides, qui s'altèrent bientôt après *consécutivement,* parce qu'ils ont une vie commune. » Mais cette concession eût détruit son système, aussi lisons-nous ailleurs : « Tant que les fluides sont seuls affectés, on n'en a aucun signe ; l'affection n'est point générale, il y a toujours un organe lésé. L'animal n'est pas affecté uniformément et généralement. Tout ce que vous pourrez dire, c'est que son sang a servi de *véhicule* à la cause morbifique (1). »

L'altération des fluides préexistante à celle des solides, et le sang véhicule de la cause morbifique, telle est la double formule de l'humorisme de Broussais. La première est celle du clinicien, la seconde celle du systé-

(1) *Cours de Pathologie générale,* t. I. pag. 62.

matique. Mais encore que le sang ne soit que le véhicule de la cause morbifique, sa part est nécessairement plus grande dans la symptomatologie des fièvres que celle de l'irritation gastro-intestinale, quand on admet, comme Broussais, l'absorption d'un principe morbifique irritant. Telle était donc la doctrine mixte qui sortait de ces prémisses. Mais elle ne différait pas assez de celle de Pinel et Prost. Broussais choisit donc un des termes du dilemme, dont il usait souvent, et se fit organicien pour n'être pas humoriste. Le même sentiment lui faisait redouter qu'on l'accusât d'avoir *retourné* le système de Brown ; nous avons vu sur quoi pouvait être fondée cette appréhension. Il avait été précédé, dans sa guerre aux *entités* médicales, par Mezuyer, professeur à la Faculté de médecine de Strasbourg. Tissot, Bichat, Cabanis, Barthez, Prost avaient montré l'importance des sympathies en général, et particulièrement de l'estomac et de l'intestin. De sorte qu'on ne saurait dire que le système de Broussais jaillit entier, et sans autre origine, de son cerveau. Il fut autant le produit de son caractère. Il ne pouvait et ne voulait être le disciple de personne, pas même d'Hippocrate. Il fallait qu'il fît école, que son opinion fût acceptée ou imposée, sa fierté répugnant à se courber devant aucun contemporain. Il dut être exclusif, ne penser comme personne : aussi, sans qu'il s'en doutât, la passion dirigea-t-elle son génie.

Dialecticien habile, physiologiste instruit, clinicien

expérimenté, anatomo-pathologiste exercé, il fut le contradicteur le plus redoutable de l'école écossaise et du dogmatisme français ; et s'il n'édifia pas un monument durable, il détruisit de nombreuses erreurs. Quel autre eût montré le néant des *ordres* de Pinel, et secoué l'abus des stimulants d'origine écossaise ? Il fallait un réformateur pour fonder l'école anatomique. Tel fut Broussais. Il est facile aujourd'hui d'apprécier les erreurs de sa doctrine ; mais il serait injuste d'oublier qu'avant lui la métamorphose et la pluralité des fièvres continues étaient l'objet de l'enseignement classique, et que l'unité dont nous sommes si fiers, la synthèse des six ordres, est son œuvre. En un mot, Broussais est le génie de la réaction systématique. Nous savons le bien et le mal qu'enfantent de tels esprits ; toujours plus de bien que de mal ; car la vérité seule est féconde, et stérile l'erreur !

PETIT ET SERRES.

En 1812, paraissait le *Traité de la fièvre Entéro-Mésentérique*. Petit et Serres se proposent dans ce livre la détermination d'une espèce fébrile, distincte par des lésions spéciales de l'iléon, toujours accompagnées d'adénite mésentérique. — On reconnaît là l'impulsion donnée par Broussais vers l'unité et l'identité des espèces pyrétologiques. Évidemment cet ouvrage ne descend pas de la nosographie de Pinel. Qu'était-ce que la fièvre entéro-mésentérique ? Quelles étaient ses relations avec la gastro-entérite et la dothinentérie ? Tels sont les points que nous allons examiner.

Les nomenclatures traduisent les doctrines. Le Traité de Petit et Serres, au seul titre de *fièvre* entéro-mésentérique, est une protestation contre Broussais. Il se divise en deux parties : la première contient vingt-quatre observations classées, et quatre chapitres correspondant à autant de formes de la même affection. La première est la forme simple ; la seconde la forme boutonneuse ; la troisième est la fièvre avec ulcération ; la quatrième représente la fièvre avec complication.

Inutile de relever aujourd'hui ce qu'avait d'erroné cette division de l'évolution de l'entérite en autant de types que l'inflammation de l'iléon offrait de périodes. Mais il était important alors de constater « que des altérations *parfaitement semblables* du tube intestinal, occupant *constamment le même lieu* dans l'étendue de ce viscère, et *toujours simultanément les glandes du mésentère correspondantes à la portion lésée de l'intestin,* dans un état plus ou moins avancé de désorganisation, se présentaient *toujours* à l'examen des viscères de ceux qui avaient succombé à la fièvre mésentérique (1). »

On regrette que des auteurs, qui ont si bien observé les lésions entéro-mésentériques, fassent intervenir la gale et la syphilis pour expliquer les boutons de l'inflammation folliculaire, et rapportent les ulcérations agminées ou isolées à des complications ou aux purgatifs (2).

C'est assez dire qu'ils n'eurent pas recours à une si dangereuse médication. Ils administrèrent par contre les toniques ; mais avec peu de succès.

La question de priorité est posée dans la deuxième partie.

Or, tel était leur bilan : Prost avait vu les mêmes lésions et leur constance dans les fièvres ataxo-adynamiques ; mais il n'avait rien changé à la classification existante, ne distinguant même pas la fièvre ataxo-adynamique des maladies différentes, offrant des symptômes de cette forme. Broussais, au contraire, avait tout ré-

(1) Introduction, pag. xx.

(2) *Ibid.*, pag. 37, 43, 106, et suiv.

duit à la gastro-entérite. Petit et Serres furent plus hardis que Prost, et moins que Broussais ; mais ils se trompèrent, en instituant une espèce nouvelle, à côté de celles de Pinel. Ils ne sentirent pas l'identité de la fièvre entéro-mésentérique avec les autres ; en un mot, ils grossirent au lieu de réduire le nombre des fièvres. Là fut leur originalité, mais là aussi leur erreur.

Toutefois, si, d'un côté ils se trompèrent sur l'importance de leur découverte, s'ils confondirent les phases diverses de l'entérite folliculeuse avec des formes distinctes de la maladie ; et s'ils montrèrent qu'ils ignoraient le véritable génie de l'affection qu'ils observaient, en condamnant les purgatifs, ils déterminèrent avec exactitude les régions enflammées de l'iléon et du mésentère, saisirent leur étroite relation avec l'état fébrile, et préparèrent, sans le vouloir, l'unité pyrétologique, en provoquant le contrôle.

BRETONNEAU.

Ce fut l'œuvre de Bretonneau. Œuvre clinique longtemps ignorée du public, alors que les élèves du grand praticien de Tours et plusieurs médecins de cette école étaient initiés à la doctrine de la dothinentérie. Comme des leçons et des publications où étaient exposées les idées de Bretonneau étaient faites à Paris, M. Trousseau, pour couper court à toute réclamation de priorité, exposa les idées de son maître et la date de leur origine, dans le numéro de novembre 1829, des *Archives générales de Médecine.*

Dans l'article ayant pour titre : *Maladie à laquelle M. Bretonneau, médecin de l'hôpital de Tours, a donné le nom de dothinentérie ou dothinentérite,* M. Trousseau établit, que le savant clinicien a recueilli depuis 1813 une grande quantité de faits, qui l'ont conduit à distinguer une maladie, dont le siége semble être exclusivement dans les glandes de Peyer et de Brunner, que l'on rencontre dans le jéjunum, l'iléon et le gros intestin.

M. Bretonneau, lisons-nous (1), n'a jamais fait d'autopsie de dothinentérique, avant le cinquième jour.

(1) *Loc. cit.*, pag. 70.

Mais à cette époque, les glandes de Peyer, celles surtout qui avoisinent la valvule iléo-cœcale, sont fort tuméfiées ; leurs bords se détachent en relief de la membrane muqueuse du tube digestif, leur surface est peu inégale ; elles sont augmentées en longueur et en largeur. Les glandes de Brunner commencent à faire saillie au-dedans de l'intestin ; il est quelquefois possible de distinguer l'orifice de ces cryptes muqueuses. Les ganglions mésentériques prennent une teinte un peu plus rosée, leur volume égale le volume d'un œuf de moineau.

La tuméfaction augmente jusqu'au treizième et quatorzième jour. Le sommet de chaque petit furoncle commence alors à s'entamer, et, vers le quinzième, s'élimine une espèce de bourbillon laissant un ulcère, dont le fond repose sur la tunique musculeuse ou sur le péritoine, qui peuvent être perforés.

Toutes les plaques n'ont pas la même gravité, et ne parcourent pas à la fois les mêmes périodes. La cicatrisation commence vers le vingtième jour, et s'achève vers le trentième ; rarement elles existent encore au quarantième. Laissons parler M. Trousseau :

« Le docteur Bretonneau, et après lui tous ceux de ses élèves qui, à Tours, à Paris, ou dans les armées, ont dirigé leurs recherches sur la dothinentérite, ont toujours vu que la dernière partie de l'iléon était constamment malade ; que si la phlegmasie dothinentérique n'occupait que trois, six, dix pouces de l'intestin grèle, c'étaient les trois, six, dix derniers pouces de l'iléon; que l'éruption était invariablement d'autant plus confluente que l'on examinait la membrane interne plus près de la valvule iléo-cœcale; que l'estomac, le duodénum, la première partie du jéjunum n'avaient jamais offert d'inflammation; que, dans le gros intestin, l'inflammation éruptive dothinentérique était d'autant plus confluente qu'elle approchait d'avantage du cœcum; que, jamais, dans cette phlegmasie, la perforation spontanée n'avaient lieu ailleurs qu'au centre d'une crypte de Brunner ou d'une glande de Peyer ulcérée (1). »

Les idées de M. Bretonneau furent communiquées à plusieurs médecins de Paris, à M. Velpeau de Tours, qui les vérifia, et en fit part à M. Lherminier, lequel en fit l'objet de recherches, sous le nom d'entérite pustuleuse ou boutonneuse.

Le sujet de la douzième Observation (2), jeune ouvrier âgé de dix-sept ans, entré à la clinique de l'hôpital de Tours le 2 mars 1824, est un type de fièvre typhoïde ataxique. Il succomba au treizième jour de la maladie, et l'autopsie ne révéla pour toute lésion que *trois ou quatre boutons saillants*, ne présentant *aucune trace d'érosion*. Aussi M. Trousseau déclare-t-il qu'une éruption aussi discrète a été rarement observée dans les autopsies pré-

(1) *Ibid.*, pag. 76.
(2) *Ibid.*, pag. 193.

cédentes. Il ajoute : « Ce serait mal comprendre la pensée de M. Bretonneau, si l'on croyait qu'il assigne toujours pour cause de la fièvre ataxique, l'inflammation des plaques de Peyer et de Brunner ; il pense seulement que, dans *beaucoup de circonstances*, les symptômes graves de la dothinentérie ont été pris pour ceux de la fièvre ataxique ou de la céphalite. »

Ces idées furent l'objet de leçons cliniques de la part de MM. Lherminier, Récamier et Husson.

M. Andral, dans ses *Recherches sur l'anatomie pathologique du tube digestif*, publiées en 1822, reconnaît la fréquence et souvent la confluence des ulcérations à la fin de l'iléon dans les fièvres ; et, quoiqu'il décrive parfaitement les lésions, il nie qu'il soit démontré qu'elles aient pour siége les follicules muqueux. Elles ne sont pour lui que des degrés divers d'inflammation, qui sont au nombre de trois.

Cette opinion est aussi celle de M. Rayer, dans le tome x^{e} du *Dictionnaire de Médecine*, article GASTRO-ENTÉRITE.

Billard avait été initié à Tours, en 1823, par M. Bretonneau, à ses idées sur la spécificité, le siége, la marche, la terminaison et les complications de la dothinentérie ; aussi, est-il le premier, dans ses *Recherches sur les Membranes muq.*, etc..., à décrire les lésions des follicules de Peyer et de Brunner, et l'identité de la fièvre qui les accompagne, avec la gastro-entérite et les fièvres adynamiques, ataxiques, putrides. Il reconnaît que le médecin de Tours avait fait des observations analogues aux siennes. « J'ai vu, dit-il, plusieurs des tubes intestinaux qu'il a conservés ; quelques-uns d'entre eux offrent, dans presque toute l'étendue de leur membrane muqueuse, un nombre prodigieux de boutons, qui ont une ressemblance frappante avec ceux de la variole. Ce praticien distingué ne pourra manquer de jeter quelque jour sur ce point d'anatomie pathalogique, lorsqu'il publiera le travail intéressant qu'il promet depuis longtemps à la science (1). »

M. Chauffard, dans son *Traité des Fièvres prétendues essentielles*, les réduit toutes à la phlegmasie des voies digestives. Il multiplie les formes, comme les degrés divers de l'inflammation, et rapporte les lésions les plus graves de l'iléon au traitement mal entendu qui leur a été appliqué.

Dans la *Bibliothèque médicale*, M. Hutin publiait, la même année, une étude, excellente d'ailleurs, sur la dothinentérie ; mais il lui refuse tout caractère autre que celui de maladie inflammatoire.

Telle est l'histoire succincte de l'affection typhoïde de 1813 à 1829. Reconnaissons, avec M. Trousseau, dont on ne saurait trop louer la piété de disciple, que son maître était en droit de revendiquer ses droits légitimes à l'unification des fièvres et à la détermination exacte de la dothinentérie.

(1) *Loc. cit.*, pag. 459.

Nous avons vu où Petit et Serres avaient laissé le problème : le siége folliculaire des lésions intestinales, la marche et la terminaison de l'inflammation aussi bien que l'identité de l'affection entière avec les fièvres ataxo-adynamiques, tout cela leur était inconnu. Nous venons de juger de la couleur anatomique des publications qui eurent plus tard pour objet la même maladie. Bretonneau eut donc le mérite de faire la démonstration précise de notre fièvre typhoïde, en tant qu'affection spécifique, et celui non moins considérable de réhabiliter la doctrine des fièvres du vivant de Broussais.

Le nom qu'il donna à la fièvre pustuleuse de l'iléon, prouve assez l'analogie qu'il trouvait entre elle et la variole. Nous n'irons pas jusque-là. Nous pensons que l'élection de la phlegmasie dans les follicules a une raison particulière, locale, que n'expliquerait pas la nature éruptive de la maladie. Quoi qu'il en soit, à Bretonneau revient d'avoir réalisé l'œuvre vainement tentée par Pinel et par Broussais. Là s'arrête le principal effort de la science. Il ne nous reste plus qu'à étudier les opinions divergentes qui se sont produites depuis. Le champ de l'erreur est désormais limité. Les avis les plus discordants se produiront encore, mais ce ne seront guère que des thèses empruntées aux doctrines que nous connaissons. C'est particulièrement dans cette période de conflits contradictoires et de sentiments à peine divergents, que l'histoire nous sera utile pour faire choix d'une doctrine. Plus que jamais il va être indispensable d'entendre tous les témoignages et de ne négliger aucune information, afin que, si la vérité nous échappe, la faute en soit à notre esprit ou à l'insuffisance actuelle de la science, mais non à la méthode.

LOUIS (1).

Le titre de l'ouvrage de Louis indique la période à laquelle se trouve l'histoire de l'affection typhoïde au moment où il écrit. La longue liste des dénominations devenues synonymes de la même maladie, prouve qu'il ne s'agit plus d'une dispute de mots ; la synthèse est accomplie, elle n'attend plus que la sanction de la clinique.

Le médecin de l'hôpital de la Charité n'est ni un nosologiste comme Pinel, ni un systématique absolu comme Broussais, ni un génie remarquable par l'originalité de ses conceptions, comme Bretonneau ; c'est un observateur patient et exact, soummettant les questions en litige au creuset de l'expérience. Il représente les Sydenham, les Stoll dans l'ère anatomique où nous sommes ; il étudie les signes et les lésions avec le soin que les praticiens humoristes les plus remarquables avaient porté à l'examen des symptômes.

(1) *Recherches anatomiques, pathologiques et thérapeutiques sur la maladie connue sous le nom de Fièvre typhoïde, putride, adynamique, ataxique, bilieuse, muqueuse, gastro-entérite, entérite folliculeuse, dothinentérie, etc.* — Paris, 1841.

Notre appréciation des divers travaux publiés sur l'affection typhoïde a été jusqu'ici surtout théorique. L'ouvrage de Louis, si riche d'observations, nous permettra de soumettre la doctrine que nous professons au contrôle des faits ; nous ne pouvions nous servir de tableaux plus fidèles de la nature. Suivons donc Louis à l'hôpital, et discutons avec lui les précieux matériaux qu'il va nous présenter.

Pour ne pas fatiguer l'attention par une trop longue analyse, nous ne nous arrêterons qu'auprès des malades dont l'histoire touche particulièrement à notre thèse. Mais, comme la doctrine de Louis compte aujourd'hui encore de nombreux partisans et qu'elle n'exprime, à nos yeux, qu'une partie de la vérité, nous examinerons son important ouvrage avec l'intérêt qu'il mérite, en suivant à peu près l'ordre et la distribution des matières.

Louis se préoccupe surtout, dans la longue étude clinique où nous l'allons suivre, de démontrer la constance de l'entérite folliculeuse dans la fièvre typhoïde, et d'expliquer par cette phlegmasie, non seulement tous les symptômes, mais toutes les lésions secondaires. Pour lui, l'altération du sang n'est jamais primitive ; la maladie n'est pas une fièvre essentielle avec phlegmasie spéciale de l'iléon, c'est simplement une inflammation des cryptes de Peyer et de Brunner.

Notre opinion fait une part plus large à l'infection primitive. Aussi, bien que nous reconnaissions avec lui que l'entérite folliculeuse est la règle, qu'elle est même précoce dans son développement, nous pensons qu'elle peut manquer, ou être insuffisante, tant pour rendre raison des symptômes typhoïdes que de la mort; pour nous, enfin, la fièvre typhoïde épidémique, observée par Louis, est une maladie infectieuse, générale, d'emblée, compliquée dès le début d'accidents phlegmasiques vers les follicules de l'iléon et la membrane muqueuse pulmonaire; c'est une affection produite par une cause spécifique, agissant, par l'intermédiaire de l'air, sur les surfaces absorbantes des voies digestives et respiratoires directement irritées.

Tel est le point de vue auquel nous allons examiner les faits.

Le sujet de la cinquième Observation est une fille de vingt ans, habitant Paris depuis deux semaines et malade dès son arrivée. Après la faiblesse générale, la céphalalgie fut le symptôme prédominant. Dès le lendemain de son entrée à l'hôpital, 13 janvier 1823, assoupissement, fatigue intellectuelle, taches rosées, toux et râle sibilant, malgré la saignée pratiquée le 12; pouls petit. Le 13, orge édulc., polygala édulc., foment. de camo., lav. lin., vés. aux j. Plusieurs selles dans la journée, délire la nuit, stupeur le 14. Vés. à la poit., vomissements bilieux avec lombrics dans la journée. Le 15, h. ric. 30 gr., lav. foug. bouil. aux h. Le 16, mêmes symptômes un peu plus graves. 17, vés. aux cuis., saignée pour combattre la dyspnée et l'élévation du pouls;

caillot sans retrait, couenne légère, demi-transparente, molle ; selles involontaires, surdité, délire continuel. Inf. kk. sp. gros., pot. ton. avec v. et sp. kk. āā 64 gr. foment. alc., camph. jusqu'au 22 ; mort par l'aggravation progressive de tous les symptômes. A l'autopsie : ulcérations nombreuses dans l'iléum, rares dans le colon ; glandes mésentériques correspondantes aux plaques elliptiques, altérées, rouges, volumineuses et ramollies.

« Un des points les plus remarquables de cette Observation, d'après l'auteur, est, sans contredit, le début de la maladie. Car, bien qu'au troisième jour il n'y eût ni nausées, ni vomissements, ni diarrhée, ni aucun symptôme qui annonçât une lésion de quelque importance, la faiblesse était déjà considérable, et la malade dans l'obligation de se mettre au lit ; circonstance qui devait faire prévoir une affection grave. »

Nous sommes, comme Louis, frappé, dès le commencement de cette affection, de la gravité de l'état général, et de la prédominance des symptômes typhoïdes ; ce sont pour nous, non seulement des signes de malignité, mais d'intoxication générale, primitive.

La sixième Observation est encore une jeune fille, bien constituée, de vingt-six ans, à Paris depuis trois mois. Elle tomba malade le 3 juillet 1824, ayant perdu l'appétit depuis quinze jours. Appareil typhoïde analogue à celui de la précédente relation. La même médication symptomatique fut appliquée, et la mort survint le dix-septième jour de la maladie. La nécropsie montra des plaques ulcérées à la dernière partie de l'iléon, des ganglions engorgés, presque tous les viscères ramollis.

Ce fait nous inspire les mêmes réflexions que le précédent. L'anorexie et les troubles généraux, qui se sont produits quinze jours avant que la malade ait pris le lit, sont pour nous l'effet de la cause toxique. Ils ne sauraient, rationnellement, être rapportés aux lésions non existantes de l'intestin grêle, pas plus que chez le charpentier âgé de vingt-cinq ans, sujet de la septième observation. Il fut pris, dès les premiers jours de la maladie, de fièvre, affaiblissement, somnolence, sans phénomènes intestinaux. L'aggravation des symptômes s'est produite en même temps que les coliques, le météorisme, la diarrhée, c'est-à-dire quand l'infection primitive s'est doublée de l'infection générale.

Dans la huitième Observation, nous voyons une jeune femme de vingt-neuf ans, habitant Paris depuis six mois, très préoccupée de l'avenir de ses enfants, succomber au douzième jour d'une fièvre typhoïde. Quelques plaques ulcérées à leur centre, situées dans les dix-huit derniers pouces de l'iléon, suffisent-elles à expliquer la céphalalgie continue et extrêmement intense qui fatigua tant la malade, l'affaiblissement porté jusqu'à la paralysie de la sensibilité et du mouvement, et enfin la mort? — Quoique Louis trouve, dans ce fait clinique, l'étroite relation qui lie la fièvre typhoïde aux lésions de l'intestin grêle, il convient néanmoins que

« l'état des organes ne rendait pas un compte très satisfaisant de la mort de la malade : les plaques elliptiques altérées de l'intestin grêle n'étaient ni *nombreuses*, ni *larges;* le reste de la muqueuse gastro-intestinale était, à peu de chose près, dans l'état naturel ; et l'altération du poumon peu considérable. » N'est-ce pas admettre un *quid ignotum*, sinon *divinum*, pour expliquer la malignité ?

Louis conclut de la neuvième Observation, relation d'une fièvre typhoïde qui a commencé par la diarrhée, l'anorexie, la fièvre, s'est terminée par la mort le neuvième jour, et a présenté à l'autopsie une douzaine de plaques ulcérées ou non ; il conclut, dis-je, que les symptômes et les lésions de l'intestin ont dû se développer simultanément, car de telles altérations supposent au moins neuf jours d'évolution. — Admettons cette hypothèse. En découle-t-il d'autre conséquence que la simultanéité de l'inflammation et de la fièvre? Or, pourquoi ne seraient-elles pas, l'une et l'autre, l'effet d'une même cause agissant à la fois sur les organes et sur le sang, comme le prouvent péremptoirement les cas funestes où la fièvre seule a existé, la plaque n'ayant pas eu le temps de s'enflammer ; cas qui rappellent, par leur foudroyante explosion, ceux qui sont du domaine de la toxicologie ?

Louis ne paraît pas éloigné de cette opinion dans la remarque que lui suggère le sujet de la dixième Observation. « Il trouva dans l'iléon des plaques elliptiques, rouges, épaissies, ramollies, *non ulcérées ;* presque tous les organes étaient plus ou moins lésés. Si le cerveau ne présentait qu'une légère injection, dit-il, les poumons présentaient une altération marquée ; la rate était très volumineuse et facile à réduire en putrilage. A raison de la brièveté de l'affection et du degré de ces différentes lésions, on serait porté à croire qu'elles ont débuté en même temps que celles des plaques elliptiques ; qu'une seule et même cause a agi à la fois sur tous ces organes, si ces lésions ne manquaient pas fréquemment et ne devaient pas, pour cette raison, être regardées comme secondaires. »

C'est parce que tous les viscères ne sont pas *toujours* lésés que Louis ne reconnaît pas une cause unique aux désordres organiques, et préfère les rapporter à l'entérite folliculeuse, lors même que les plaques ne sont pas ulcérées. Nous ne pouvons comprendre ce mécanisme de lésions *secondaires.* Il nous paraît plus simple et plus acceptable de rapporter au sang, modifié par l'agent infectieux, le ramollissement de la rate, et telles autres altérations analogues à l'action de la cause qui a directement enflammé les cryptes. Quant à la rareté des lésions organiques autres que celles de l'iléon, l'ouvrage même de Louis répond à cette objection, qui d'ailleurs ne saurait être sérieuse.

La onzième Observation, comme la précédente, est contraire à la thèse de l'auteur : « On trouva, dit-il, les plaques elliptiques de l'iléon rouges, ramollies, épaissies à leur pourtour, cryptes nombreuses, dont *quelques-unes légèrement ulcérées.* » D'aussi légères lésions, loin de pouvoir déterminer des inflammations secondaires multiples, expliquent à peine la mort. Les réflexions qui terminent la relation de ce fait trahissent trop le parti-pris pour les passer sous silence : « Malgré le *petit nombre* de lésions accessoires et le *faible degré* de chacune d'elles, les symptômes ont été les mêmes, lisons-nous, que dans un grand nombre de cas où les lésions secondaires sont beaucoup plus graves ; ce qui montre, avec d'autres faits à peu près semblables, que presque tous les symptômes observés chez les sujets atteints de fièvre typhoïde, et surtout ceux qu'on peut considérer comme caractéristiques, se rattachent, au moins en grande partie, à la lésion spéciale de l'iléon. » Mais si les lésions accessoires étaient légères et en petit nombre, celles de l'iléon n'étaient pas fort considérables, puisque quelques-unes seulement des cryptes étaient légèrement ulcérées. Or, il est dit que les symptômes ont été les mêmes que dans les cas graves. N'est-il pas naturel de conclure que la cause générale, l'affection du sang, et par elle du système nerveux, a la plus grande part aux troubles fonctionnels, au lieu de tout placer sous la dépendance de l'entérite folliculeuse même la moins grave ? Nous trouvons là quelques souvenirs de la *gastro-entérite* et de ses prérogatives illimitées. Toutefois, ne blâmons pas Louis ; il était si heureux de constater la phlegmasie des cryptes dans presque tous les cas, qu'il est bien excusable de lui avoir prêté un rôle exagéré. Continuons.

Douzième Observation. « Un homme âgé de 22 ans, d'une forte constitution, fut admis à l'hôpital de la Charité le 8 août 1824, ayant un délire violent et du météorisme. On lui appliqua, sans le moindre succès, quarante sangsues sur l'abdomen, et le lendemain il expira. Cinq jours avant il avait été ramené du travail par un de ses camarades, à cause de son malaise et de sa faiblesse. Il avait continué d'aller manger à l'auberge, malgré des douleurs de ventre. Il avait de la diarrhée et du délire le 7. Avant d'être conduit à l'hôpital, le 8 au matin, il était descendu de sa chambre, un paquet sous le bras, disant qu'il partait pour son pays. Il était à Paris depuis quinze mois. L'autopsie révéla des plaques elliptiques rouges, nombreuses, épaissies et ramollies, *une* d'elles ulcérée ; glandes mésentériques correspondantes roses, très volumineuses, extrêmement ramollies ; ramollissement considérable du cœur et du foie, rate très volumineuse et un peu ramollie. »

Du rapprochement des symptômes et des altérations de l'iléon, Louis conclut : « qu'il n'est pas possible de douter que ces lésions n'aient débuté en même temps que la maladie. » Nous le lui accordons volontiers ; mais il nous accordera bien aussi que l'état des autres viscères remonte à la même époque, et que si l'engorgement des ganglions mésentériques dépend de l'entérite folliculeuse, leur ramollissement, celui du cœur, du foie et l'augmentation de volume de la rate ne sauraient logiquement lui être rapportés. Des désordres aussi généraux et aussi profonds, anatomiques et fonctionnels, dénoncent la septicité primitive du sang, l'ulcération d'une seule plaque, produite au dernier jour de la maladie, étant incapable de déterminer des symptômes aussi graves et aussi précoces.

La treizième Observation provoque de la part de l'auteur d'intéressantes remarques ; la voici : « Un domestique, âgé de trente ans, fort, parfaitement bien conformé, fut conduit à l'hôpital de la Charité le 13 janvier 1825. Il était malade depuis le 8 du même mois, et indisposé quatre jours plus tôt. Un émétique lui avait été administré. Deux heures après son admission : stupeur, assoupissement, paroles inintelligibles ou nulles, pupilles larges, faiblesse extrême, selles fréquentes et involontaires, pouls régulier à 110. Il mourut le 14 dans l'après-midi. « Les plaques elliptiques de l'iléon étaient rouges, ramollies, épaissies, *l'une* d'elles ulcérée ; glandes lymphatiques correspondantes très volumineuses, roses, piquetées de noir, très ramollies, destruction de la membrane muqueuse par bandes et d'une partie de la sous-muqueuse correspondante.

» Ce qui donne le plus d'intérêt à cette observation, dit Louis, c'est l'exacte circonscription du désordre de l'iléon, dont la muqueuse était parfaitement saine autour des plaques, ce qui indique que l'altération de cette membrane, quand elle existe, est consécutive et n'a rien d'essentiel à l'affection. » Cette explication nous agrée d'autant plus que l'élection inflammatoire des follicules a pour cause, à notre sens, leur conformation particulière. Nous pensons que leur structure concave est aussi indispensable au mécanisme de leur phlegmasie, que les vaisseaux lymphatiques le sont à celle des ganglions mésentériques, qu'ils mettent en communication immédiate avec les glandes de l'iléon. Mais l'importance de cette concavité suppose, pour être bien sentie, l'intelligence de la cause infectieuse et virulente qui allume l'inflammation des cryptes par son séjour prolongé ; ce n'est pas ici le lieu de nous y arrêter.

La seconde réflexion est spécieuse : « Comme dans presque tous les cas où les sujets sont morts du huitième au douzième jour, les premiers accidents se rattachaient à une lésion du canal intestinal, il faut en conclure, dans ces cas du moins, que le début de l'altération des plaques elliptiques de l'iléon était le même que celui de la maladie ; qu'on ne saurait considérer cette lésion comme *un des effets de celle-ci;* qu'elle en forme le caractère anatomique. » Les médecins, seuls, qui voient dans la fièvre typhoïde une affection à exanthème intestinal, regardent les lésions de l'iléon comme un effet de la maladie. Nous avons déjà dit que telle n'était pas notre manière de voir, et jusque-là nous sommes d'accord avec Louis ; nous pensons même, avec lui, que les débuts de l'entérite folliculeuse et des symptômes généraux sont souvent très voisins ; mais nous ne sous-entendons pas le rapport de causalité entre cette phlegmasie et ces symptômes. Il nous paraît plus vrai, nous essayerons de le démontrer, d'admettre la simultanéité d'action de la cause morbifique sur les cryptes, les bronches même et sur le sang tout à la fois. Ce qui n'empêche pas que la folliculite de l'iléon ne soit un caractère fort important de la fièvre typhoïde.

Relevons encore une interprétation dictée, ce nous semble, pour le besoin de la cause. Il s'agit des lésions intestinales que présentait la quatorzième nécropsie : « Les plaques, au lieu d'être rouge vif, *avaient une couleur mélangée de rouge et de gris*... de manière que le fait qui nous occupe, dit Louis en nous montrant le premier pas rétrograde de la nature, est une nouvelle preuve du rapport qui existe entre la lésion des plaques de l'iléon et les symptômes de la maladie qui nous occupe. » S'il fallait en croire l'auteur, le malade aurait succombé au moment où commençait la guérison. Or, cela ne se comprend pas quand nulle complication ne vient causer la mort. Nous admettons, cependant, qu'il y ait eu un commencement de réparation des ulcères intestinaux ; mais la fatalité du dénouement nous inspire bien plutôt la pensée de la généralisation de la maladie que du rapport de cause à effet, entre les lésions de l'iléon et des symptômes qui ont eu une si fâcheuse issue.

Si Louis se fût tenu moins près de l'entérite folliculeuse, s'il se fût préoccupé de ses causes, il eût mieux compris la nature de la maladie qu'il observait. Cette notion, plus exacte et plus complète, lui eût révélé la filiation de tous les phénomènes, et sa thérapeutique y eût gagné. Il eût été moins prodigue d'émissions sanguines, les toniques lui eussent été moins indispensables, et il eût usé plus souvent des évacuants abdominaux. Telles sont les réflexions qui naissent de la lecture de la quatorzième Observation.

La quinzième se prête parfaitement à la doctrine de la fièvre typhoïde, essentielle, affection *totius substantiæ*. Comme la première, elle est remarquable par ce fait que les ulcérations de l'iléon s'amélioraient quand le malade a péri. Les foyers multiples de suppuration, découverts par l'autopsie, sont sous la dépendance de la septicité générale, comme les symptômes typhoïdes, manifestes bien avant la formation d'aucune collection purulente.

Ce n'est pas ainsi que Louis s'explique les phénomènes de cette espèce, comme on peut s'en assurer par la seizième Observation : « Un maçon, âgé de vingt-six ans, à Paris depuis cinq mois, fut alité par une fièvre typhoïde le 20 juillet 1824. L'affection revêtit bientôt des caractères très graves, si bien que, le 8 août, se déclara un érysipèle occupant la jambe, la cuisse et l'aîne gauche. Le 20, les téguments se détachaient par lambeaux avec une odeur très fétide. L'état de la jambe ne faisait que s'aggraver, quand on découvrit, le 26, au sacrum et au coccyx, des surfaces ulcérées, Les grands trochanters étaient rouge vif; la région scapulaire gauche était entamée en partie. Tous ces désordres augmentèrent jusqu'au 3 septembre, jour de la mort.

» S'il est incontestable, écrit Louis, que l'affection qui nous occupe ait été la cause occasionnelle de l'érysipèle, il y avait, il faut en convenir, une grande disproportion entre l'effet et la cause apparente, et rien ne démontre mieux que de semblables observations, l'existence des causes prédisposantes, sans lesquelles il serait impossible de rien concevoir, et tout ne serait que contradiction dans l'histoire des maladies.

C'est l'impuissance de faire remonter de si graves désordres à quelques follicules en voie de guérison, qui force Louis à faire appel aux causes prédisposantes. Tout médecin les connaît, les accepte et leur accorde une large influence. Mais n'est-il pas évident qu'elles n'ont ici que la plus légère part à la dissolution des téguments, et que celle-ci a sa cause immédiate dans la dissolution et la putridité du sang lui-même. Personne aujourd'hui ne serait satisfait de l'explication de Louis; mais il la préférait à celle que nous indiquons, parce qu'elle sauvait sa doctrine de l'entérite folliculeuse.

Il ne voulait pas cependant qu'on pût regarder la fièvre typhoïde pour une gastro-entérite. Il se séparait donc de Broussais sur ce point, et ne partageait pas davantage l'opinion de Laënnec sur la spécificité des lésions pulmonaires, comme nous allons voir. Après examen fait des autopsies décrites par M. Rillet et M. Taupin, il formule cette conclusion : « Dans l'enfance comme après l'enfance, l'affection typhoïde ne peut, sous aucun rapport, être considérée comme gastro-entérite. Il ajoute : Les poumons étaient plus ou moins profondément altérés, *dans tous les cas* observés par M. Taupin. Mais les altérations qu'ils présentaient, engouement, hépatisation, ecchymoses, étaient variées. Aucune d'entre elles n'avait lieu dans tous les cas, ne présentait de caractère qui pût la distinguer des altérations analogues qu'on rencontre chez tous les sujets du même âge, qui succombent à des maladies aiguës autres que l'affection typhoïde... D'où il faut conclure, qu'avant comme après quinze ans, les poumons ne présentent aucune lésion qui leur soit propre chez les sujets qui succombent à l'affection typhoïde, et qu'on ne saurait y trouver, malgré l'assertion contraire d'un contemporain, le caractère anatomique de cette maladie ou de l'une de ses formes. »

Ce n'est pas ici que nous nous proposons d'exposer notre opinion sur l'agent infectieux et virulent auquel nous attribuons les lésions gastro-intestinales et pulmonaires primitives. Répondons cependant aux dernières propositions de Louis : — Nous avons exprimé notre sentiment sur l'entérite folliculeuse ; il est donc inutile de répéter, au sujet de la gastro-entérite, que la fièvre typhoïde n'est pas une phlegmasie simple des voies digestives. Mais il découle, de ce que nous avons dit des qualités de la cause morbifique, que son contact ne saurait être indifférent aux surfaces muqueuses de l'estomac et des poumons. — Personne n'ignore les prérogatives du ventricule touchant l'inoculation du virus et des veines. — Il n'est donc pas étonnant qu'il résiste à l'action des miasmes typhoïdes, bien plus remarquables par leurs qualités infectieuses que par leur virulence. Nous pensons, toutefois, que la gastrite, si fréquente au début de la maladie typhoïde, est souvent l'effet du passage des matières imprégnées de l'agent toxique. Mais il y a loin de ces conditions à celles où se trouvent les follicules, véritables citernes où les liquides infectés séjournent assez longtemps pour que l'irritation virulente soit produite.

Les bronches se trouvent dans des conditions intermédiaires, si je puis m'exprimer ainsi ; le contact du miasme, mêlé de l'air respiré, est plus court avec le tube aérien qu'avec le tube digestif; mais il est plus répété. Aussi la bronchite est-elle plus fréquente que la gastrite, si elle l'est moins que la cryptite. Quant au défaut de caractère anatomique des lésions pulmonaires primitives de la fièvre typhoïde, elles ont cela de commun avec celles qu'on observe dans la rougeole et beaucoup d'autres maladies, où l'affection du poumon est cependant étroitement liée à la cause générale spécifique. Pour nous donc, la bronchite généralisée, si précoce et si constante que Louis et Taupin l'ont presque toujours observée, est l'effet immédiat du *contagium* atmosphérique. Elle se double ultérieurement, ainsi que la gastrite, de l'infection du sang ; aussi sa marche est-elle en rapport avec celle même de la maladie, dans la plupart des cas.

Nous développerons avec soin ces points de doctrine dans la deuxième partie. Voyons si Louis découvrira, dans les causes de la mort, la nature de la maladie, qu'il a vainement demandée à la clinique.

DES CAUSES DE LA MORT (1).

« Chez dix-huit sujets, ou à peu près les deux cinquièmes de ceux qui nous occupent, on ne pouvait expliquer la mort par l'état des plaques elliptiques de l'intestin grèle, par celui de la membrane muqueuse qui leur est intermédiaire et des glandes mésentériques ; il fallait, pour cela, nécessairement recourir aux lésions des autres organes, à celles du gros intestin, de l'estomac, etc., lésions qui, dans tous les cas, hors quatre, m'ont paru, réunies à celles de l'intestin grèle, rendre un compte satisfaisant de la terminaison fatale. » Il déclare, cependant, après l'examen détaillé des organes, que « ces lésions elles-mêmes n'expliquaient pas d'une manière entièrement satisfaisante, à son avis, la mort des sujets dans tous les cas. »

Les quatre cas exceptionnels sont les Observations 27, 28, 11 et 29 ; voici ce qu'il dit de la vingt-septième : « Toutes les plaques elliptiques de l'iléon étaient bien, à la vérité, plus ou moins enflammées, des cryptes solitaires assez nombreuses et développées existaient dans les treize derniers décimètres de l'intestin grèle ;

(1) *Op. cit.*, pag. 383.

mais les lésions étaient peu profondes, peu avancées ; il n'y avait pas d'ulcération : la membrane muqueuse, dans l'intervalle des plaques, n'était altérée que dans un petit nombre de points. »

Nous lisons, à la fin de la vingt-huitième : « Je remarquerai que la lésion de l'intestin grêle était une des plus légères que j'aie observées dans les cas d'affection typhoïde. Il serait impossible d'expliquer la mort par cette lésion. »

Il avait dit, en parlant de la onzième : « Toutes les lésions n'étaient que de peu d'importance, envisagées comme cause de mort ; et l'on se demande peut-être si, réunies à celles de l'un et l'autre intestin, elles peuvent expliquer d'une manière satisfaisante la mort du sujet. »

Enfin, à propos de la vingt-neuvième, il écrit : « Quant à la cause de la mort, il ne me semble pas possible de la déterminer d'une manière satisfaisante. Les lésions de la muqueuse gastro-intestinale étaient peu considérables. Les altérations accessoires, si l'on en excepte l'escarrhe du sacrum, n'étaient pas moins légères ; et, quelque part qu'on donne à celle-ci dans la cause dont il s'agit, la mort paraît difficile à expliquer par l'état des organes. »

Nous ne saurions objecter d'arguments plus sérieux que ces faits et ces aveux. On croirait que Louis va enfin saisir le véritable rapport des phénomènes, lorsque, frappé de l'analogie de nature des lésions de l'œsophage, du pharynx, de la rate et des autres viscères, il conclut « que l'affection typhoïde est distincte des autres, non seulement par le siége et par le caractère de la lésion qui lui est propre, mais par une *disposition profonde*, imprimée aux tissus membraneux, qui les dispose à l'ulcération. »

Sa pensée semble plus claire encore dans ce passage de la trente-troisième Observation : « On arrive par voie d'exclusion à placer la cause de l'assoupissement dans l'altération spéciale des plaques de l'iléon, *ou dans la cause, quelle qu'elle soit, qui préside à leur développement ;* proposition rigoureusement vraie pour tous les cas. »

Nous retrouvons le même aveu, cette fois formel, quoique péniblement arraché par la logique même du clinicien (1) : « Si l'affaiblissement est un des premiers effets des maladies aiguës, il ne se montre dans aucune au même degré que dans celle dont il s'agit ; et il forme, par cette raison, un de ses caractères distinctifs. Quelle que fût l'époque à laquelle les malades avaient pris le lit ou quitté leurs occupations, l'affaissement devenait bientôt considérable ; ils avaient de la peine à pourvoir à leurs besoins, ou même à faire quelques mouvements pour changer de place ; ils restaient dans la même position, de manière qu'on était obligé de les changer, pour éviter les effets de la compression. Dans cet état, ils ressemblaient véritablement à des corps inertes. —

(1) *Ibid*, pag. 65. *Passim*.

Mais à quelle cause rapporter l'extrême faiblesse observée dans la majeure partie des cas d'affection typhoïde? Quand cette faiblesse ne se développait qu'à une époque éloignée du début, on pouvait, jusqu'à un certain point, s'en rendre compte par l'état des organes et les troubles prolongés des fonctions, *bien qu'une prostration aussi considérable n'ait pas lieu dans les autres affections aiguës,* aux derniers jours de la vie, malgré de graves lésions. Dans les cas où l'affaiblissement était considérable dès le début, il ne pouvait pas en être ainsi ; on ne pouvait l'attribuer à la diarrhée, qui n'existait pas, ou ne faisait que commencer ; ni aux douleurs de ventre, toujours peu considérables ; ni à la céphalalgie, ordinairement obtuse, et dont le plus haut degré ne produit pas, dans les autres affections, l'affaiblissement dont il s'agit ; ni à une lésion appréciable du cerveau, par les raisons précédemment indiquées ; ni à l'état de la membrane muqueuse de l'estomac, qui était saine dans plusieurs cas où la prostration était extrême, et dont l'altération ne commençait d'ailleurs qu'à une époque plus ou moins éloignée du début. Il fallait alors, nécessairement, recourir, pour expliquer cette faiblesse, à la lésion spéciale *commençante* de l'intestin grèle, agissant *sympathiquement* sur le cerveau ; ou bien encore *à la cause,* quelle qu'elle soit, *qui avait amené le développement de cette lésion.* »

A la bonne heure ; nous voilà enfin arrivé, malgré un reste de *sympathie* pour l'école physiologique, à la cause, *quelle qu'elle soit,* des lésions de l'iléon et de l'adynamie, et le plus souvent de la mort. Pourquoi dire alors que le ramollissement du cœur et des autres viscères, les suppurations multiples, l'inégalité, l'intermittence, la petitesse, le tremblottement du pouls sont les effets de l'entérite folliculeuse; que l'altération du sang n'est ni constante, ni propre à la fièvre typhoïde; que cette maladie diffère moins de l'entérite par le *degré* des symptômes que par le nombre et la variété? — C'est énoncer gratuitement des propositions contradictoires.

Les Observations 41, 42, 43, 44 et 45 de fièvre typhoïde latente, terminée par la perforation de l'iléum, tandis que l'état général n'indiquait aucune gravité, protestent hautement contre la théorie des sympathies, exagérée jusqu'à tout expliquer. On ne conçoit pas, en effet, qu'une lésion capable de perforer l'intestin ne se soit pas dénouée par de graves symptômes, si le rapport de solidarité établi par Louis est exact. Voici comment il résout cette difficulté : « La pâleur des plaques, qui ne pouvait être attribuée à une marche rétrograde, indiquait, comme il a été observé, que l'inflammation n'avait eu que la *moindre part* à leur altération, à leur *ulcération* en particulier. » Evidemment Louis oublie qu'il a prêté, maintes fois, à une seule plaque à peine ulcérée, les phénomènes ataxo-adynamiques les plus graves. Prétendre, à présent, que l'état typhoïde est léger, quoique l'intestin grèle soit en voie de perforation ; que l'inflammation n'a eu que la moindre part à ce travail, c'est commettre une de ces erreurs manifestes dont les esprits prévenus seuls ne sont pas frappés.

Le besoin de sa doctrine va lui faire faire des sophismes de bonne foi bien plus remarquables encore. Dans l'article 4 (1), intitulé : *Observations dans lesquelles la plupart des symptômes de l'affection typhoïde ont lieu, sans altération spéciale des plaques elliptiques de l'iléon*, il fait une pétition de principes évidente. En effet, il a observé au lit du malade les symptômes de la fièvre typhoïde, et la plus légère inflammation des cryptes, découverte à l'autopsie, confirmerait pleinement à ses yeux la loi qu'il a énoncée. « Tout serait concilié, dit-il, si l'on pouvait démontrer dans le cas dont il s'agit, que les plaques elliptiques ont été altérées. » Mais ses présomptions ne sont pas justifiées à l'amphithéâtre, et alors il sort d'embarras en disant : « N'a-t-on jamais vu, dans le jeune âge surtout, une affection en simuler une autre presque parfaitement? Et pourquoi n'arriverait-il pas dans la fièvre typhoïde ce qui arrive dans d'autres maladies ? » Le vice de ce raisonnement est celui-ci : l'entérite folliculeuse et les symptômes typhoïdes se supposent mutuellement; mais la phlegmasie de l'iléon est seule caractéristique; de sorte que toutes les fois qu'elle manquera, il n'y aura pas fièvre typhoïde. Or, c'est précisément le problème. Que l'inflammation de l'iléon ait une grande importance dans l'affection

(1) *Ibid.*, pag. 288.

qui nous occupe, personne aujourd'hui ne le conteste ; mais qu'elle soit le foyer d'où rayonnent tous les symptômes, nous avons vu par les observations mêmes de Louis qu'il n'en est pas ainsi. Bien plus, les derniers faits de l'article 4 prouvent que la fièvre typhoïde peut exister et entraîner la mort sans qu'aucune lésion se produise. Dire que, dans l'enfance, une affection en simule une autre, n'est pas répondre à la question. Les faits discutés n'appartiennent pas à cet âge ; et puis, il faudrait montrer, puisque l'autopsie à éclairé le diagnostic, quelle affection a simulé celle dont il s'agit. Dès qu'on ne donne pas cette preuve, on est en droit de conclure que la loi posée offre des exceptions, et que les symptômes n'offrent pas des caractères moins importants pour le diagnostic que les lésions folliculaires ; en un mot, qu'il y a un autre élément que l'élément anatomique à étudier, à savoir la cause, *quelle qu'elle soit*, comme dit Louis, des lésions, des symptômes locaux et généraux, c'est-à-dire de la maladie.

L'auteur dit que, s'il ne trouvait pas les lésions d'une péripneumonie après en avoir observé les symptômes, il renoncerait à son diagnostic. Cet exemple n'est pas conforme à l'espèce, et perd par là toute sa valeur. On n'admet pas, en effet, de pneumonie sans altération appréciable du poumon, et la solidarité des symptômes et des lésions est ici nécessaire. Mais ce rapport est loin d'exister et d'être généralement accepté dans l'affection typhoïde. Les faits exceptionnels sont nombreux et se sont singulièrement multipliés depuis la discussion de Valleix et Dalmas. Ce sont ces faits, du reste, qui ont répandu le plus de lumière sur l'essence de cette maladie.

Louis, enfin, admet l'identité du typhus et de l'affection typhoïde. Or, chacun sait que le premier peut exister sans entérite. N'est-ce pas conclure forcément que dans la seconde l'inflammation de l'iléon peut faire défaut ? Nous tirons cette conséquence de son opinion sur l'identité, parce qu'elle est rigoureuse, et qu'elle est, d'ailleurs, conforme à ses idées sur l'étiologie.

ÉTIOLOGIE.

« Si, comme tout porte à le croire, la fièvre typhoïde ne diffère pas du typhus, écrit Louis, on devrait s'attendre à la voir apparaître chez des personnes qui seraient placées dans des circonstances semblables à celles au milieu desquelles se trouvent les soldats, par exemple, quand il y a encombrement. » Cette manière de voir est corroborée par l'influence très légitime qu'il attribue à l'acclimatement. Il est frappé, avec raison, du récent séjour à Paris de la plupart des malades dont il rapporte l'histoire. Il signale parmi les causes prédisposantes, l'âge (vingt-trois ans en moyenne), le changement de vie, d'habitudes, de régime, tantôt insuffisant, tantôt trop réparateur, les privations, les excès, et un état correspondant de l'esprit. Ce sont bien, en effet, autant de conditions capables de créer une aptitude remarquable à contracter la maladie. Mais, pourquoi plutôt celle-ci qu'une autre? C'est ce que ne nous dit pas Louis. Ce n'est pas assez que de prononcer le mot d'acclimatement; il faut chercher la cause particulière qui frappe avec prédilection les non-acclimatés. Nous ne nous livrerons pas ici à cette étude; un chapitre lui est consacré dans la seconde partie. Nous avons essayé d'y prouver que l'endémie typhoïde, à Paris et dans les grandes villes, est due à un miasme atmosphérique dont nous examinerons l'origine, la nature et les propriétés ; agent infectieux, virulent et contagieux, véritable germe morbifique, susceptible de se développer spontanément quand l'homme est placé dans des conditions données, et capable de se multiplier, en conservant son identité spécifique, comme les espèces organisées.

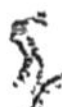

TRAITEMENT.

La doctrine de Louis ne reçoit pas de la thérapeutique la confirmation qu'on devrait en attendre. Les émissions sanguines, qui semblent la médication la mieux appropriée à une maladie inflammatoire telle que l'entérite folliculeuse, ne donnent au médecin de la Charité que des résultats peu satisfaisants. Quoiqu'il dise que, « pratiquée dans les dix premiers jours de l'affection, la saignée *semble* en abréger le cours (1), » il a peu confiance en ce moyen dans les cas graves, comme on va voir : « (2) On dira peut-être que si les individus largement saignés, dans les premiers dix jours de la maladie, ont succombé plus rapidement que ceux qui se trouvaient dans des conditions opposées, cela ne pouvait provenir que de l'intensité de l'affection, probablement plus considérable chez les premiers que chez les seconds. A quoi je répondrai que les cas les plus graves, ou ceux dans lesquels la mort est arrivée le plus rapidement, ne sont pas relatifs aux sujets en question ; et, après tout, on se demandera en quoi consiste l'uti-

(1) *Ibid.*, pag. 389.
(2) *Ibid.*, pag. 382.

lité de la saignée si, quand on la pratique largement et dès le début (Obs. 8, 28, 42, etc.), elle ne diminue ni le péril des affections graves, ni leur intensité ; si elle ne peut en retarder de quelques jours la terminaison funeste. »

Nous comprenons que Louis ait libéralement usé des émissions sanguines, avant que l'expérience ne lui eût appris leur efficacité restreinte. Mais comment l'insuccès des antiphlogistiques ne l'a-t-il pas éclairé sur la nature de la fièvre typhoïde ? Les purgatifs auraient dû lui révéler, d'ailleurs, que l'affection qu'il traitait n'était pas exclusivement de nature inflammatoire. Voici ce qu'il pensait de cette médication : « (1) Si l'on ne peut conclure rigoureusement des faits qui précèdent, même de ceux recueillis et exposés par M. de Larroque, la supériorité des évacuants dans le traitement de la fièvre typhoïde, il faut au moins reconnaître, car rien n'est plus clair, que ces agents n'ont pas l'effet nuisible qu'on leur a attribué pendant longtemps, sur la marche et l'issue de cette maladie ; qu'on peut les administrer sans crainte ; qu'il est même assez probable, d'après les seuls faits recueillis par M. le docteur Barth, à la Pitié, que *ces agents sont supérieurs aux autres moyens thérapeutiques ;* et la conclusion serait tout à fait sûre si ces faits (au nombre de trente et un), et ceux communiqués par M. de Larroque à l'Académie de Méde-

(1) *Ibid.*, pag. 142.

cine, étaient plus nombreux, et si le médecin fût entré dans de plus grands détails à leur égard. *Evidemment, c'est à l'étude de l'action des évacuants sur la marche et sur la terminaison de l'affection typhoïde, que les praticiens doivent surtout s'attacher aujourd'hui.* » Qu'il est regrettable que Louis ne les ait pas administrés plus fréquemment ! La science et les malades y eussent gagné à la fois. Toutefois, leur innocuité, sinon leurs avantages, n'avaient pas moins contribué que l'abus des émissions sanguines, à tempérer, du moins en thérapeutique, son ardeur pour les principes de l'école physiologique.

Il usait des toniques avec beaucoup plus de discernement que de la saigné et des purgatifs. Mieux que personne il a formulé les indications qui les réclament. « Les circonstances les plus favorables à l'action des toniques sont donc, dit-il, en résumant les Obs. 56, 57, 58 et 59, un pouls calme, puis de moins en moins accéléré, une diarrhée légère, l'absence de météorisme. Le succès est en raison de la faiblesse. »

Terminons enfin cette revue critique par quelques lignes sur la prophylaxie, qui semblent écrites par un partisan de l'infection : « (1) A part la faculté *contagieuse*, on ne sait rien de positif sur les causes qui peuvent amener le développement de la maladie. C'est surtout de la contagion qu'il faudra se préserver. Et si l'on

(1) *Ibid.*, pag. 505.

ne peut entièrement prévenir toute communication entre les personnes malades et celles qui ne le sont pas et qui n'ont pas été atteintes de la fièvre typhoïde antérieurement, on diminuera les dangers de cette communication, en renouvelant l'air avec soin, en tenant les malades avec une extrême propreté, en les mettant, s'il se peut, dans une chambre vaste. Et on prendra ces précautions, non seulement dans les provinces où la faculté contagieuse de la maladie *est hors de contestation*, mais même à Paris, *où la contagion doit être admise*, malgré la difficulté d'en donner la preuve par des faits de détail.

» Après les précautions nécessaires pour se préserver de la contagion, il est surtout important d'éviter l'encombrement, principalement s'il existe à la fois, comme c'est le plus ordinaire, des personnes bien portantes et des personnes malades réunies dans un même lieu; puisque ce mélange et cet encombrement sont au nombre *des causes les plus certaines du typhus*, quand ils existent à un certain degré. »

Ces sages préceptes sont notre dernière réponse à l'ardent promoteur de l'entérite folliculeuse. Le clinicien l'emporte enfin sur le systématique dans Louis. Il ne pouvait, en effet, concilier l'identité du typhus et de la fièvre typhoïde, la contagion atmosphérique de ces deux affections de même nature, les insuccès des antiphlogistiques et les déceptions des autopsies, avec une phlegmasie simple de l'iléon.

Quoiqu'il en soit, malgré ce qu'il y a de contradictoire dans sa doctrine et de flottant dans sa thérapeutique, malgré, en un mot, l'ignorance où il reste du véritable génie septique et inflammatoire de l'affection typhoïde, Louis donne la preuve clinique la plus considérable qui eût encore été faite, de la très étroite relation des lésions de l'intestin grêle avec la fièvre ataxo-adynamique. Ses perplexités sont elles-mêmes un progrès, elles dénoncent l'impuissance de l'école de Broussais à tout expliquer par les sympathies, la fin du règne de ce grand réformateur, et le commencement d'une nouvelle réforme.

BOUILLAUD.

De Broussais à Louis la transition est à peine sensible; de Louis à M. Forget la différence est plus légère encore. Ce n'est cependant pas l'ordre que nous avons suivi. A la filiation des principes consanguins, si je puis m'exprimer ainsi, marqués des mêmes traits de famille, et, partant, d'une exposition peu variée, nous avons préféré l'opposition et le croisement, sinon le mariage des doctrines. Cet enchaînement nous a paru aussi fécond que légitime; il est conforme à l'ordre chronologique; car c'est ainsi que naturellement se multiplient, en s'épurant, les idées; c'est particulièrement l'allure des sciences en progrès.

Nous avons vu Broussais paraître à son heure, en vertu de cette loi; Petit et Serres, Bretonneau, Chomel (1) ont réagi à leur tour, contre le solidisme radical.

(1) Chomel écrivait, en 1821 : « On doit admettre des fièvres idiopathiques, c'est-à-dire des affections caractérisées par une marche aiguë et par un trouble général des fonctions, indépendantes de toute affection locale primitive, et ne laissant après la mort, dans les organes, aucune altération à laquelle on puisse attribuer les phénomènes qui ont eu lieu pendant la vie. »

La réaction se continue parmi les disciples mêmes de l'école physiologique : pendant que Louis combat la méthode des saignées coup sur coup, M. Bouillaud met à la place des sympathies, l'infection secondaire dans la fièvre typhoïde.

Convaincu, avec Bichat, « qu'une théorie exclusive de solidisme ou d'humorisme est un contre-sens pathologique, » le savant auteur du *Traité clinique et expérimental des Fièvres essentielles,* ramena, en 1826, les observateurs à l'étude du sang. « N'oublions pas, disait-il, que les organes étant composés de solides et de liquides, ce n'est ni l'altération isolée de ceux-ci, ni l'altération isolée de ceux-là qui doit être l'objet de nos recherches ; que nous devons, au contraire, examiner, avec une attention égale, l'une et l'autre de ces altérations, et, si j'ose le dire, ce double élément de toutes les madies. »

Malgré ce large programme, M. Bouillaud n'accepte pas l'infection primitive, la fièvre typhoïde essentielle ; il trouve dans les produits pathologiques de l'iléon et dans l'inflammation des vaisseaux, la cause suffisante de tous les accidents : « Quelque distinctes que soient entre elles l'inflammation générale ou partielle et la putridité, lisons-nous (1), la première est souvent la cause occasionnelle de la seconde. » — Pour preuve de ce qu'il avance, il expose dix-sept cas de fièvre putride ou ady-

(1) *Nosographie médicale.* — Paris, 1846. *Passim.*

namique coïncidant avec une phlegmasie gastro-intestinale. De la comparaison des symptômes et des lésions il résulte, pour ce professeur, « que la phlegmasie gastro-intestinale est la cause première, la cause-mère de tous les phénomènes. Toutefois, comme cette cause ne saurait rendre raison de tous les effets observés, il est évident, remarque-t-il, qu'il existe des causes secondaires dont il faut nécessairement tenir compte. — La phlegmasie gastro-intestinale ne produit pas par elle-même, mais par sa diffusion sur l'appareil circulatoire, les symptômes généraux qui constituent la fièvre. — Cette diffusion sympathique donne lieu à une irritation du système sanguin. — Ce serait une singulière idée que de placer dans la membrane muqueuse digestive le siége de la fièvre ; de localiser la lésion organique lorsque les symptômes sont généraux. Enfin, dit-il, c'est à une altération particulière des solides ou des liquides, ou à l'altération simultanée des uns et des autres qu'il faut rapporter les phénomènes de putridité. »

Voici sa théorie de l'infection générale par l'intestin : « Les débris ulcérés, les lambeaux gangrénés de la membrane muqueuse enflammée et désorganisée, la suppuration qu'elle fournit, toutes ces matières, réunies aux excréments contenus dans l'intestin, ne sont-elles pas propres à former un véritable foyer d'infection putride ? — Les matières contenues dans ce foyer pénètrent dans le sang, l'infectent et lui communiquent, pour ainsi dire, le mouvement fermentatif auquel la partie primitivement malade est elle-même en proie. — Les expériences de MM. Gaspard, Dupuys et Magendie ont démontré que les choses se passent effectivement comme la théorie et le raisonnement l'avaient, pour ainsi dire, prédit. »

Tout cela est très vrai ; aussi sommes-nous d'accord avec ce savant lorsqu'il dit : « L'altération du sang est l'inévitable résultat d'une certaine quantité de pus ou de quelque autre matière septique dans l'intérieur des vaisseaux. » Mais quand il ajoute : « Il est donc certain que les symptômes caractéristiques de la fièvre dite putride ou adynamique se rencontrent chez les individus affectés d'une *inflammation du système vasculaire*, avec altération profonde du sang que contient cet appareil, » nous faisons une réserve touchant l'inflammation vasculaire.

Nous ne regrettons pas moins qu'il n'applique pas à la fièvre typhoïde ce qu'il dit du typhus : « La théorie d'une maladie quelconque ne peut être complète qu'autant qu'on connaît ses causes et leur mécanisme, ses symptômes et les altérations organiques correspondantes à ceux-ci. — Introduits dans la masse du sang, les miasmes putrides circulent avec ce liquide dans toute l'étendue du système vasculaire, et vont, par conséquent, exercer leur funeste influence sur tous les organes. — Ce serait donc commettre une erreur grave que de soutenir que les typhus ne sont qu'une gastro-entérite. — L'altération du sang est tellement marquée dans les typhus, qu'elle influe même sur les caractères des inflammations qui ont lieu en même temps. »

Entre le typhus et la fièvre typhoïde, il y a cette différence, à son avis, que dans celle-ci « les phénomènes de putridité sont consécutifs à une phlegmasie, tandis que dans celui-là, ils se développent, pour ainsi dire, d'emblée. On affirme, ajoute-t-il, que certains sujets affectés de peste, de fièvre jaune, ou même de typhus *nostras* périssent, sinon en un clin d'œil, comme dit Huxham, du moins dans l'espace de quelques jours. Il est évident que, dans des cas semblables, ce n'est pas à une phlegmasie que la mort doit être attribuée, mais bien à l'action d'un miasme délétère. »

En conséquence de la distinction qu'il établit entre l'affection typhoïde et le typhus, l'auteur nie la contagion de la première, et repousse les conclusions du docteur Landouzy, dans sa relation de l'épidémie de typhus à Reims (1); ce n'est cependant pas la contagion, mais l'identité du typhus qui est contestable. En effet, on ne saurait douter, à la simple lecture de cette phrase, que ce médecin n'ait eu affaire à la fièvre typhoïde : « Il est impossible de trouver des lésions plus prononcées, plus caractéristiques des follicules intestinaux isolés ou agglomérés, des transitions plus marquées entre l'éruption et l'ulcération. »

(1) *Archives générales de Médecine.* — Paris, 1842. IIIe série, t. XIII.

M. Bouillaud a puisé, au lit des malades, son opinion sur le génie primitivement phlegmasique, et secondairement putride de l'affection typhoïde : « Tandis que, dit-il, dans la première période, les phénomènes inflammatoires étaient prédominants, et que les phénomènes septiques étaient nuls, ou du moins très peu marqués, dans la deuxième et troisième période, au contraire, ces derniers deviennent prédominants à leur tour, et se développent dans toute leur plénitude. N'oublions pas, d'ailleurs, qu'avec le développement complet de ces phénomènes septiques ou typhoïdes généraux, coïncide celui des phénomènes septiques locaux, c'est-à-dire nés dans le foyer même de l'inflammation, tels que le météorisme, l'émission de selles et de gaz d'une extrême fétidité, etc.; les derniers phénomènes attestent, de la manière la plus éclatante, la transformation de l'inflammation pure en une inflammation putride, gangréneuse même quelquefois. »

On observe souvent, en effet, deux phases plus ou moins marquées dans l'évolution des phénomènes typhoïdes ; mais elles correspondent l'une à l'infection générale primitive, l'autre à l'infection locale. Du reste, les Observations de Louis nous ont appris, sans faire appel à notre propre expérience, que la maladie débutait souvent par des symptômes ataxo-adynamiques, alors que la septicité secondaire ne pouvait être invoquée.

L'argument suivant ne nous paraît pas sans réplique : « Dans l'espèce de fièvre ou affection typhoïde, qui reconnaît pour caractère anatomique l'altération des plaques elliptiques de l'intestin grêle, à laquelle on pourrait ajouter l'altération des glandes mésentériques, si cette altération, telle qu'elle existe pendant la vie, en d'autres termes, si cette inflammation, dit M. Bouillaud n'était pas la cause première, et *sine quâ non* de la maladie considérée dans son ensemble, mais bien une sorte d'effet ou d'accident d'une affection générale préexistante, comme l'éruption cutanée dans la variole, par exemple, on devrait nécessairement trouver d'autres cas dans lesquels cette inflammation se développerait primitivement, à l'instar de celle des autres organes. Ces cas devraient différer de ceux où la phlegmasie n'eût été qu'un des éléments, et, pour ainsi dire, qu'une fraction d'une autre maladie plus générale. — On n'est point encore parvenu, et j'ose affirmer qu'on ne parviendra point à trouver ces deux ordres de cas. — Reconnaissons-le donc hautement, dans la fièvre dite typhoïde, l'inflammation qui a produit les altérations a réellement été le point de départ. »

Nous ne regardons pas l'entérite folliculeuse comme une éruption intestinale, on le sait, ni comme un effet de la maladie, quoiqu'elle en soit une fraction. Toutefois, les deux ordres de cas que M. Bouillaud croit introuvables, nous paraissent, au contraire, être la règle. En effet, nous ne connaissons que l'entérite folliculeuse, doublée dès son début de l'infection générale, et l'entérite folliculeuse simple, qui ne revêt le caractère typhoïde qu'à la période de suppuration. C'est cette phlegmasie simple, véritable élément de la maladie générale, pour me servir de l'expression du médecin de la Charité, qui, plus commune qu'on ne pense, reçoit souvent le nom impropre de fièvre typhoïde, et a souvent expliqué les succès des antiphlogistiques : c'est l'affection typhoïde, comme l'entend M. Bouillaud. L'autre affection est celle qui mérite véritablement le nom de fièvre, et le justifie particulièrement par ses qualités contagieuses, en temps d'épidémie. Ces deux ordres de cas diffèrent, en effet, essentiellement, mais sans s'exclure.

Le traitement est logiquement déduit de la nature que M. Bouillaud prête à la maladie. Il n'administre les antiphlogistiques qu'à la première période, et les suspend dès que commencent lès phénomènes typhoïdes locaux et généraux. Voici comment il applique sa méthode des saignées coup sur coup. Il fait trois catégories des cas graves, moyens et légers; pratique cinq à six saignées, représentant un total de 2 kil. de sang aux premiers; trois, quatre à cinq saignées faisant environ 1 kil. 300, aux seconds; pour les derniers, deux à trois saignées, de trois à quatre palettes, suffisent. — On doit faire aux plus malades trois saignées générales et une locale, le jour de l'entrée; deux saignées générales et une locale aux suivants, dans le même espace de temps; une générale et une locale, le premier jour, aux moins malades.

« On peut être obligé, dit-il, à une époque postérieure

à celles fixées plus haut, (premier et deuxième jour de l'entrée) de pratiquer exceptionnellement une, deux ou trois saignées, par suite des recrudescences de la maladie primitive; mais il faut être doué du tact le plus heureux, et le succès n'égale pas celui qu'on obtient dans l'époque précédente, qu'il appelle période d'opportunité.

» Toutes choses égales d'ailleurs, on enlèvera une moins grande quantité de sang à un individu peu sanguin, anémique ou chloro-anémique, affaibli par une cause quelconque, qu'à un individu sanguin, robuste et vigoureux. — Assurément, ce n'est pas chose facile, continue-t-il, que de distinguer, de préciser, de catégoriser ainsi les divers cas d'une même maladie, et d'appliquer à cette maladie l'héroïque méthode des émissions sanguines, telle que nous l'avons formulée. Mais, le salut et la vie des malades en sont le prix. Que cette pensée soit toujours présente à notre esprit, comme à notre conscience. »

Cette méthode est secondée par les boissons rafraîchissantes, les lavements émollients ou narcotiques, suivant les indications, les vésicatoires, les bains, les affusions, la glace sur la tête, le musc, le camphre, les chlorures et le charbon.

« La diète doit être prescrite dans toute sa rigueur; elle est d'autant plus nécessaire, ici, que les organes malades sont précisément ceux sur lesquels s'appliquent immédiatement les substances alimentaires. »

Quant aux toniques, « nous sommes persuadé, dit-il, de la bonne foi des détracteurs du quinquina ; mais parmi les observateurs et les praticiens qui en recommandent l'emploi, il en est de trop habiles, de trop respectables pour qu'il soit permis de rejeter, avec une sorte de dédain, les résultats de leur expérience. »

L'auteur, enfin, proscrit les stimulants, conseille l'essai des chlorures de soude ou de chaux, et « ne possède pas les données nécessaires à la solution rigoureuse de la question de la méthode purgative. »

Pour les avantages de la méthode héroïque, ils sont tels que, lorsque « les malades sont arrivés avant que la première période fût encore passée, presque tous ont été sauvés. — Parmi les cas légers traités d'après les règles que nous avons prescrites, il n'en est aucun qui, depuis treize ans, se soit terminé d'une manière fâcheuse. — Sous l'influence des pratiques ordinaires, la plupart des cas, d'abord légers, ne tardent pas à revêtir un caractère de plus en plus grave, et un grand nombre deviennent mortels. »

La réserve de M. Bouillaud, à l'endroit des toniques et des purgatifs, prouve que cet éminent professeur sait allier la prudence à la hardiesse. Sa manière de voir sur la diète est appuyée sur le raisonnement et l'expérience ; et l'on reconnaît le praticien éclairé à l'intelligent emploi qu'il fait des adjuvants de sa méthode. Celle-ci est, enfin, l'application logique des principes de sa doctrine sur la nature de l'affection typhoïde.

On sait en quoi et pourquoi nous différons sur le point essentiel. L'observation nous a montré trop souvent de graves symptômes ataxo-adynamiques, dès la première période, dite inflammatoire, et l'expérience de Louis, sans en invoquer d'autre, est trop conforme à la nôtre pour que nous puissions voir dans la fièvre typhoïde une affection purement phlegmasique à son début. Nous ne pouvons expliquer un si profond dissentiment, qu'en admettant que ce savant professeur a observé, en réalité, beaucoup plus d'entérites folliculeuses que de fièvres typhoïdes proprement dites.

Nous n'éprouvons donc nullement le désir de mettre en doute les résultats remarquables obtenus par sa méthode, et de rajeunir les vives discussions dont elle a été l'objet. Nous pensons que la statistique est ici plus infidèle que dans toute autre maladie. La gravité des cas est si variable dans une même constitution médicale ; les épidémies mêmes diffèrent souvent si radicalement entre elles au point de vue de la malignité, que les résultats les plus opposés peuvent être obtenus par les mêmes moyens. Il ne faut donc pas oublier que les chiffres de l'arithmétique médicale ne sauraient avoir une valeur rigoureuse, tant les unités calculées sont dissemblables, les circonstances de personnes n'étant jamais identiques, et rarement celles de temps, de gravité, de période, de forme et même d'espèce. C'est ainsi, par exemple, que le praticien habitué à voir la fièvre typhoïde parcourir fatalement ses phases, doute involontairement qu'il ait eu affaire à cette affection, quand elle s'arrête brusquement, dans les premiers jours de l'invasion, de quelque médication qu'il ait usé.

Nous ajoutons que le mode prescrit par M. Bouillaud pour l'application de sa méthode, expose particulièrement aux doutes, sinon aux erreurs de cette nature. Ce professeur veut que les saignées coup sur coup soient administrées le plus près possible du commencement de la maladie. Or, combien n'est-il pas fréquent qu'elle soit à peine caractérisée à la fin de la première semaine? Tous les médecins savent quelle circonspection réclame, particulièrement, le diagnostic de la fièvre typhoïde. Et M. Bouillaud ne l'ignore pas comme on va voir : « Ce n'est que par la réunion des symptômes locaux aux symptômes dits généraux qu'il est possible de diagnostiquer d'une manière positive et certaine l'affection désignée sous le nom de fièvre entéro-mésentérique par Petit. — Comme dans les premiers jours de la maladie les symptômes locaux sont encore peu tranchés, le diagnostic n'est pas exempt de tout embarras. En effet, les phénomènes généraux, la fièvre en particulier, ne présentent rien qui les distingue essentiellement des phénomènes généraux et de la fièvre qu'on observe dans d'autres maladies aiguës. Aussi les médecins qui ont pris pour point de départ principal de leur diagnostic la fièvre et les symptômes généraux, ont-ils, plus souvent qu'on ne le pense, confondu l'entéro-mésentérite avec d'autres maladies fébriles ou pyrexiques, telles qu'une variole avant sa période d'éruption, une méningite, une phlébite, un érysipèle, et même un accès de fièvre intermittente. J'ai vu, dit-il, des médecins d'une réputation d'ailleurs méritée, prendre pour une fièvre typhoïde une péritonite, et même une pleurésie ou une pneumonie. J'ai vu diagnostiquer une fièvre typhoïde chez des individus atteints d'embarras gastrique ou intestinal. Pour éviter de pareilles erreurs, il faut, jusqu'à ce que les phénomènes locaux caractéristiques ou pathognomoniques de l'inflammation intestinale spéciale aient été bien constatés, ajourner son diagnostic définitif. »

Mais, ou ces symptômes pathognomoniques font défaut, malgré l'étendue des lésions, exemple, l'épidémie de Reims et de nombreux cas observés par Louis et tous les médecins, ou bien ils ne se développent qu'à la fin du premier septenaire, alors que la période d'*opportunité* est passée ; et puis, les symptômes généraux ne sauraient être observés que trop tard, puisqu'ils sont l'effet de la suppuration, c'est-à-dire de la seconde phase de l'entérite folliculeuse. Et cependant il faut se hâter d'appliquer la méthode des saignées coup sur coup, si l'on veut qu'elle soit héroïque. On s'expose donc, bien souvent, à tomber dans les erreurs signalées par M. Bouillaud. Pour tout dire en un mot, les succès les plus brillants, surtout par la rapidité de la guérison, sont nécessairement les plus menacés de suspicion, quant au diagnostic.

Quoi qu'il en soit, les succès de ce savant professeur prouvent, quelque rares et quelque bénignes qu'aient pu être les fièvres typhoïdes qu'il a traitées, que les émissions sanguines sont, non seulement moins funestes, mais plus utiles que ne l'aurait fait supposer le génie septique de la maladie. Il rendit un considérable service à la science et aux malades le jour où il restaura, en pleine école physiologique, la putridité secondaire, inflammatoire, de Baglivi, de Stoll, de Sydenham. Il se montra le véritable disciple de Bichat, en soumettant l'homme entier, et non les solides exclusivement, à l'observation médicale. Mais il est regrettable que ce clinicien, qui a institué une médication si appropriée à l'élément phlegmasique de la fièvre typhoïde, et qui a si bien décrit les effets septiques de l'entérite folliculeuse, n'ait pas plus souvent fait usage de la médication que réclamait la putridité intestinale. Il appartenait à de Larroque de remettre les purgatifs en honneur !

DE LARROQUE.

L'opposition en thérapeutique dénonce ordinairement l'opposition des doctrines sur la nature des maladies ; en voici deux preuves, après tant d'autres. M. Bouillaud, désirant avant tout faire avorter l'entéro-mésentérique, use en conséquence des antiphlogistiques. Par contre, pour de Larroque, le soin le plus urgent est d'évacuer les premières voies, parce qu'elles contiennent des humeurs viciées qui sont, à ses yeux, la cause prochaine de la maladie. Où celui-là voit une inflammation, celui-ci n'aperçoit qu'une irritation saburrale. Tels sont, du reste, les termes du problème qu'essaye de résoudre le médecin de l'hôpital Necker, dans son *Traité de la Fièvre typhoïde* : « (1) La question consistait à savoir si les phénomènes gastriques, ainsi que les accidents pyrétiques, étaient en partie la conséquence d'une inflammation stomacale, ou bien s'ils résultaient d'une irritation provoquée par des liquides stimulants. »

Ses recherches cliniques ne lui ont fait découvrir ni

(1) *Traité de la Fièvre typhoïde*, par J.-B. DE LARROQUE. — Paris, 1847, pag. 10.

les causes ordinaires, ni les symptômes de la gastrite, mais bien ceux de l'embarras gastrique. Le soulagement que procurent les éméto-cathartiques le confirme d'ailleurs dans cette opinion. En effet, « comment concevoir, dit-il, cette espèce de prédilection pour un tissu organique, s'il n'y avait pas là-dessous une cause particulière bien différente de toutes celles qui donnent naissance aux inflammations ordinaires des muqueuses? Cette inconnue étiologique à élection stomacale et son expérience, le mènent à dire : « La maladie typhoïde n'est qu'une fièvre saburrale dégénérée; les altérations organiques auxquelles on a cru qu'il fallait l'attribuer, *sont aussi secondaires* que la multitude des symptômes qui, d'ailleurs, peuvent la constituer (1). »

Cette déclaration faite en face des partisans de la gastro-entérite, de Larroque leur oppose les objections cliniques de MM. Andral, Louis et Chomel. Il emprunte au premier les conclusions que voici : « Nous croyons devoir déduire de ces recherches les conséquences suivantes : sur trente-huit individus, onze seulement ont présenté des traces de gastrite assez prononcées pour que cette phlegmasie ait pu exercer quelque influence sur les symptômes observés pendant la vie. — Chez cinq malades nous avons trouvé le tube digestif exempt de toute lésion digne de remarque. — Chez plusieurs autres nous n'avons trouvé que des lésions trop peu

(1) *Loc. cit.*, pag. 18.

considérables pour qu'il nous parût possible d'en faire dépendre les symptômes observés pendant la vie (1). »

« Louis constate numériquement, poursuit de Larroque (*Recherches*... t. I, pag. 171), que la membrane muqueuse de l'estomac était dans l'état normal chez les deux-septièmes des sujets morts d'affection typhoïde, et chez la cinquième partie de ceux qui avaient succombé à d'autres maladies. »

Et Chomel regarderait la gastrite comme une lésion secondaire de l'affection typhoïde? (*Leçons de Clinique*, pag. 250.) Aussi lui paraît-il « impossible de dire, pendant la vie d'un malade et avec certitude, si l'on trouvera dans l'estomac une altération appréciable, et quelle sera cette altération. »

Non content de ces témoignages dont il étaye sa doctrine, de Larroque rappelle la relation du voyage du docteur Lombard à Dublin, en 1836. Le médecin genevois écrivait, dans le XIIe tome des *Archives générales de Médecine*, au docteur Graves, dont il avait suivi la clinique à l'hôpital de Meath, une lettre où il traduisait son étonnement de n'avoir pas trouvé d'inflammation de l'iléon chez trois sujets, ouverts sous ses yeux, et qui avaient offert les symptômes de la fièvre typhoïde de France et de Genève. Les médecins de Glascow lui dirent que les altérations qu'il recherchait ne se rencontraient que sur un tiers des cadavres. Ces faits ins-

(1) ANDRAL, *Clinique médicale*, t. I, pag. 420.

pirèrent au docteur Lombard les réflexions suivantes : « Je ne puis admettre que ces deux affections typhoïdes diffèrent *spécifiquement* l'une de l'autre, et, conséquemment, je suis presque forcé de rejeter l'opinion qui accorde une grande importance aux lésions anatomiques locales dans la production des symptômes qui accompagnent cette espèce de fièvre. Si, en effet, ces lésions anatomiques avaient l'importance que leur croient plusieurs pathologistes, si l'état de la membrane muqueuse intestinale, et en particulier l'inflammation des glandes de Peyer et leur ulcération consécutive étaient la principale et seule cause de la série des symptômes que l'on observe dans la fièvre typhoïde de France, comment se ferait-il que la même série de symptômes serait observée en Angleterre, où l'inspection cadavérique met complètement hors de doute que leur cause ne réside pas dans un état morbide de la membrane muqueuse des glandes de Peyer ! »

A l'appui de ces faits contraires à la doctrine qu'il combat, de Larroque cite (1) des observations de malades entrés dans son service, à l'hôpital Necker, où ils succombèrent. Ce sont bien deux cas de fièvre typhoïde, comme on peut s'en assurer par la lecture de leur relation. Or, l'autopsie du premier révéla l'état suivant : « Intestin grêle sain mais très fortement jauni par la bile. — Au voisinage du cœcum, nous trouvâmes une

(1) *Op. cit.*, pag. 340.

petite ulcération arrondie, de la grandeur d'une pièce de cinq sous, et n'attaquant pas la membrane musculeuse. Pas une des plaques de Peyer ne faisait saillie dans l'intestin, pas une n'était ulcérée. On voyait seulement quelques follicules isolés, plus gonflés que dans l'état naturel. Quant aux glandes mésentériques, toutes, à l'exception de deux, étaient saines. »

La seconde autopsie fut faite par M. Beau, alors interne à l'hôpital Necker : « Ce ne fut pas sans étonnement qu'il trouva l'intestin grèle intact, d'autant que le sujet avait offert le complément des phénomènes caractéristiques de la maladie. Mais cette observation fut une preuve convaincante que l'affection typhoïde tenait à une autre cause qu'à l'altération des follicules agminés de Peyer ; que leur phlegmasie, quand elle existait, devait être indubitablement secondaire. »

Le scepticisme du médecin de l'hôpital Necker va plus loin ; mais nous ne le suivrons pas jusque-là : (1) « Il n'est guère permis, dit-il, de se rendre raison des phénomènes putrides qui font souvent partie de l'affection typhoïde, au moyen de l'absorption des détritus des plaques et des follicules isolés ; car, outre que ces foyers morbides peuvent manquer, même dans les cas où les accidents généraux sont formidables, l'observation quotidienne prouve, d'ailleurs, que les plaques ne tombent pas toujours en pourriture, et que, par consé-

(1) *Op. cit.*, pag. 348.

quent, elles ne peuvent fournir alors aucun élément putride susceptible d'être absorbé et charrié dans le système circulatoire. » Évidemment, de Larroque généralise ici l'exception.

Enfin, à lire le passage suivant, on prendrait ce médecin pour un essentialiste ; mais on s'aperçoit bientôt que son humorisme est restreint. « (1) Il est tellement vrai, a-t-il écrit, que le sang peut s'affecter de prime abord par l'action des miasmes, que nous avons vu deux sujets, qui habituellement couchaient dans la même chambre avec quatorze autres individus, atteints de nombreuses pétéchies et de larges ecchymoses sur diverses parties du corps. Mais ces deux hommes étaient sans fièvre et n'offraient d'autre symptôme remarquable qu'une faiblesse profonde. — Ce n'est pas uniquement par voie directe que le sang s'altère, au milieu d'une atmosphère imprégnée d'éléments délétères ; sa décomposition arrive encore indirectement, c'est-à-dire par le canal digestif et la surface cutanée, où une absorption plus ou moins active du principe morbifère se fait d'une manière incessante. Quand on considère que la salive qu'on avale à chaque instant se trouve mélangée avec tous les mauvais principes qui circulent dans l'air ambiant, on demeure bien convaincu que la décomposition du liquide vital dérive aussi de l'appareil digestif, où ne manquent guère de se développer

(1) *Op. cit.*, pag. 357.

des signes qui indiquent la présence d'un agent nuisible. A mon avis, les accidents fébriles qui se montrent sont bien plutôt dûs à l'action que cet agent exerce sur l'estomac, et, par suite, sur toute la machine animale, qu'à l'altération directe du sang. » Ce n'est pas la peine de faire tant la guerre à la gastrite et à ses sympathies, si tous les troubles de la machine animale résultent de l'action qu'exerce l'agent nuisible sur l'estomac. L'on comprend difficilement que l'auteur fasse jouer un rôle si modeste à l'altération du sang, lorsque les mauvais principes ou l'agent nuisible mêlés à l'air ambiant et à la salive sont nécessairement absorbés et introduits dans la circulation. Il croit légitimer son opinion, en disant : « Chez les scorbutiques ou les sujets qui sont atteints de *morbus hemorrhagicus*, le sang est manifestement altéré, et cependant, dans la plupart des cas, il n'y a point de phénomènes adynamiques ou ataxiques qui fassent explosion. » Mais ces phénomènes ne dépendent pas d'un altération quelconque du sang ; c'est le principe morbifère particulier, cause de cette altération, qui développe des accidents correspondants à sa nature. Or, cet agent n'est pas mêlé au sang des scorbutiques. On ne saurait donc conclure d'une espèce à l'autre.

Les propositions suivantes, pour les mêmes raisons, ne sont guère acceptables. Il se demande si, « comme quelques médecins le veulent admettre, le principe de la pyrexie (typhoïde) consiste dans un trouble du système nerveux ? Cela est difficile, dit-il, pour les hommes de l'art qui ont l'habitude d'étudier les maladies au chevet du lit. » La céphalalgie, les vertiges du début sont, pour ce médecin, les symptômes de la fièvre bilieuse, au moment où elle va dégénérer en fièvre typhoïde. « Le délire, les soubresauts des tendons, les tremblements musculaires, les spasmes n'arrivent que très rarement dans l'origine de la maladie. Au contraire, ils apparaissent bien souvent longtemps après la cessation de la céphalalgie. Ou je me trompe d'une manière étrange, ajoute-t-il, ou tout cela démontre, encore une fois, combien il est déraisonnable d'attribuer au trouble de l'innervation l'ensemble des symptômes qui constituent la fièvre typhoïde. » (1) C'est bien, au contraire, par l'action immédiate du miasme toxique sur le système nerveux que les accidents typhoïdes du début peuvent seulement s'expliquer. Si les phénomènes graves se voient, en effet, très rarement à l'origine de la maladie, le vertige, la prostration, la stupeur même et le délire sont souvent très précoces. Quant à la *dégénérescence* de la fièvre bilieuse, c'est un fâcheux ressouvenir de Stoll, qui ne se comprend pas, surtout quand on repousse l'infection secondaire décrite par M. Bouillaud.

En résumé, pour de Larroque, il est hors de doute (2), « que ce n'est ni la gastrite, ni l'entérite folliculeuse, ni l'altération du sang, ni la lésion du système

(1) *Op. cit.*, pag. 354.
(2) *Op. cit.*, pag. 355.

nerveux qui est la cause prochaine de la fièvre typhoïde. Aussi se trouve-t-il très autorisé à soutenir que les médecins de nos jours n'ont pas découvert sa véritable origine, puisque, tour à tour, ils l'ont fait dépendre de ces lésions organiques. — Sa manière de voir est celle de Tissot (1), Stoll et le Pecq de la Clôture ; il trouve la confirmation de son opinion : 1° dans la marche de la maladie ; 2° dans la nature des symptômes qui apparaissent de prime abord ; 3° dans les effets salutaires déterminés par les évacuants ; 4° dans l'efficacité des sécrétions spontanées. »

Le vice de ces conclusions, particulièrement en ce qui touche l'altération du sang, force, un peu plus loin, de Larroque à contredire un peu ce que nous venons de lire. « En effet, écrit-il, (2) dès lors qu'on est forcé d'admettre que la bile des typhoïdes, qui pour moi est un véritable poison, devient, en pénétrant dans le système vasculaire, la vraie cause de la décomposition du sang, on arrive nécessairement à cette autre donnée, que l'altération des liquides exhalés et sécrétés dont la manifestation est surtout remarquable dans les cas graves de

(1) Tissot regarde les inflammations internes dans la fièvre bilieuse de Lauzanne, comme le produit de l'irritation déterminée par la bile exubérante et corrompue. Aussi recommande-t-il de s'occuper uniquement de la cause humorale qui les faits naître. Il ne conseille jamais la saignée, tant les inflammations viscérales sont pour lui secondaires.

(2) *Op. cit.*, pag. 369.

la maladie typhoïde, dérive à son tour de celle du sang, lequel est incapable de fournir de bons matériaux aux organes chargés de ces fonctions, puisqu'il est vrai qu'il se trouve imprégné d'un agent toxique qui lui a fait perdre sa composition normale. »

Il est difficile, dans cette théorie, de ne pas reconnaître à l'altération du sang la plus large part dans la production des symptômes typhoïdes. A supposer que le principe toxique contenu dans l'atmosphère ne soit pas absorbé par le poumon, avant qu'il n'ait pénétré dans la circulation par l'intestin, l'intoxication, quelque hypothèse où l'on se place, et toutes les deux sont également très rationnelles, l'intoxication est à peu près immédiate, et générale dans les deux cas. La bile, comme l'air introduit dans les voies respiratoires, n'est jamais que le véhicule de la cause morbifère. C'est donc à tort que de Larroque ne voit que dans ce liquide la cause prochaine de la fièvre typhoïde. Cette cause est partout où s'introduit l'agent délétère : elle est à la surface des bronches et du tube digestif, dans le sang et les centres nerveux, en un mot, dans tous les tissus et tous les organes, quoique elle laisse des traces plus profonde de son passage sur les membranes de l'arbre aérien, où son action est plus directe et plus répétée, et dans les follicules de l'iléon, où elle séjourne plus longtemps qu'en toute autre région de l'intestin.

Les faits de contagion observés par le médecin de l'hôpital Necker, dans son service, militent évidemment bien plus en faveur d'une intoxication primitive du sang, qu'en faveur de la dégénérescence biliaire. Du reste, parmi les motifs sur lesquels il appuie sa doctrine, les excellents effets des évacuants se concilient parfaitement avec notre théorie, qui a l'avantage, du moins, de n'être pas exclusive. Aussi, à part sa préoccupation systématique de la bile, et son enthousiasme peu contenu pour les purgatifs, acceptons-nous une bonne partie de ses conclusions thérapeutiques, que voici (1) :

« Pendant les onze années que j'ai été chargé d'un service médical à l'hôpital Necker, l'observation attentive des sujets typhoïdes m'a fait voir : 1° que sans évacuations bilieuses liquides, il n'y a pas de guérison possible ; 2° il n'y a pas de plus mauvaise variété de l'affection que celle où les évacuations stercorales sont très rares ou manquent ; 3° que l'on doit, au contraire, bien augurer des cas où les déjections sont quotidiennes et modérées ; 4° qu'avec l'existence régulière et spontanée de ces évacuations, on peut obtenir des succès évidents, lors même qu'on met en œuvre une méthode vicieuse de traitement ; 5° que ces succès sont d'autant plus certains que les matières rendues paraissent bilieuses ; 6° que les évacuations artificielles sont également soulageantes, et font généralement disparaître, au bout d'un certain nombre de jours, les douleurs de la fosse iliaque,

(1) *Op. cit.*, pag. 370.

le gargouillement intestinal, le météorisme, et les phénomènes généraux, quelle que soit leur nature ; 7° que ces résultats sont presque infaillibles dans les cas légers, si les malades n'ont pas fait de grandes pertes de sang, et si l'on a eu soin de débuter dans le traitement par l'administration d'un ou deux éméto-cathartiques, lesquels n'ont jamais d'inconvénient, et sont d'une efficacité proportionnée à la quantité de bile vomie ; 8° qu'au contraire, les succès sont toujours incertains, si l'on néglige cette médication préliminaire, quand on emploie les laxatifs avec timidité ou à de grands intervalles. »

L'appréciation de l'ouvrage de de Larroque se résume en un mot : c'est le biliosisme de Stoll, avec ses imperfections et ses qualités. — Le médecin de l'hôpital Necker a eu tort de sacrifier à sa théorie de la bile dégénérée, l'entérite folliculeuse et l'infection consécutive, dont l'existence ne pouvait être contestée après les travaux de Louis et de M. Bouillaud, et de méconnaître la spécificité de l'agent morbifère, et son absorption pulmonaire autant qu'intestinale.

Aussi bien la nature spéciale de l'altération du sang, la cause primitive et secondaire des troubles nerveux, en un mot, le rapport véritable des désordres gastro-intestinaux et pulmonaires avec les phénomènes généraux lui a-t-il échappé ! Il était, cependant, bien difficile de concilier avec sa doctrine la contagion et l'identité du typhus et de la fièvre typhoïde, qu'il professait chaleureusement; mais il était fortifié dans son erreur par les succès mêmes qu'il obtenait de la médication purgative. Nous ne partageons pas ces illusions sur le mode d'action des purgatifs; toutefois, les tentatives faites jusque-là pour les réhabiliter avaient tout au plus prouvé leur innocuité. De Larroque eut le mérite, qu'on ne saurait méconnaître sans injustice, d'en vulgariser l'usage et d'en démontrer cliniquement l'efficacité dans l'affection typhoïde.

CHOMEL.

Chomel est plus clinicien que théoricien ; il n'accepte la vérité que lorsqu'elle éclate d'évidence. Les nombreuses observations de Louis le laissent dans le doute, touchant la constance de l'entérite folliculeuse, et ne suffisent pas à lui prouver la nature phlegmasique de l'affection typhoïde ; il n'est pas entraîné par les belles pages de M. Bouillaud sur l'infection putride intestinale ; et M. de Larroque ne le persuade pas davantage. Il est préservé de tout entraînement par l'exactitude de son esprit. Il n'est pas plus facile envers lui qu'envers les autres, aussi se tient-il dans la plus grande réserve sur tous les points incomplètement élucidés. Cette circonspection le met à l'abri des erreurs radicales ; mais elle devient quelquefois de l'hésitation ; et sa perplexité est trop souvent voisine de la contradiction. Donnons la preuve de ce que nous avançons. Le nom de Chomel est assez grand pour qu'il n'ait pas à souffrir de la révélation de ce côté faible de sa méthode, sinon de son esprit. La sagesse des préceptes de sa vaste expérience nous fera bien vite oublier l'embarras de ses vaines tentatives de conciliation.

Il accepte la fusion des espèces fébriles, opérée par

Bretonneau. « Les fièvres inflammatoires, bilieuses, muqueuses, adynamiques, ataxiques ne sont, écrit-il, à la première page de ses *Leçons de Clinique médicale*, publiées en 1834, que des variétés de la fièvre typhoïde. » Il s'ensuit que l'entérite folliculeuse n'est pas à ses yeux la maladie typhoïde. En effet, il dit à ce sujet : « Quelque grave que soit pour moi l'opinion de M. Louis, je ne puis la partager sur ce point (1). » Cependant, il répond affirmativement à cette question : « La lésion des follicules est-elle de nature inflammatoire ? » Ce qui ne paraît pas d'une logique très rigoureuse.

Cette affirmation devient plus inacceptable, lorsqu'il ajoute, « qu'il n'y a pas proportion entre la gravité des follicules et la gravité des symptômes, » et qu'il en donne la raison suivante : « Il y a évidemment dans l'étiologie de la fièvre typhoïde quelque chose de particulier qu'on ne retrouve dans celle d'aucune des phlegmasies parmi lesquelles on a voulu la classer (2). »

Il est vrai que, de son aveu, « la cause déterminante de la fièvre typhoïde échappe, dans l'état actuel de la science, à toutes nos investigations. » (3) Mais si cette affection a un génie particulier qui la distingue des phlegmasies ; encore une fois, pourquoi *affirmer* que la lésion des follicules est de nature inflammatoire ? La

(1) *Op. cit.*, pag. 525.
(2) *Op. cit.*, pag. 309.
(3) *Op. cit.*, pag. 301.

preuve que tel n'est pas, au fond, son sentiment, c'est qu'il regarde l'entérite comme une des manifestations de la maladie : « Tout porte à croire, écrit-il, en effet, que l'inflammation des follicules intestinaux, par cela seul qu'elle est disséminée, n'est aussi qu'un des phénomènes secondaires de la maladie, qu'elle ne constitue pas le phénomène primitif (1). »

Nous avons vu qu'il ne considérait pas cette lésion comme constante, malgré le poids de l'opinion de son collègue de la Charité. Or, il déclare, cependant, qu'il ne connaît pas « depuis cinq ans, un seul fait exceptionnel à la loi formulée par Louis. » Bien plus, « les lésions des follicules constituent, dit-il, un des caractères principaux de cette maladie, *celui qui ne peut laisser de doute sur la nature de l'affection, quels que soient les symptômes qu'elle ait présentés pendant la vie* (2). » Ne semble-t-il pas, avoir oublié la phrase que nous venons de souligner, quand il écrit : « Les maladies, autres que la fièvre typhoïde, où l'on trouve *habituellement les follicules altérés,* sont le choléra, la scarlatine et la phthisie (3). »

L'affection typhoïde, selon cet auteur, n'est pas primitivement dans les nerfs. — Est-ce à dire qu'ils ne soient pas directement et primitivement affectés? La précocité, constatée par lui, de la céphalalgie, de la

(1) *Op. cit.*, pag. 529.

(2) *Op. cit.*, pag. 521 et 525.

(3) *Op. cit.*, pag. 207.

stupeur, et du délire serait contraire à cette assertion.

Il placerait la maladie dans le sang, si la contagion lui était démontrée. Mais, quoiqu'il se fasse l'avocat des contagionistes, il est peu partisan de l'altération du sang. Voici son opinion à cet égard : « La diffluence du sang n'a été trouvée, d'après nos observations, que dans quatre cas sur trente ; nous serons obligé d'en conclure qu'elle n'appartient point à la maladie qui nous occupe, ni comme lésion primitive dont tous les symptômes ne seraient que les effets, ni comme phénomène secondaire (1). » Après de telles paroles, un infectionniste serait tenté d'élever des doutes sur les caractères auxquels l'auteur reconnaît la diffluence. Ce serait inutile ; l'auteur porte lui-même le correctif : « Toutes les saignées ont été pratiquées, lisons-nous même page, pendant la première période, ou au commencement de la seconde ; aucune ne l'a été pendant la troisième. Dans aucun des huit cas où le caillot était recouvert d'une couenne, cette dernière n'offrait ni l'épaisseur, ni la couleur qu'elle présente ordinairement dans la pneumonie, la pleuro-pneumonie et la plupart des phlegmasies aiguës. Concluons de ces faits, que si le sang tiré de la veine pendant le cours de l'affection typhoïde n'offre pas une altération appréciable et spéciale dans un petit nombre de cas, cependant il présente *rarement* les caractères qui lui sont propres dans les phlegmasies

(1) *Op. cit.*, pag. 51.

aiguës avec lesquelles le développement du mouvement fébrile et l'intensité des symptômes sembleraient devoir faire confondre la fièvre typhoïde. »

Enfin, comme s'il était son propre contradicteur, il ajoute : « L'absence de la fibrine, dans le sang des sujets qui ont succombé à l'affection typhoïde, est la modification la plus *saillante*, et peut-être la plus *importante* de celles que nous observons dans le fluide; elle est parfaitement *d'accord* avec ce que nous avons aussi remarqué dans le sang *tiré de la veine* pendant la vie des malades. »

Est-il nécessaire de remarquer que la dissolution du sang ne saurait être aussi avancée au commencement de la maladie qu'à la fin, sans qu'on puisse en inférer qu'elle n'existe pas? La logique la plus étroite oblige, au contraire, à admettre le commencement d'altération du sang dès que la cause septique est mêlé à ce liquide, ou du moins, dès que les troubles généraux initiaux se manifestent.

C'est bien, au fond, l'avis de Chomel, quoiqu'il vienne de conclure que la diffluence n'appartient point à l'affection typhoïde; car, il a dit aussi qu'il placerait cette maladie dans le sang, s'il croyait à la contagion. Or, il est d'accord avec Bretonneau sur ce point, et combat les arguments des anti-contagionnistes. Il expose les relations du docteur Navière, favorables à la transmission, publiées par le docteur Ruef; montre tout le personnel médical de l'hospice des fiévreux de Londres, frappé par cette maladie, d'après le docteur Twedie ; et pense, avec Pringle et Hildenbrand, qu'entre le typhus et la fièvre typhoïde il n'y a qu'une différence d'intensité et de rapidité d'évolution. Il ne faut donc pas s'arrêter à cette phrase où il vient de dire que la diffluence du sang n'est ni une lésion primitive dont tous les symptômes ne sont que les effets, ni un phénomène secondaire.

Le passage suivant est également peu en harmonie avec ce qu'il nous a appris de la fréquente absence de l'entérite folliculeuse dans la fièvre typhoïde. En effet, nous lisons : « Si des observations ultérieures démontraient, dans le typhus, des lésions anatomiques semblables à celles que l'on rencontre dans la maladie typhoïde, l'identité de ces deux affections serait mise *hors de doute*, et la question de la contagion serait jugée (1). » Or, n'est-il pas vrai que si la lésion intestinale qui distingue la fièvre typhoïde vient à manquer, Chomel confondra celle-ci nécessairement avec le typhus ? De pareils cas lui paraissent fréquents. N'en résulte-t-il pas l'identité, ou du moins l'impossibilité de la séparation de ces deux maladies, et, partant, leurs droits égaux à la contagion ? Ces conséquences nous paraissent forcées.

Telle est bien, nous aimons à le croire, la pensée de Chomel ; mais nous voudrions la voir plus formellement

(1) *Op. cit.*, pag. 339.

exprimée. Elle ressort du tableau suivant, qui lui a fait conclure, qu'il n'y avait pas proportion entre la gravité de la lésion des follicules et la gravité des symptômes, chez quarante-deux individus qui avaient succombé à l'affection typhoïde (1).

» Chez un sujet, mort le treizième jour, les follicules isolés étaient seuls engorgés;

» Chez deux, morts les dixième et onzième jours, follicules agminés seuls engorgés;

» Chez deux, les septième et neuvième jours, follicules isolés et follicules agminés simultanément engorgés;

» Chez treize, les ulcérations étaient en voie de cicatrisation quand la mort survint. »

L'étude des principaux symptômes ne lui démontre pas avec moins d'évidence le défaut de proportion entre la gravité de la maladie et l'altération des follicules de l'intestin. C'est ainsi que la céphalalgie, qui n'a manqué que chez un seul des quarante-deux sujets morts à sa clinique, « apparaissait dès le début, et même était souvent le *premier* phénomène morbide qu'éprouvait le malade; on ne peut même supposer, poursuit-il, qu'*elle se rattache au développement des lésions qu'elle a précédées;* il est évident qu'elle appartient à la maladie. »

Il apprécie avec autant de justesse la stupeur et le délire : « Chez vingt-neuf malades qui ont présenté de

(1) *Op. cit.*, pag. 219.

la stupeur très prononcée, continue-t-il, parmi les quarante-deux qui sont morts à la clinique, vingt et un l'offraient à l'époque de leur entrée, parmi lesquels deux étaient reçus le quatrième jour de la maladie, trois le cinquième, un le sixième, deux le septième et deux le neuvième ; d'où cette conclusion : La stupeur, ainsi que les autres phénomènes adynamiques qui l'accompagnent constamment dans la fièvre typhoïde, n'est donc pas, *dans la plupart des cas*, l'effet ni d'un excès de force, ni de la longue durée de la maladie.

» Il résulte de mes observations que le délire s'est produit entre le cinquième et le dixième jour chez six malades ; chez cinq, entre le dixième et le vingtième ; et chez trois, entre le vingtième et le trentième. Ce qui fait dire à Chomel (1) : Le délire n'est pas plus fréquent à une époque de la maladie qu'à toute autre. Ce n'est pas dans les différentes variétés de l'altération des follicules que l'on devra chercher la condition anatomique qui le détermine. La diarrhée, poursuit-il, qui, cependant, est un des symptômes les plus fréquents, ne se trouve pas constamment à toutes les époques de la maladie. Nous pourrions passer en revue les autres symptômes les plus importants, tels que les selles involontaires, la sécheresse de la langue, etc., etc., et toujours nous arriverions aux mêmes résultats, c'est-à-dire à ne constater aucun rapport constant entre l'époque à

(1) *Op. cit.*, pag. 229.

laquelle apparaissent les symptômes, et celle où se développent les différentes modifications de l'altération des follicules ou des ganglions lymphatiques.

» Concluons, dit-il enfin, de tous ces faits, que les variétés de la lésion anatomique des follicules et des ganglions ne se dévoilent à nous par aucun phénomène particulier, et que tous les symptômes, en exceptant peut-être la diarrhée, la douleur abdominale et le gargouillement, sont l'expression de l'influence de la maladie sur l'économie toute entière, des désordres qu'elle porte dans les principales fonctions, et appartiennent plutôt à la maladie elle-même. »

Nous faisons participer un peu plus l'entérite folliculeuse avec ses conséquences putrides à l'état général; l'expérience nous a montré aussi une aggravation plus considérable des symptômes au fur et à mesure que la maladie approche de son apogée. Mais ces réserves faites, nous ne pouvons qu'applaudir à cette appréciation anatomique et symptomatologique.

Chomel fait preuve de la même sagesse et d'une intelligence mûrie par la pratique, dans les considérations suivantes sur le diagnostic et les difficultés de la statistique appliquée à la fièvre typhoïde (1) : « Dans les premiers jours de la maladie, il est souvent impossible de déterminer d'une manière assurée si l'affection dont le sujet est atteint est une fièvre typhoïde ou quelqu'une des autres

(1) *Op. cit.*, pag. 399.

affections avec lesquelles elle a plus ou moins de rapports. La prudence commande de n'établir le diagnostic qu'à une époque un peu plus avancée. Toutes les fois que des phénomènes fébriles se prolongent au-delà d'une certaine limite, huit à dix jours, par exemple, on aura un grave motif de *présumer* qu'ils se lient à une altération des glandes de Peyer. »

Parmi les causes d'erreur qui peuvent se glisser dans les résultats thérapeutiques, « il faut, dit-il, placer la marche même de la maladie, les modifications en bien comme en mal qu'elle offre dans son cours naturel, et l'incertitude où l'on est pendant sa durée presque entière sur son issue définitive. Il est plus difficile de juger de l'efficacité d'une médication dans une maladie qui présente des formes aussi variables, que ne semblent le penser quelques médecins de notre époque, qui croient qu'en groupant quelques observations, ils peuvent en tirer des conclusions positives sur la question qui nous occupe. Les faits qui pourraient servir à ces recherches ont été recueillis, pour la plupart, dans les épidémies ; or, toutes les épidémies n'ont pas la même gravité, et la même épidémie présente, sous ce rapport, des différences remarquables à des époques variées de sa durée. Aux époques mêmes où la maladie ne prend pas une forme épidémique décidée, la mortalité offre souvent des différences assez notables d'une année à l'autre, dans les mêmes localités, le traitement restant le même. »

Ces réflexions ne sauraient être trop méditées des médecins prompts à subir l'entraînement de faciles succès. Encore Chomel néglige-t-il de mentionner les influences importantes exercées par l'âge, le tempérament, la constitution, l'hygiène et le milieu où le malade a contracté l'affection, la durée du séjour dans le lieu ou avec les personnes infectées, l'idiosyncrasie, enfin, sans nommer toutes les causes qui impriment aux unités cliniques une variabilité qui répugne à l'exactitude mathématique.

Aussi a-t-il pu dire avec raison : « Dans chaque méthode de traitement, la mortalité a été assez forte pour démontrer son insuffisance ; dans aucune, elle n'a été assez grande pour en démontrer évidemment le danger (1). » Il reconnaît, toutefois, que « lorsqu'un traitement est évidemment funeste, il ne tarde pas à être abandonné même de ses plus chauds partisans (2). »

Du reste, il ne s'aveugle pas plus sur sa méthode thérapeutique que sur celle des autres : « La méthode rationnelle elle-même, dit-il, dans laquelle le traitement est modifié selon la forme et la période de la maladie, n'a pas pour elle une proportion de succès telle que sa supériorité sur les autres méthodes soit clairement établie. » Cette modestie est d'autant plus louable, que le rationalisme thérapeutique de Chomel, s'il est un peu

(1) *Op. cit.*, pag. 451.
(2) *Op. cit.*, pag. 463.

flottant au point de vue de la doctrine, ne sacrifie aucune *indication essentielle* et compte aujourd'hui de nombreux partisans.

Voici la pratique du médecin de l'Hôtel-Dieu. Dans la forme inflammatoire, il conseille les antiphlogistiques, deux saignées, deux applications de sangsues, au plus : « On doit se rappeler constamment, dit-il, que la forme adynamique peut succéder à la forme inflammatoire (1). »

Si l'ataxie accompagne une forme inflammatoire, « le traitement anti-phlogistique sera le seul qui convienne. »

L'ataxie accompagne-t-elle l'adynamie, « c'est manifestement aux toniques qu'il faut recourir. »

D'autres causes peuvent produire l'état ataxique; il faut les rechercher et les combattre.

« La forme adynamique réclame l'emploi des amers et des aromatiques, tels que la décoction de quinquina, les infusions de camomille et de sauge en boisson, en bain, en applications extérieures; on y joint à dose modérée le vin, le camphre et quelquefois l'éther. » Cette médication est proportionnée à la gravité de l'état adynamique; ses avantages sont démontrés par les Observations 44, 45 et 46.

Les évacuations alvines, si elles sont rares, sont sollicitées par des laxatifs doux. L'émétique n'est adminis-

(1) *Op. cit.*, pag. 470.

tré que « s'il existe des signes évidents de surcharge des premières voies. »

Les indications de la forme muqueuse sont celles de la forme simple; elles réclament seulement des amers à la place des limonades.

Les chlorures ont donné à Chomel des résultats si opposés en 1831-32 et en 1833-34, qu'il les regarde comme impuissants dans les cas graves, les seuls où ils devraient être utiles.

Ajoutons le renouvellement de l'air, les soins de propreté, l'alimentation graduellement administrée au début de la convalescence ; tels sont les préceptes généraux de sa thérapeutique dans la fièvre typhoïde.

Le plus grave reproche qui puisse être fait à la méthode rationnelle est de s'appuyer sur les formes plus que sur le fond de la maladie; de n'être que la médecine des symptômes. Chomel, toutefois, quelle que fût sa circonspection, ne doutait pas du génie malin caché sous cette fièvre d'apparence inflammatoire, et n'oubliait pas cet élément, quand il remplissait les diverses indications. Aussi sa pratique valait-elle mieux que sa méthode. Celle-ci eût été excellente, s'il l'eût éclairée d'une conviction plus profonde sur l'essence de l'affection. Une opinion bien arrêtée sur l'infection du sang par le poumon et l'intestin, sur la simplicité générale et locale, lui eût fait distribuer les agents thérapeutiques dans l'ordre de leur importance : les purgatifs eussent occupé le premier rang ; les émissions sanguines et les toniques au second, ne répondant qu'à des indications secondaires. La connaissance du génie de la fièvre typhoïde lui eût permis d'agir sur la cause des symptômes, au lieu d'attendre leurs manifestations pour les combattre : en un mot, il eût dirigé la maladie au lieu d'en suivre la marche.

Mais il ne voulait pas aller jusque-là, parce que l'identité du typhus et de la fièvre typhoïde, la contagion et la dissolution du sang ne lui paraissaient pas suffisamment démontrées. Or, ce doute méthodique n'était pas heureux ; car il était la négation de toute doctrine, et le conduisait à dire que la maladie n'est ni dans le sang, ni dans les nerfs, ni dans l'intestin, alors qu'elle embrasse ces divers systèmes et organes. Elle lui laissait ignorer ainsi le véritable rapport des lésions et des symptômes.

Chomel poussa donc la prudence trop loin. Cependant, avant de blâmer son extrême retenue, il faut se rappeler que le positivisme de son esprit tempéra le zèle des promoteurs d'idées nouvelles ou renouvelées, en exigeant d'eux de rigoureuses démonstrations ; et que s'il retarda la vulgarisation de quelques vérités, il servit de digue au flot montant des systèmes. Il représente, après tant de révolutions médicales, la protestation de la science contre les écarts de l'imagination ; il a contribué à réconcilier l'ancienne et la nouvelle médecine, c'est-à-dire de l'humorisme et du solidisme, réconciliation dont nous avons la preuve jusque dans M. Forget.

FORGET.

C'est le caractère des vérités désormais acquises à la science, que leurs contradicteurs les rangent au nombre des exceptions. Nous avons constaté cette loi pour les lésions de l'iléon et pour l'infection secondaire ; il en est ainsi encore pour l'infection primitive. — M. Forget ne nie pas absolument l'intoxication atmosphérique et intestinale ; mais ce sont pour lui des cas exceptionnels ; la règle est l'entérite folliculeuse. Si elle revêt accidentellement la physionomie typhoïde, elle a cela de commun avec toutes les phlegmasies, la pneumonie, par exemple. En un mot, il repousse toute spécificité et ne reconnaît à la fièvre typhoïde qu'une nature inflammatoire, quoiqu'il la regarde comme identique avec le typhus, et qu'il attribue à celui-ci un caractère infectieux et contagieux.

Pour M. Forget, comme pour Louis, la lésion de l'iléon est le fond de la maladie. Comme nous l'apprend le savant professeur de la faculté de Strasbourg, dans l'avant-propos de son traité spécial (1) : « L'entérite

(1) *Traité de l'Entérite folliculeuse*, par C.-P. Forget. — Paris, 1841.

folliculeuse est un fait pathologique. Les auteurs, jusqu'à ce jour, n'ont guère considéré ce fait que comme un épiphénomène, un accident ; notre but, à nous, est de l'élever au rang de maladie... Entérite folliculeuse et fièvre sont deux choses très distinctes, souvent réunies, il est vrai ; mais il n'est pas rare, cependant, de les voir séparées l'une de l'autre, ou combinées à d'autres éléments... Le meilleur moyen de couper court aux logomachies sur la putridité et la malignité, c'est de reconnaître le caractère purement symptomatique de la fièvre, d'abord ; car bien peu de vrais médecins aujourd'hui refusent de n'y voir qu'un symptôme, un reflet d'une lésion quelconque ; puis de ne voir dans l'état typhoïde que ce qu'il est en effet : un accident, un attribut commun à des lésions très variées ; enfin de désigner les affections fébriles typhoïdes par le nom de la lésion primitive, ou du moins fondamentale, qui peut revêtir ces formes, en y ajoutant, l'état typhoïde échéant, la qualification de typhoïde, et de dire entérite folliculeuse typhoïde, comme on dit pneumonie, érysipèle typhoïdes. Voilà ce que réclame la logique ; voilà ce qu'attend la science pour procéder avec ordre et clarté (1). »

Nous reconnaissons l'érudition et le remarquable talent clinique de M. Forget, autant que nous admirons son ardent désir d'asseoir la médecine sur une solide base. Mais sa doctrine, trop anatomique, est incomplète

(1) *Op. cit.*, pag. 70.

pour vouloir être trop positive. Il est des phénomènes dont les causes ne tombent pas sous le scalpel, lesquelles ne sauraient être rejetées sans préjudice pour la vérité. Ne voir dans la *fièvre* que le symptôme, le reflet d'une lésion appréciable, c'est méconnaître le véritable génie des fièvres et de l'affection typhoïde particulièrement. C'est détruire sa spécificité, qui n'est pas moins réelle que celle de la variole, de la rougeole, de la scarlatine, etc., que d'assimiler la forme ataxo-adynamique de ses symptômes à l'état typhoïde, qui complique quelquefois les inflammations viscérales ou autres. Ce point de vue est évidemment exclusif et exceptionnel. La clinique de Chomel, sans faire appel à l'expérience de tous les praticiens, ne permet pas d'établir de parallèle entre l'affection qui débute par l'état typhoïde et les maladies inflammatoires qui peuvent se terminer par cet état. Et, s'il est vrai que l'entérite folliculeuse puisse offrir les caractères d'une phlegmasie franche de l'iléon, compliquée ou non à son déclin d'ataxie ou d'adynamie, de tels faits, fussent-ils moins rares, ne pourraient être qualifiés du nom de *fièvre*, l'inflammation étant leur caractère fondamental et initial : ce seraient en effet, des phlegmasies avec état typhoïde, mais non des fièvres typhoïdes. Nous nous séparons donc de M. Forget, dès la première page de son très important ouvrage.

Cette divergence de principes expliquera les dissentiments que va présenter notre appréciation. Ils seraient toutefois bien légers, si M. Forget appliquait à l'affection qui nous occupe ce qu'il dit des infections en général (1). « La médecine organique, telle que nous la concevons, dit ce professeur, reconnaît des lésions autres que celles des solides. Avec M. Andral et la plupart des modernes, nous pensons qu'une altération primitive des liquides, une intoxication du sang, par exemple, peut revêtir l'aspect typhoïde. Ici même le point de départ des symptômes typhoïdes gît dans un appareil déterminé et les constitue phénomènes secondaires. » Les exemples cités sont le typhus *siderans*, la résorption purulente, l'injection des matières putrides. Ces deux derniers cas peuvent être assimilés à l'infection intestinale telle que l'admet M. Bouillaud dans l'entéro-mésentérite ; il y a lésion organique préalable. Mais comment déclarer secondaire l'infection dans le typhus foudroyant? Si le point de départ des symptômes ne gisait pas dans un appareil déterminé, ou dans un système organique quelconque, il est clair que la maladie n'existerait pas ; aussi l'essentialisme le plus raffiné place-t-il la cause morbifique quelque part dans l'économie. Seulement on a admis jusqu'ici comme primitive toute affection du sang ou des nerfs qui ne suppose pas nécessairement la lésion précise d'un organe d'où elle émane. Or, nous ne savons pas que les phénomènes typhiques aient jamais reçu d'autre explication. Nous ajoutons que ceux,

(1) *Op. cit.*, pag. 89.

par lesquels se traduit, dès son commencement, l'affection typhoïde, et qui lui ont valu le nom qu'elle porte, sont tout à fait analogues. Il n'y a là rien qui répugne à la doctrine de M. Forget. Le problème se résout donc en une question de faits. D'un côté, ce professeur affirme par son expérience que (1) « l'entérite folliculeuse est un fait matériel comme la pneumonie, le cancer, l'hépatite, la variole etc. » et partant une maladie distincte ; de l'autre, nous savons combien d'auteurs ne voient dans la lésion de l'iléon qu'une partie de l'affection. Il en résulte que si M. Forget a observé des entérites folliculeuses, cela n'implique pas la négation de la fièvre typhoïde, la discussion portant sur deux espèces différentes. Telle est la conclusion qui paraît jaillir d'assertions si opposées. Il semblerait donc qu'il n'y ait que des malentendus au fond de ce débat.

Mais ce professeur ne se borne pas à démontrer l'existence et la fréquence de l'entérite folliculeuse, il faut encore qu'elle absorbe sa rivale. C'est alors que nous protestons. Voici ses argumens : « Les formes inflammatoire, gastrique, muqueuse passant aussi bien à la putridité et à l'ataxie que celles qui débutent avec ces derniers caractères, il en résulte qu'on n'est pas solidement fondé à considérer la putridité et la malignité comme le caractère primitif, essentiel des fièvres graves, en général ; car, au moins dans les premières for-

(1) *Op. cit.*, pag. 89.

mes, ne peut-on guère invoquer l'infection comme cause primitive (1). »

Nous acceptons très volontiers cette division des formes, en putride, maligne, primitive, et en inflammatoire, gastrique, muqueuse. La première catégorie implique la reconnaissance de la fièvre typhoïde et réduit, par là, les termes du différend ; les difficultés qu'offrent les autres formes en sont d'autant diminuées. Bien plus, on comprend sa peine, l'essentiel étant admis, les variétés symptomatologiques qui peuvent résulter de la réaction spéciale des organes digestifs et de la pléthore. Que la quantité de l'agent morbifique absorbé, la durée de son action et son degré de concentration, les circonstances, en un mot, qui dépendent de lui et de l'individu infecté, multiplient les formes de la maladie, cela se voit dans toutes les affections spécifiques sans pour cela en changer la nature.

L'auteur avec qui nous discutons, frappé de la mobilité des symptômes et trouvant une lésion constante, les rapporte à celle-ci, regarde comme accidentelle sa solidarité avec l'altération du sang, et demande si l'essence et le traitement de l'entérite folliculeuse doivent varier comme ses causes. Voici ses propres paroles : « On se trouve donc ainsi conduit à reconnaître des causes très multiples à l'entérite folliculeuse, et l'altération du sang n'est plus qu'une cause éventuelle, ex-

(1) *Op. cit.*, pag. 446.

ceptionnelle, en quelque sorte ; et lorsqu'on vient à considérer que toutes ces causes, quel que soit leur mécanisme, viennent aboutir à l'entérite folliculeuse, n'est-on pas fondé à considérer celle-ci comme l'élément essentiel, sinon rigoureusement primitif, de la maladie ? Reste à savoir si l'entérite folliculeuse change de nature avec le changement de nature de la cause productrice, et s'il en découle la nécessité de recourir à des traitements essentiellement différents ? »

Nous ne pensons pas plus que lui que l'inflammation des cryptes soit un effet de l'infection générale, une éruption dothinentérique ; le sang et les organes d'absorption sont, pour nous, presque en même temps atteints par la cause morbifique. Nous ne sommes pas moins heureux de voir l'entérite folliculeuse considérée comme un élément essentiel, mais non rigoureusement primitif. L'entérite folliculeuse simple nous paraît, comme à lui, dépendre de causes différentes, de même que toutes les phlegmasies non spécifiques, sans qu'elle réclame pour cela des traitements divers. Mais l'inflammation des cryptes de l'iléon, dans l'affection typhoïde, ne reconnaît, nous venons de le dire, qu'une seule cause, celle de la fièvre, c'est-à-dire celle de la maladie générale et locale ; et, comme cette cause est spécifique, elle exige un traitement approprié à son essence. C'est parce que sa thérapeutique découle ici, comme toujours, de la nature de l'affection, que nous divergeons d'opinion avec M. Forget. L'éminent professeur n'use lui-même des émissions sanguines qu'en conséquence de ce principe ; la phlegmasie est à ses yeux le principal, la putridité l'accessoire ; tandis que le contraire est pour nous la vérité. Telle est la cause de notre dissentiment.

Nous ne dénions pas à l'alimentation, par exemple, le pouvoir de produire l'inflammation des cryptes de l'iléon ; nous sommes donc sur le point d'être d'accord, quand il nous concède, comme on va le voir, que l'air impur détermine aussi cette phlegmasie. Mais nous voudrions qu'il reconnût alors qu'il y a simultanément infection générale, et partant affection typhoïde ; de même que nous convenons que l'entérite folliculeuse peut être la conséquence d'écarts de régime ou autres influences non spécifiques.

Il nous paraît impossible de laisser la même dénomination à deux maladies de génie si différent. Voici le passage auquel nous faisons allusion : « Certes, lisons-nous, nous ne pouvons ni ne voulons nier que l'entérite folliculeuse ne surgisse, dans certains cas, sous l'impression manifeste d'un air impur et d'aliments corrompus ; l'expérimentation directe, et, mieux encore, l'histoire du typhus, viendraient me donner un éclatant démenti ; mais ce que nous voulons faire comprendre, c'est que ce n'est là qu'une des faces de l'étiologie de l'entérite folliculeuse. N'est-il pas singulier, en effet, qu'on veuille refuser à l'alimentation, par exemple, le pouvoir de produire directement l'entérite folliculeuse, alors qu'on lui attribue, sans difficulté, la gastrite, la colique et l'entérite villeuse (1)? » Je le répète, je suis avec M. Forget contre ceux qui refusent cette étiologie à l'inflammation des follicules de l'intestin grèle, privée de tout principe infectieux à son début, et je me sépare de lui quand il ne voit, dans l'agent septique, qu'une des faces de l'étiologie de cette phlegmasie. Nous sommes séparés par la spécificité. Il nous incombe, il est vrai, de démontrer son existence : c'est ce que nous essayerons de faire dans la deuxième partie. Qu'il nous soit permis, en attendant, de comparer le typhus, choisi comme exemple par M. Forget, à l'entérite villeuse ou folliculeuse, à la colite ou la gastrite mêmes. Evidemment, quelque analogie qu'aient ces affections, en raison de la lésion inflammatoire d'un même appareil, elles constituent des espèces distinctes ; le nom même de typhus, comme celui de fièvre typhoïde, prouve assez qu'il y a un autre élément que l'inflammation dans ces dernières maladies. L'idiosyncrasie, invoquée par Broussais et Louis, ne suffit pas à M. Forget lui-même, malgré son talent considérable, à expliquer de si radicales différences.

Voici un autre argument plus spécieux encore : « Si l'affection typhoïde était due à une cause atmosphérique, objecte cet habile clinicien, il y aurait de grandes chances pour que le malade ne se relevât pas, et pourtant il guérit sur place (2). » Les fièvres exanthématiques

(1) *Op. cit.*, pag. 448.
(2) *Op. cit.*, pag. 453.

transmises par l'air atmosphérique, sans citer d'autres exemples, répondent à cet argument d'une façon péremptoire : leur guérison est aussi commune que leur origine par infection à distance. C'est que, en pareil cas, l'absorption septique est suivie d'une réaction éliminatrice ; après l'ingestion, l'indigestion, si je puis m'exprimer ainsi, et ensuite l'évacuation. L'expérience ne montre-t-elle pas, en outre, que l'aptitude à la même intoxication, à la récidive est fort éloignée, sinon abolie, chez beaucoup de sujets, l'économie devenant, pour un temps, réfractaire à l'action d'un même agent infectieux, lorsqu'elle l'a subie une fois ?

Quant à ce raisonnement : « l'effet primitif des poisons septiques est ordinairement un état de dépression du pouls, de pâleur, avec froid des extrémités, tendance aux syncopes, stupeur etc... Tandis que les symptômes primitifs de l'affection typhoïde sont ordinairement des phénomènes de réaction vive avec exaltation des mouvements circulatoires, chaleur de la peau, etc... (1) » Il n'a de valeur qu'autant qu'il s'agit de l'entérite folliculeuse simple, franchement inflammatoire. Il ne saurait s'appliquer évidemment à la fièvre typhoïde. Les praticiens exercés ne confondent pas les phénomènes de réaction qu'elle offre quelquefois à son début avec ceux d'une fièvre inflammatoire. Il n'arrive d'ailleurs que trop souvent qu'elle revêt la physionomie de dépres-

(1) *Ibid.*

sion propre au typhus dès son commencement. Il ne faut pas oublier, aussi, que c'est une intoxication doublée de phlegmasie, et que les symptômes adynamiques qui caractérisent, en général, les poisons septiques, varient de forme et d'intensité, comme les espèces toxiques mêmes.

Il ne faudrait pas induire, des derniers lignes que nous venons de citer, la négation de la septicité, comme on serait tenté de le penser ; M. Forget est moins radical : « Nous ne voudrions pas, dit-il en effet, que de toute cette discussion on tirât la conséquence que nous nions absolument, et dans tous les cas, l'intoxication primitive et secondaire ; nous voulons faire voir seulement combien cette théorie est vulnérable, en tant qu'on veut faire des émanations putrides la cause univoque, constante et formelle de l'affection typhoïde. » Nous ne pouvons faire aucune concession, malgré ces réserves, tant que la fièvre typhoïde et l'entérite folliculeuse ne sont pas distinguées par le savant professeur. Tout accord entre nous ne serait autrement qu'un malentendu. Au moment, en effet, où l'auteur concède l'intoxication primitive et secondaire, et semble devoir en faire le fond de la maladie et la base de sa thérapeutique, tout cela n'a dans son esprit que la valeur d'une hypothèse : l'entérite simple devient la règle, et remplace l'affection typhoïde ; en un mot, la première est seule positive, et la seconde une chimère. Il renverse cette idole parce qu'il veut « faire sentir qu'il est nécessaire de chercher ailleurs des bases plus stables et moins litigieuses, sur quoi faire reposer nos convictions ; c'est enfin pour montrer combien est fragile le fil qui nous guiderait dans l'application des moyens thérapeutiques, si nous pouvions accepter comme démontrées des opinions qui n'ont encore que la valeur suspecte d'une hypothèse (1). »

Cette suspicion est-elle légitime dans les cas où l'intoxication primitive et secondaire ne saurait être contestée ? Nous ne pensons pas que l'auteur trouve des arguments plus favorables à sa doctrine dans ce passage sur la contagion : « Quant à moi, a-t-il écrit, élève de l'école de Paris, j'ai nié la contagion jusqu'à ce jour. Transporté en province, des faits irréfragables sont venus me démontrer que la fièvre typhoïde peut affecter les personnes qui séjournent auprès des malades. Que ce soit par inoculation d'un virus spécifique (contagion), ou par inspiration d'une atmosphère viciée de toute autre manière (infection), je l'ignore ; mais ce qu'il y a de positif, c'est que la maladie se communique dans certaines circonstances assez rares et encore indéterminées. Voilà ce qu'il y a d'essentiel pour la pratique... Il me paraît démontré que l'entérite folliculeuse est *communicable*... Il convient donc, même dans le doute, de prendre les mesures que commande la prudence (2). »

Comment concilier la communicabilité médiate avec

(1) *Ibid.*

(2) *Op. cit.*, pag. 466

l'essence phlegmasique pure de l'affection typhoïde? Certes, il est indispensable, particulièrement dans cette maladie, de se tenir près des faits ; mais de l'infection atmosphérique à l'essentialité, l'induction nous paraît assez directe pour entraîner la conviction. Les yeux de l'esprit ne sont pas moins nécessaires, dans la recherche de la vérité, que ceux du corps. L'organe que nous a légué Bacon a deux éléments : les sens et la raison ; on ne saurait négliger l'un d'eux sans s'exposer à l'erreur.

La citation suivante rappelle involontairement le mot de Baglivi : *Scripsi sub aere romano.* « En un mot, dit M. Forget, nous restons convaincu qu'en se basant sur les apparences du sang pour considérer l'affection typhoïde comme un produit des altérations de ce liquide, les auteurs ont été dupes de leurs idées préconçues ou d'observations superficielles. Nous avons été dupe nous-même jusqu'au moment où des résultats statistiques inattendus sont venus révéler notre erreur. Nous voici donc, à l'égard de l'altération du sang dans la fièvre typhoïde, arrivés aussi, par des observations attentives et nombreuses, au scepticisme de de Haën, Borsieri, Louis, Andral, Chomel, etc... Cela ne veut pas dire que l'altération du sang n'existe pas ; mais, si elle existe, il faut la chercher ailleurs que dans les simples apparences extérieures de ce liquide (1). »

(1) *Op. cit.*, pag. 502.

Un doute, en effet, peut être élevé sur l'essence exacte de l'altération du sang. Mais nous ne pouvons admettre que les auteurs aient pu être dupes d'un fait d'observation, si facile à vérifier, la fluidité anormale de ce liquide. M. Forget prête à de Haën, Borsieri, Andral, Louis, Chomel, etc., un scepticisme que nous n'avons pas constaté chez les deux derniers ; on ne saurait l'attribuer davantage à M. Andral, qui a si bien prouvé, par l'expérience, avec le professeur Gavarret, la défribination du sang ; M. Bouillaud lui-même distingue cette altération de celle qu'offre ce fluide dans les maladies qui produisent sa dissolution. Il est donc inutile d'invoquer l'expérience de Baglivi, Sydenham, Stoll, Huxham, Rœderer et Wagler, et de chaque praticien en particulier.

Le scepticisme en hématologie du professeur de la Faculté de Strasbourg devient une affirmation en thérapeutique. Il laisse de côté la nature de la lésion, pour ne s'occuper que de l'organe lésé : « C'est la lésion qui constitue le danger, c'est elle qu'il faut combattre ; qu'elle soit primitive ou secondaire, malheur à vous, si, pour courir après l'essence primitive du mal il vous arrive de déroger à ces principes (1). »

N'est-ce pas un malheur plus grand de négliger la nature de la maladie, et de ne se préoccuper exclusivement que de la lésion, qu'elle soit primitive ou secon-

(1) *Op. cit.*, pag. 517.

daire? C'est prendre le pied pour la gorge, pour me servir de l'expression de Stoll. Nous avons vu les auteurs les plus recommandables et les plus circonspects déclarer qu'il y avait un génie septique derrière l'inflammation de l'intestin grêle, reconnaître, après autopsie, que la lésion n'est pas en proportion des symptômes, et ne combattre les accidents abdominaux par les émissions sanguines qu'avec la réserve qu'impose le génie ataxo-adynamique de l'affection. Baglivi attachait à la cause prochaine, qu'elle fût manifeste ou latente, et seulement trahie par les symptômes, une importance que reconnaît certainement M. Forget; c'est le besoin même d'exactitude qui lui fait prendre l'entérite folliculeuse comme cause *primo-prima* de tous les phénomènes. Mais il est évident qu'on ne peut dire d'elle *ablatâ aufertur*; les nombreux faits où l'iléon était sain ou à peine lésé, sans parler du typhus où cette lésion est plus rare, en sont la preuve. S'il était interdit de courir après l'essence primitive du mal dans la syphilis, la scrofule etc., et qu'on s'en tînt à l'inflammation locale, quelle thérapeutique ferait-on? Or, la fièvre typhoïde se distingue autant des fièvres inflammatoires, que les diathèses scrofuleuses et syphiliques diffèrent des affections non spécifiques. Le précepte thérapeutique que nous discutons est-il, enfin, bien d'accord avec l'acceptation, par l'auteur, de l'intoxication primitive?

Cette difficulté ne l'arrête pas. « La lésion primitive

du sang n'a d'importance, dit-il, que pour la prophylaxie et l'hygiène ; elle ne fait rien à la maladie constituée. De là, seulement, deux sortes d'entérites folliculeuses, l'une primitive, l'autre consécutive ou par réaction. Cette distinction théorique ne fait rien à la pratique ; dans l'un et l'autre cas, c'est la même maladie qui s'offre à combattre. Maintenant, combien de ces entérites secondaires ou par intoxication miasmatique, rencontrez-vous dans la pratique ordinaire ? Elles constituent presque exclusivement le typhus épidémique, et nous ne voulons pas nous occuper du typhus (1). »

M. Forget sait, cependant, puisqu'il est contagioniste, que les épidémies de fièvre typhoïde ne sont pas moins communes que celles de typhus, et, partant, que les entérites secondaires ou par intoxication miasmatique sont loin d'être rares dans la pratique. Mais, quelle que soit d'ailleurs la fréquence relative des deux sortes d'entérites folliculeuses, on ne saurait, à aucun point de vue, les confondre sans préjudice pour les malades. Il ne peut être indifférent, en effet, de soumettre à un même traitement antiphlogistique énergique une maladie inflammatoire et une fièvre infectieuse ; il importe, évidemment, plus encore à la thérapeutique qu'à la prophylaxie et à l'hygiène dans toute affection, de savoir s'il existe ou non une lésion primitive du sang. Nous voyons, en un mot, des différences essentielles et

(1) *Op. cit.*, pag. 533.

de la plus haute importance où M. Forget ne trouve que de vaines distinctions théoriques.

Quoiqu'il admette, nous venons de le voir, deux sortes d'entérites, dont l'une de cause miasmatique, il combat le raisonnement suivant : l'entérite folliculeuse pouvant exister sans fièvre typhoïde, et la fièvre typhoïde sans entérite folliculeuse, l'une n'est pas nécessairement la cause de l'autre. Voici son objection : « La pneumonie pouvant exister sans fièvre et la fièvre sans pneumonie, il s'ensuit que la fièvre de la pneumonie ne dépend pas de celle-ci. Que pensez-vous, dit-il, de cette logique (1). »

Nous pensons que la comparaison n'est pas bonne, parce qu'elle sort de l'espèce ; nous ajoutons que si la fièvre pneumonique suppose nécessairement la lésion du poumon, la même corrélation est loin d'être démontrée entre la fièvre typhoïde et l'entérite folliculeuse ; nous savons, au contraire, combien de cliniciens distingués rejettent ce rapport.

Avant de formuler le traitement qu'il croit le meilleur, l'auteur essaie de démontrer à la fois le danger des évacuations alvines et le peu de fondement de cette médication. Nous avons discuté les principaux arguments qui touchent à la nature de la maladie. Voici les raisons qu'il invoque contre les purgatifs (2) : « Ne craignez-

(1) *Op. cit.*, pag. 536.
(2) *Op. cit.*, pag. 655.

vous pas, dit-il, en arrachant ces eschares intestinales, de déterminer des hémorrhagies fatales que nulle autre médication, plus que la purgative, n'est capable de produire? Ne redoutez-vous pas la perforation, résultat possible de cette chute provoquée? En vérité, il y a dans ce système bien des inconséquences et bien des témérités. »

De telles appréhensions ne peuvent être mieux combattues que par l'observation. Or, si M. Forget n'a pas expérimenté les évacuations abdominales, tant les émissions sanguines lui semblent préférables, qu'on interroge, sans sortir de notre temps, Louis, Chomel, Andral, Piedagnel, de Larroque, et les faits de leur expérience lèveront toute crainte à cet égard. La théorie, du reste, est parfaitement d'accord avec les résultats de la clinique.

La médication anti-phlogistique découle naturellement de la doctrine de l'entérite folliculeuse; aussi, quoique l'auteur déclare tirer les indications des symptômes, et que nous ne puissions que le louer de prendre en considération les lésions de l'iléon, il nous est impossible de les regarder, avec lui, comme fondamentales, et de diriger contre elles le traitement des phlegmasies simples. Voici ses principes : « (1) En définitive, nous nous en tenons, comme principe général, à la méthode purement symptomatique des anciens, avec cette

(1) *Op. cit.*, pag. 743.

différence que nous avons de plus qu'eux l'encouragement et l'appui du rationalisme déduit de la notion positive des lésions fondamentales. » — En somme, la thérapeutique de M. Forget diffère peu de celle de M. Bouillaud et de Broussais ; l'analogie va jusqu'à l'omission complète des toniques dans le *Traité de l'Entérite folliculeuse.* Ils ne seraient peut-être pas quelquefois inutiles, autant pour relever les forces abattues par la maladie, que pour corriger les effets du traitement, quand il est trop débilitant. — Nous reviendrons sur le remarquable ouvrage que nous venons d'analyser rapidement, quand nous étudierons, à notre point de vue, l'altération du sang dans l'affection typhoïde.

ANDRAL.

Terminons cette revue historique et critique des travaux les plus importants publiés sur l'affection typhoïde chez l'adulte, par la *Clinique médicale* de M. Andral. La doctrine de ce professeur nous paraît plus près de la vérité qu'aucune de celles que nous avons examinées; elle clot l'ère des systèmes exclusifs en élargissant l'horizon de la médecine; elle ne sacrifie ni la *fièvre*, ni l'entérite folliculeuse, et concilie définitivement par l'observation et l'expérience, les liquides et les solides. Aussi représente-t-elle le progrès de la science à notre époque. Nous ne pouvons donc mieux achever la première partie de notre tâche qu'en nous appuyant de l'autorité de ce grand nom, au moment d'exposer notre opinion personnelle après tant d'autres.

La maladie typhoïde apparaît, dès les premières lignes de cet ouvrage, tout autre qu'on ne l'a montrée. Qu'on en juge par la remarquable appréciation que voici : « Tout en admettant la grande importance du rôle joué par l'altération des follicules intestinaux dans un grand nombre de fièvres dites essentielles, peut-on tout expliquer par elle? Nous ne l'avons jamais pensé, et toujours il nous a semblé que ce qui domine dans beaucoup de maladies appelées de ce nom, ce qui leur donne surtout un caractère de gravité, c'est le trouble de l'innervation et de l'hématose (1).

» Il peut arriver qu'au lieu d'avoir son point de départ dans un solide, la fièvre ataxo-adynamique reconnaisse pour origine une altération du sang, soit que cette altération ait eu lieu spontanément et qu'elle ait produit une sorte de scorbut aigu, soit qu'elle suive l'introduction dans le sang d'agents délétères, comme miasmes, virus, matières en putréfaction ; ces agents, après avoir modifié la composition du sang, vont empoisonner les centres nerveux ; alors la maladie est partout où il y a du sang et des nerfs, et partout il peut se former des lésions qui ne jouent plus qu'un rôle secondaire dans la production des symptômes ; et, peut-être, dans l'avenir, sous l'influence d'autres théories qui commencent à se faire jour, effacera-t-on du nombre des causes de l'état typhoïde, la plupart des altérations locales auxquelles on le rapporte aujourd'hui pour l'expliquer lui et ces altérations elles-mêmes, par une modification primitive du sang.

» L'état ataxo-adynamique ou typhoïde, dit plus loin M. Andral, se développe à l'occasion d'un grand nombre d'affections très différentes les unes des autres : c'est une collection de symptômes, identiques quant à leur siége définitif, mais non quant à leur point de départ...

(1) *Clinique médicale*, t. I, pag. 4 et suiv. — Paris, 1839.

Si le point de départ est dans un organe où l'inflammation se développe rapidement, comme dans un poumon ou dans une veine, les symptômes typhoïdes auront, comme cette inflammation, une marche prompte et une terminaison rapide ; que si, au contraire, ils se lient à une inflammation qui, comme celle des follicules intestinaux, a des périodes qu'elle parcourt avec une certaine lenteur, ils seront, comme cette inflammation elle-même, lents à se développer et à se terminer, soit favorablement, soit d'une manière funeste... M. Louis a réservé l'expression de fièvre typhoïde pour l'état morbide qui marche avec l'affection des glandes de Peyer ; cette maladie mérite, sans doute, d'être séparée par ses symptômes, par sa marche, par sa durée, etc., d'une foule d'autres, dans lesquelles, cependant, comme dans la dothinentérie, et même plus constamment que dans celle-ci, existe dès l'abord l'état typhoïde. Car on se tromperait étrangement si on croyait trouver dans toute dothinentérie, les symptômes qui se rattachent à l'expression d'état typhoïde pris dans son sens étymologique... En employant donc et en conservant l'expression de fièvre typhoïde, on ne saurait avoir d'autre but que de faire ressortir les analogies plus ou moins grandes qui existent entre la pyrexie, liée le plus souvent à une inflammation des follicules des intestins, et le typhus. »

M. Andral repousse le nom d'entérite folliculeuse et d'entéro-mésentérite typhoïde, parce que ces expressions lui paraissent « avoir l'inconvénient de jeter trop exclusivement la pensée sur la lésion intestinale, qui n'est certainement ici qu'une fraction de la maladie. »

Tout cela n'a pas besoin de commentaires. Lésion de l'hématose et de l'inervation dans toutes les affections à forme typhoïde ; subordination de l'état local à l'état général dans la fièvre typhoïde, sans méconnaître l'origine intestinale des symptômes ataxo-adynamiques, quand la maladie ne débute pas par une infection du sang ; adhésion à la spécificité en raison des caractères qui la distinguent des affections à physionomie typhoïde dès l'abord ; même essence constante, malgré la légèreté, quelquefois, de l'état ataxo-adynamique ; constante par l'air de parenté qu'offre toujours cette fièvre avec le typhus, et aussi par l'absence possible d'entérite folliculeuse, celle-ci étant cependant liée le plus souvent à la pyrexie ; désignation, enfin, du nom générique de *fièvre*, qui implique mieux sa nature que les mots qui font de la lésion intestinale la base de la définition ; voilà autant de propositions que nous regardons comme essentiellement vraies. Elles sont conformes aux principes que nous allons bientôt exposer ; aussi ne nous arrêterons-nous pas à en démontrer à présent l'importance. Bornons-nous, en attendant, à emprunter à la clinique de ce professeur quelques faits favorables à notre thèse.

Le sujet de la deuxième Observation succomba au sixième jour de l'invasion, au milieu de symptômes ataxiques. L'autopsie ne révéla qu'une simple *tuméfaction des follicules intestinaux ; aucune lésion appréciable dans les centres nerveux;* état sain des autres organes.

La nécropsie n'avait pas montré d'autres lésions chez le malade de l'Observation antérieure à celle-ci. Il avait succombé au neuvième jour de l'invasion; l'un et l'autre avaient, cependant, été soumis à de larges émissions sanguines dès le début, ainsi que les deux étudiants, non moins malheureux, dont M. Andral rapporte aussi l'histoire.

L'insuccès fut le même chez le septième malade, qui présenta d'abord des symptômes d'embarras gastrique, et dont l'état s'aggrava immédiatement après l'ouverture de la veine, quoique l'état des forces l'eût indiquée. La mort arriva au trente-et-unième jour, et l'ouverture des corps ne montra que la *tuméfaction des follicules intestinaux* pour toute lésion.

Même état de l'intestin chez le huitième sujet, qui succomba subitement dans le délire, avec des forces encore considérables. *Le sang était liquide, la rate volumineuse et molle.*

« Ces cas ne sont pas les seuls que je pourrais rapporter, dit M. Andral. » En effet, Louis, Chomel, Grisolle en ont décrit d'analogues. Qui n'a vu, dans les hôpitaux, le diagnostic le plus formel de la fièvre typhoïde manquer, à l'amphithéâtre, de la sanction de l'entérite folliculeuse? Il en serait ainsi, dans un tiers des cas en Ecosse, d'après le docteur Lombard. Pour nous, comme pour les médecins qui croient à l'identité du typhus et de l'affection typhoïde, la lésion de l'iléon, n'est pas indispensable pour caractériser celle-ci. Le défaut de rapport, constaté par presque tous les cliniciens, entre les lésions intestinales et les symptômes typhoïdes ne démontre-t-il pas suffisamment, enfin, que l'affection du sang et des nerfs joue, dans la maladie qui nous occupe, le rôle principal, tandis que celle de l'iléon n'est qu'accessoire. L'accord entre M. Andral et nous ne s'arrête pas là. Nous étayerons, tout à l'heure, une partie de notre thèse de ses études hématologiques et de son expérience thérapeutique.

Nous sommes près d'atteindre le terme de la première partie de notre tâche ; elle sera achevée après l'examen rapide que nous allons faire de l'affection typhoïde des enfants avec MM. Barthez et Rillet.

BARTHEZ ET RILLET.

L'affection typhoïde n'a été bien étudiée chez les enfants qu'après que son identité a définitivement été acquise à la pathologie de l'adulte.

Sous le nom de *febris mesaraïca*, Wendt décrivit, cependant, dès 1822, dans son *Traité sur les Maladies des Enfants*, notre fièvre entéro-mésentérique.

En 1828, Billard concluait de ses recherches sur l'entérite folliculeuse, dans son *Traité des Maladies des Enfants nouveaux-nés*, qu'elle était purement inflammatoire à cet âge, et qu'elle ne revêtait que plus tard les caractères typhoïdes.

L'ouvrage le plus complet que la science possédât avant celui que nous allons analyser, fut publié, à Leipzig, par Meissner, en 1838.

Pendant que M. Taupin faisait paraître dans le *Journal des connaissances médico-chirurgicales*, année 1839, d'excellentes études cliniques sur ce sujet, M. Rillet traitait la même question dans un mémoire de concours pour les prix des internes des hôpitaux de Paris ; ce fut l'objet de sa thèse inaugurale, en 1840. Les opinions de ces auteurs sont trop originales, et leur mérite réciproque trop réel, pour qu'il soit permis de voir autre chose qu'un fait de coïncidence dans la simultanéité et l'identité de leurs recherches.

MM. Barthez et Rillet ont observé que plus les enfants sont jeunes, moins ils sont sujets à l'affection typhoïde. Voici, du reste, les résultats de leur statistique (1) : « La fièvre typhoïde est surtout fréquente de neuf à douze ans, moins fréquente de quatre à huit, rare enfin dans les premières années de la vie et d'autant plus qu'on s'approche davantage de la naissance. »

A ne consulter que notre expérience, l'entérite folliculeuse, l'entérite villeuse à forme typhoïde sont plus communes que la fièvre typhoïde proprement dite ; la confusion même de ces diverses maladies nous paraît facile, quand les symptômes ataxo-adynamiques sont légers, tardifs, et que la contagion ne peut être invoquée.

L'ouvrage que nous avons sous les yeux renferme des cas de très jeunes enfants, chez qui l'affection reconnaissait cette dernière origine. « M. Rillet a vu à Genève, lisons-nous, quatre enfants, dont deux âgés de sept mois, un de dix et un de treize, atteints d'une fièvre typhoïde des mieux caractérisées. Dans trois cas, la maladie s'était développée sous l'influence de la contagion. Les uns guérirent ; deux moururent, et les lésions caractéristiques de la dothinentérie furent constatées. »

(1) *Traité clinique et pratique des Maladies des Enfants* par MM Barthez et Rillet. — Paris 1853. t. II, pag. 713.

Outre les faits de contagion observés par M. Rillet, M. Barthez raconte qu'un enfant de huit ans, atteint de fièvre typhoïde, et soigné par sa mère avec un dévouement et une assiduité de tous les instants, lui communiqua cette affection à laquelle il put échapper, mais dont elle mourut. — Dans un autre cas, la transmission fut la même, mais l'issue moins malheureuse. M. Barthez a vu en consultation, à Neuilly-sur-Marne, une petite fille de six ans qui tenait la fièvre typhoïde de son frère, quoiqu'ils n'habitassent pas la même chambre. Ce dernier était venu de Paris frappé de cette maladie. — Abercombrie, enfin, a observé la dothinentérie chez des enfants de six et sept mois.

Nous avons dit plus haut quelle influence nous attribuons à l'air atmosphérique dans l'étiologie; les auteurs du Traité que nous analysons reconnaissent que « l'acclimatement joue, chez l'adulte, un grand rôle dans la production de l'affection typhoïde. » Voici, à cet égard, les résultats statistiques obtenus dans leur service spécial d'enfants : Sur quatre-vingt-un petits malades, vingt étaient à Paris depuis six mois, dix-neuf depuis un an, dix-neuf depuis un à deux ans, et dix-neuf depuis plus de deux ans. Ce sont à peu près les données fournies par M. Taupin. La part de l'acclimatement ne peut donc être contestée, quoiqu'elle paraisse moins grande à cet âge que chez les adultes. La force de la constitution, le sexe masculin ont paru à MM. Barthez et Rillet des causes prédisposantes.

Empruntons à ces auteurs les considérations suivantes, qu'on ne saurait trop méditer avant d'étudier le traitement :

« 1° La forme légère se termine presque toujours par la santé.

» 2° Le danger de la forme grave, et quelquefois de celle qui est très grave, dépend le plus souvent des complications qui surviennent pendant son cours.

» 3° La plupart des complications se développent sous l'influence de la faiblesse ; il faut éviter, en conséquence, et surtout à l'époque où d'ordinaire les complications prennent naissance, toute médication qui aurait pour effet d'accroître la débilitation.

» 4° L'opportunité de certaines méthodes varie beaucoup aussi suivant la période à laquelle la maladie est parvenue.

» 5° Dans l'impossibilité de l'enrayer, il faut tâcher de calmer les symptômes pénibles (1). »

Ces préceptes pleins de sagesse sont puisés dans la connaissance exacte de la nature de l'affection typhoïde ; ils s'appliquent aussi bien aux adultes qu'aux enfants. La maladie étant identique, il ne saurait y avoir, en effet, pour les malades de ces deux catégories, de différences radicales de traitement. Il n'en est rien cependant. Autant nous avons constaté de dissidences profondes dans la thérapeutique des premiers, autant l'accord est

(1) *Op. cit.*, pag. 718.

général, sur les indications principales, quand il s'agit des seconds. La raison en est que, la résistance des forces chez les uns fait souvent illusion, pendant l'administration des antiphlogistiques, tandis que l'adynamie se manifeste si vite chez les enfants, qu'on est bientôt averti du danger, et que les plus systématiques sont forcés de s'arrêter. Cette intolérance évidente trahit l'antipathie de la fièvre typhoïde et des émissions sanguines ; c'est une lumière pour la médecine des adultes.

Voici ce que l'expérience a appris à MM. Barthez et Rillet sur les antiphlogistiques : « A part des cas exceptionnels où les émissions sanguines ont diminué l'intensité du mouvement fébrile, nous n'avons jamais observé qu'elles aient eu une influence heureuse sur les symptômes ; au contraire, il nous a semblé que si elles était abondantes, les accidents nerveux étaient évidemment exaspérés (1). »

L'opinion de M. Taupin est identique. Les émissions sanguines lui ont paru affaiblir beaucoup les malades, rendre les affections plus longues ; elles exposent, en outre, dit-il, les enfants à contracter des maladies auxquelles leur faiblesse ne permet pas de résister.

Nous partageons ces appréciations, fruit d'une grande et judicieuse pratique. Elles nous forcent à nous demander une seconde fois d'où vient que le progrès ait été si rapide dans la clinique de l'enfant, et si lent dans

(1) *Op. cit.*, pag. 721.

celle de l'adulte. Il nous semble que la faute en est aux systèmes divers qui se sont succédé en médecine. Les praticiens les plus éclairés ont fait de l'observation de parti pris, et méconnu des erreurs dont ils auraient été frappés s'ils eussent été sans prévention. C'est la thérapeutique qui juge les systèmes, et ceux qui ne résistent pas à l'épreuve clinique sont décidément mauvais. Mais cet arrêt ne dissipe pas toujours l'aveuglement des esprits systématiques. Aussi bien l'empirisme, tout aveugle qu'il est lui-même, approche-t-il quelquefois plus de la vérité que les plus brillantes doctrines. C'est en se tenant près de la méthode expérimentale que la médecine des enfants a évité les écueils où sont venus échouer les théories thérapeutiques de l'autre médecine.

La médication de prédilection de M. Taupin est celle des purgatifs : « Ils ont presque toujours semblé modifier avantageusement et de bonne heure, écrit-il, les accidents cérébraux et abdominaux (1). » Mais il ne les a pas vu juguler l'affection en quelques jours.

L'examen cadavérique semble inspirer à MM. Barthez et Rillet des réserves touchant cette médication. On ne saurait, en effet, en user avec trop de ménagements ; mais il ne nous paraît pas possible de tirer une condamnation des chiffres suivants : « Sur vingt-sept autopsies de fièvres typhoïdes, lisons-nous, nous avons dix-sept fois constaté une lésion des intestins *en dehors*

(1) *Op. cit*, pag. 15.

des plaques, et, parmi ces dix-sept malades, neuf avaient été traités par les purgatifs, tandis que sur les dix autres, qui n'étaient pas atteints d'*entérite,* trois seulement avaient été soumis à cette médication (1). »

En d'autres termes, les purgatifs ont été administrés à des malades atteints d'entérite folliculeuse, sans qu'il en soit résulté d'extension inflammatoire, et l'*entérite* a compliqué la cryptite alors que cette médication n'était pas mise en usage. C'est juste l'opposé de ce que semblent exprimer les chiffres précédents, et c'est tout aussi vrai. Il faudrait, pour que le résultat statistique fût ici rigoureux, que l'*entérite* ne se fût produite qu'à la suite des purgatifs, et qu'elle en eût été un effet constant. Mais une démonstration pareille est impossible, aussi bien que la preuve contraire. Louis, par exemple, ne nous a-t-il pas montré combien d'organes divers et de parties différentes du tube digestif, depuis l'œsophage jusqu'au colon, pouvaient participer de la maladie ? Par conséquent, pourquoi s'étonner, lorsqu'on ne s'occupe que d'autopsies, de trouver la membrane villeuse enflammée ? La clinique est certainement un meilleur flambeau pour éclairer ce point de thérapeutique que l'amphithéâtre. L'une montre les effets des purgatifs sur les symptômes, tandis que l'autre ne permet pas de distinguer parmi tant de lésions, celles qui appartiennent à la maladie de celles qui pourraient dépendre du médicament.

(1) *Op. cit.*, pag. 720.

Les toniques sont employés par MM. Barthez et Rillet à la période du déclin : « Quelques-uns de nos malades, lisons-nous, atteints d'une dothinentérie dans laquelle l'adynamie avait prédominé, ou chez lesquels elle avait persisté dans la convalescence, ont été à une période variable, mais en général avancée de la maladie, mis à l'usage de la médication tonique (1). »

En résumé, le trait particulier de la fièvre typhoïde des enfants est la tendance à l'adynamie, conséquence de la faiblesse de cet âge. Même étiologie, sans excepter la contagion, que pour l'adulte ; existence relativement fréquente de l'entérite villeuse et de l'entérite folliculeuse simples : extension de l'inflammation spécifique des cryptes à la membrane muqueuse voisine, d'où résultent quelques difficultés pour le diagnostic et le traitement; mais identité de nature de l'affection typhoïde à tous les âges. Seulement, réserve obligée à l'endroit des émissions sanguines chez les enfants, et précaution particulière dans l'emploi des purgatifs; impossibilité de juguler la maladie par quelque médication que ce soit; expectation dans les cas légers; combattre les accidents cérébraux et abdominaux par de douces purgations; éviter les antiphlogistiques dans les formes graves, afin d'échapper aux complications que favorise particulièrement l'adynamie; corriger celle-ci par les toniques, quand la pyrexie est tombée et que l'alimen-

(1) *Op. cit.*, pag. 723.

tation peut être commencée. — Tels sont les fruits de l'expérience de MM. Taupin, Rillet et Barthez. Ils sont conformes à ce que nous ont enseigné la clinique des enfants et celle des adultes.

Avant d'entamer la deuxième partie de ce travail, jetons un coup d'œil synthétique sur la période dont nous venons d'achever l'analyse.

RÉSUMÉ DE LA DEUXIÈME PÉRIODE.

Bichat mit dans les main de l'ancienne médecine le flambeau de l'anatomie et de la physiologie. Il nous a appris à chercher le rapport des symptômes et des lésions, et à demander au scalpel le mot des énigmes cliniques. Il ne négligea aucun tissu, ni aucun système dans l'homme malade, et ne sacrifia pas les liquides aux solides, comme firent ses disciples, entraînés par une trop vive réaction contre le passé.

Quoique un peu trop conservateur, Pinel appartient à la nouvelle école. Sa doctrine exprime le conflit de deux époques, et comme de deux courants d'idées différentes. Vainement il essaya d'en opérer la fusion ; mais s'il échoua dans sa laborieuse tentative, il ne supprima aucun des éléments du débat, et légua au tribunal de l'avenir le dossier complet de l'importante question des fièvres.

Cependant, au fond d'un amphithéâtre obscur, un médecin plus libre des préjugés de la vieille médecine et véritablement inspiré des nouveaux principes, Prost préparait modestement les matériaux qui devaient servir, dans des mains plus hardies, à fonder le système de la gastro-entérite et à édifier la doctrine de l'affection typhoïde.

La voix de Prost fut bientôt couverte par celle de Broussais, qui en domina tant d'autres. Ce réformateur soumit à un examen nouveau les doctrines médicales, et les rejeta toutes pour mettre à leur place la doctrine physiologique. Il en prit les éléments dans les écoles de Strasbourg, de Montpellier, d'Edimbourg et de Paris, les fondit et en tira la *gastro-entérite.* C'est avec cette arme anatomique et physiologique qu'il alla combattre Brown. Il atteignit l'auteur écossais au milieu des nuages de la métaphysique, et les coups qu'il lui porta prouvèrent en faveur de l'exactitude et de la précision de la nouvelle physiologie. — Broussais appelait en même temps Pinel à l'amphithéâtre, et battait le symptomatologiste avec l'anatomie pathologique. Bientôt le dernier abri de l'essentialité s'écroula. Mais le but était dépassé. Toutefois, les altérations du tube digestif étaient désormais acquises à la pyrétologie, et l'unité des fièvres sinon démontrée du moins préparée.

Ce fut l'œuvre que tentèrent Petit et Serres, sans pouvoir complètement l'achever. Ils prouvèrent bien la constance des lésions intestinales dans la fièvre entéro-mésentérique, mais il méconnurent son identité avec les six ordres de Pinel.

Il appartenait à Bretonneau, de Tours, de déterminer le siége folliculaire de la phlegmasie de l'iléon, et d'opérer définitivement la fusion de tous les ordres de pyrexie dans la dothinentérie.

Les dénominations de fièvre entéro-mésentérique et

de dothinentérie annoncent que l'essentialité avait résisté aux attaques de Broussais. La réaction commencée par Petit et Serres et Bretonneau fut continuée par Chomel et M. Bouillaud : l'infection générale primitive et secondaire fut de nouveau restaurée.

Toutefois, l'influence de la doctrine physiologique avait été profonde. Louis soumit au contrôle de la clinique et du scalpel la synthèse de Bretonneau, et ne vit dans la fièvre typhoïde qu'une entérite folliculeuse ; il fit des lésions de l'iléon le fond de la maladie, malgré leur disproportion avec l'état général, la marche et la nature particulière des symptômes et l'insuffisance, sinon le danger, de la médication antiphlogistique.

Ce solidisme ne satisfit pas Chomel. Il se sépara sur plusieurs points de Louis ; et, malgré ses réserves, tint le langage et la conduite d'un infectioniste. Sa conviction, toutefois, laissait à désirer, sa méthode, dite rationnelle, trahit une doctrine incertaine et rappelle trop la thérapeutique symptomatologique de Barthez. Quoi qu'il en soit, il rompit avec les systèmes, et nous préserva de leurs excès. Il ne se borna à recueillir et à coordonner les matériaux de la science, que de peur de bâtir à son tour sur le sable.

Tout en restaurant l'entérite folliculeuse de Louis, M. Forget admet, quoique exceptionnellement, l'infection primitive et secondaire. Sa doctrine incline un peu trop, à notre avis, du côté des solides ; mais c'est une partie de son mérite. Il a prouvé, en effet, que l'entérite folliculeuse ne supposait pas nécessairement la fièvre typhoïde. Nous regrettons seulement qu'il ait généralisé l'exception au point d'identifier deux maladies distinctes.

Le médecin qui nous a paru avoir le mieux jugé l'état présent et l'avenir de la pyrétologie, nous l'avons dit est M. Andral. Il démontre la solidarité des altérations du sang, des nerfs et des organes dans les fièvres. L'infection miasmatique, l'inflammation intestinale, l'intoxication consécutive, les états typhoïdes sont exactement appréciés dans leur mécanisme et leur nature par ce savant professeur. En un mot, comme le voulait Bichat, il embrasse dans son étude l'organisme entier, le trouve imprégné de la cause morbifique, et en déduit l'essence et le traitement de l'affection typhoïde.

Enfin, MM. Barthez, Rillet et Taupin ont atteint d'emblée, et même dépassé le niveau de nos connaissances sur la dothinentérie des adultes. Si bien que l'essence adynamique de cette maladie, et, partant, la nécessité de ménager les forces pendant toute sa durée, ont aujourd'hui leur preuve la plus irréfragable dans la clinique des enfants.

En résumé, par la seule observation des symptômes, la période hippocratique a découvert le génie putride, les lésions intestinales et le traitement anti-septique des fièvres continues; nous devons à la deuxième période d'avoir démontré l'étroit rapport de l'entérite folliculeuse avec l'affection générale, prouvé l'identité des divers ordres de pyrexie, éclairé la symptomatologie par l'anatomie pathologique, et soumis à un contrôle expérimental et raisonné toutes les médications et toutes les doctrines. En un demi-siècle, enfin, l'école française a achevé l'œuvre de plus de deux mille ans.

DEUXIÈME PARTIE.

APPRÉCIATION

DE LA NATURE, DES CAUSES & DU TRAITEMENT

DE L'AFFECTION TYPHOIDE.

« *Ipse enim ut vera fatear, quæ diligenti observatione, et maturâ didici meditatione, à duabus potissimum causis, malignas has febres observavi, inflammatione viscerum et ab apparatu pravorum, crudorumque humorum, in primis viis, vel in massâ sanguinis.* »

BAGLIVI, *op. cit.*, pag. 52.

Avant de tenter la solution du difficile problème sur lequel nous avons vu s'exercer tant d'esprits éminents, posons quelques principes fondamentaux de physiologie et de pathologie générale.

CONSIDÉRATIONS DE PHYSIOLOGIE & DE PATHOLOGIE GÉNÉRALE.

La clinique ne serait qu'un tissu d'énigmes sans la connaissance préalable des lois qui régissent l'économie. Elles sont de deux sortes : les unes sont du domaine des sciences physiques, chimiques et mécaniques ; les autres règlent les forces physiologiques : celles-ci doivent seules nous occuper.

La force végétative est la première d'entre elles, dans l'ordre d'importance et d'évolution. Elle préside à la génération et à la nutrition, c'est-à-dire à la multiplication des éléments générateurs, au développement des organes et à leur entretien. Elle est antérieure à la sensibilité et à la motricité. Elle apparaît lorsque la cellule ovulaire fécondée se transforme, par des mutations successives, en tissus, appareils, organes, suivant les types primordiaux spécifiques et individuels. Elle est inhérente à la matière organisée ; les cellules se métamorphosent, se multiplient, en vertu du même principe, dans la salamandre, dans l'homme et dans une rose. Certaines espèces animales se perpétuent par scissiparité, comme des espèces botaniques, par bouture, en vertu de cette force. Grâce à elle, la reproduction de l'homme lui-même n'est qu'une division d'individus. Les segments paternels et maternels, dans les deux règnes, ne font que s'agréger, se combiner, d'après un certain plan, à la manière des molécules constituantes des agrégats inorganiques. Elle sépare la vie de la matière morte ou l'infuse dans la matière qui n'a pas vécu.

Cette force paraît d'autant plus analogue à celle qui développe les végétaux que ses manifestations sont plus indépendantes de la force nerveuse. Entre certains bourgeons charnus et des végétations botaniques, qu'y a-t-il de différent que la qualité du liquide qui nourrit les cellules et la virtualité typique qui réalise le dessin de chaque espèce, de tout individu. Les formes et les forces spécifiques et individuelles sont transmises aux germes par leurs générateurs; les puissances radicales, les constitutions, les tempéraments, les idiosyncrasies, les dispositions, l'équilibre de la santé et la pente vers la maladie, dépendent de l'hérédité et des circonstances qui l'accompagnent; nous n'acceptons l'innéité ni en physiologie, ni en pathologie. L'homme se reproduit par pure segmentation; réalise son type par multiplication cellulaire, d'après le plan empreint dans ses élements primordiaux, et se conserve, en vertu de la propriété végétative inhérente à sa substance, tout comme les plantes.

Seulement son organisation est plus complexe que celle des végétaux. Dès les premières semaines de la vie embryonnaire, il possède des tissus sensibles et contractiles, destinés à la vie animale et à la vie organique. La sensibilité et la motricité, qui secondent la végétativité dans les fonctions de nutrition, entretiennent l'individu, à son insu, dans l'état de santé, et ne révèlent leur existence, par la douleur et les troubles fonctionnels, que lorsqu'elles sont blessées par une cause quelconque. En même temps, la sensibilité et la motricité conscientes dirigent l'agglomérat toujours en mutation et toujours entier, au milieu des dangers qui le menacent au dehors, tout en veillant à la satisfaction des besoins réparateurs du dedans. — Ainsi s'établit l'unité et l'harmonie dans l'organisme.

Les organes sont liés entre eux par des synergies et des sympathies, associations nerveuses destinées à conserver l'individu et l'espèce dans l'état de santé et dans la maladie. Les symptômes sont des réactions de cette espèce ; aussi les a-t-on regardés, avec raison, comme l'effort de la nature. Nous ne pensons pas, comme le voulaient Van-Helmont, Sthol, Hoffman, Cullen, Barthez, que la crise puisse être rapportée à des archées, à l'âme, aux esprits animaux, au système nerveux ou au principe vital. Elle nous apparaît à la fois comme expression des propriétés végétatives, sensitives et contractiles des tissus, modifiées à l'infini par la structure anatomique des organes, appareils et systèmes, et les lois physiques, chimiques, statiques et mécaniques. La crise, en un mot, est une réaction pathologique soumise, comme les fonctions physiologiques, aux lois multiples qui concourent à la conservation ou à la transmission de la vie. La doctrine des jugements naturels a, sans doute, été portée trop loin, lorsqu'on l'a fait aboutir à l'expectation absolue. Mais elle est aujourd'hui trop oubliée. Si le médecin était plus pénétré de son importance, il interviendrait moins souvent hors de propos, et seconderait mieux l'effort de l'organisme, particulièrement dans l'affection typhoïde.

Les empoisonnements réclament, il est vrai, en général, de prompts secours ; mais la prudence est, dans tous les cas, la première indication. Il faut se garder de blesser le malade en cherchant à le délivrer de la maladie. Quand l'intoxication est légère, par exemple, les médications énergiques sont au moins superflues. Fût-elle grave, et possédât-on un médicament spécifique, il ne serait que plus nécessaire de pénétrer les intentions de la nature, c'est-à-dire d'utiliser les sympathies curatrices des viscères, afin d'éliminer la cause morbifique? La thérapeutique ne possède pas, il est vrai, contre le principe des maladies infectieuses, d'agents comparables aux antidotes de la toxicologie; mais dans tous les empoisonnements on poursuit l'expulsion, sinon la neutralisation, de la matière toxique, en s'appuyant sur les fonctions les plus propres à favoriser cette fin.

Le désordre qui a rayonné sympathiquement d'un organe à plusieurs, et propagé l'émoi à tous les systèmes, jusqu'aux centres nerveux, éveille en ceux-ci des idées et des sentiments qui viennent s'ajouter au concert des symptômes. Les affections intellectuelles et morales, primitives, essentielles, peuvent devenir elles-mêmes, par des spasmes, des contagions, des troubles fonctionnels répétés, habituels, la cause prochaine de maladies organiques. De sorte qu'entre les affections physiques et psychiques, la solidarité est telle que l'homme entier est en souffrance, dans toute affection d'un certain degré. Toute lésion, tout symptôme, quelles qu'en soient la nature et l'origine, tend fatalemennt à se généraliser.

Prenons pour exemple de ce que nous avançons la pneumonie. Négligeons les préoccupations morales de diverses sortes qui peuvent occuper l'esprit du malade et réagir sur l'état général, et les troubles psychiques symptomatiques de l'inflammation pulmonaire et de la fièvre; indiquons seulement la gêne respiratoire, la douleur de côté, la fatigue de la toux et leurs effets sympathiques ou éloignés ; ne constatons dans le sang qu'un excès de fibrine; supposons que la pneumonie ne soit pas arrivée à suppuration, et qu'aucun principe septique n'ait été absorbé ; l'hématose n'est-elle pas lésée par la seule obstruction du poumon? Le sang, plus riche en acide carbonique et plus pauvre d'oxigène, n'entraîne-t-il pas un commencement d'asphyxie dans tous les organes ? L'inervation ainsi troublée n'aggrave-t-elle pas la viciation du sang et, par suite, celle des sécrétions, qui peuvent, en outre, être taries ou surabondantes? Les fonctions organiques et animales sont donc lésées par une simple phlegmasie pulmonaire. Qu'est-ce donc lorsque l'altération des solides et des liquides est devenue plus profonde, et qu'aux symptômes inflammatoires s'ajoutent des phénomènes ataxo-adynamiques?

Mais passons de cette espèce à une maladie primitivement infectieuse, qui débute par un empoisonnement du sang, des nerfs, et une phlegmasie septique des organes d'absorption. Qui prétendra que l'affection, alors, n'est pas générale? N'est-ce pas le cas de la fièvre typhoïde ? Est-il permis de la localiser dans les cryptes de l'iléon ?

Il importe de rechercher la cause dans toute maladie. La cause se retrouve dans la lésion et le symptôme, même alors qu'elle ne se dénonce par aucun caractère appréciable à l'observation ; aussi disons-nous, avec Bichat : (1) « Je crois que si on examinait attentivement les affections locales et les fièvres générales, on trouverait toujours une espèce de fièvre, correspondant par sa nature à une espèce d'affection locale. » Quoique cette opinion puisse être, quelquefois, d'une démonstration difficile, il n'en est pas ainsi dans la fièvre typhoïde. La cause tient ici toute l'économie sous sa loi. La pénétration est si complète, que les tissus se comportent devant ce germe septique comme la matière organique privée de vie devant les êtres qui opèrent la fermentation. L'agent spécifique frappe, sans exception, tous les systèmes, infecte tous les appareils, trouble toutes les fonctions, imprégne, en un mot, l'organisme entier de son essence septique et putride.

La nature de la fièvre typhoïde se compose donc plus que celle de toute autre maladie de la *cause essentielle*, de ses lésions et de ses symptômes. Nous n'ajoutons pas le traitement, quoi qu'en ait dit Broussais, parce que si le *naturam morborum ostendunt curationes* est un apophtegme de clinique, il ne saurait en résulter, dans

(1) *Anat. gén.*, t. IV, pag. 561.

aucun cas, que le remède fasse partie de la maladie. Tessier, confondant la prédisposition avec la diathèse, va jusqu'à dire que « la prédisposition est la maladie en puissance (1) » Nous regardons, avec Baglivi, la cause proéguménique comme un consentement préalable au mariage de l'organisme avec la cause quelle qu'elle soit ; mais cette disposition à l'union, cette qualité du sol, n'est évidemment pas la semence. Les causes procathartiques ou occasionnelles, qui supposent la prédisposition, et sans laquelle *exercere vim suam non valent* ne sont encore que la charrue qui a préparé la terre pour les semailles. Ce sont elles qui *causam proximam ad actum educunt;* mais il faut les distinguer de la cause prochaine, *primo-prima quæ posita ponitur morbus, et ablata aufertur*. Telle est la cause spécifique, l'agent infectieux et virulent qui donne à l'affection typhoïde son génie putride et inflammatoire ; ce sera l'objet principal de notre étude. Nos recherches sur la nature et le traitement de cette maladie seront à la fois la conséquence et la preuve de l'étiologie. Disons d'abord un mot de la prédisposition.

(1) *Etudes de Médecine générale*, par TESSIER. — Paris, 1855, pag. 82.

DE LA PRÉDISPOSITION.

La prédisposition se manifeste surtout dans les épidémies, et particulièrement dans celles de fièvre typhoïde. Tous les médecins qui ont observé les épidémies dothinentériques, ont été frappés de l'immunité de certains sujets et de l'aptitude singulière d'autres personnes, quelque favorables ou funestes que fussent d'ailleurs les circonstances extérieures.

Parmi les causes prédisposantes à la fièvre entéro-mésentérique, l'âge est la plus active ; les statistiques sont unanimes sur ce point. De la naissance à la vingt-cinquième année environ, la disposition augmente, pour décroître ensuite, en raison directe des années, et disparaître à peu près entièrement vers soixante ans. Toutefois, la nature se plaît trop souvent à démentir les chiffres statistiques, pour qu'il soit permis d'en établir de rigoureux. Ceux qui sont consignés dans les traités spéciaux expriment, à peu près, la moyenne que nous venons de donner.

Une prédisposition notable du sexe masculin a été signalée, chez les enfants, par MM. Rillet, Barthez, Taupin et Barrier. Pareille aptitude a été constatée pour les petits sujets doués d'une forte constitution ; elle a été prêtée aux adultes observés dans les hôpitaux de Paris. Mais la plupart de ces malades, venant de la province, possèdent en général des constitutions excellentes ; il ne faudrait donc pas exagérer l'importance de leurs forces physiques, au point de vue étiologique. Qui n'a vu, d'ailleurs, des personnes de délicate constitution atteintes de fièvre typhoïde ? Cette prédisposition, quoique réelle, est donc beaucoup moins grande que celle de l'âge.

Les préoccupations morales profondes, tenaces, disposent à cette maladie par la prostration. La tristesse épuise les foyers d'inervation, comme une hémorrhagie le système circulatoire, et produit quelquefois des effets généraux plus graves. Les forces radicales sont taries à leur source ; tout l'être est bientôt languissant. La langueur morale est une sorte de typhus de l'esprit ; aussi les épidémistes des armées ont-ils regardé cette influence dépressive comme éminemment prédisposante. Les cliniciens des grands hôpitaux, Louis, Chomel, Andral, Forget, sans remonter plus haut et invoquer d'autres autorités de notre temps, ont mis cette vérité hors de doute.

Mais les passions tristes, la plus forte constitution et l'âge de vingt à trente ans ne suffisent pas à déterminer l'affection typhoïde. On a invoqué le changement de vie, de régime, les excès, les privations... toutes circonstances qui, jointes aux précédentes, sont capables de préparer l'adynamie. Toutefois, elle ne se rencontrent pas assez fréquemment chez les sujets des hôpitaux de Paris pour qu'elles aient une importance étiologique de premier ordre. La plupart de ces nouveaux habitants, en effet, mènent une vie plus douce, ont une alimentation meilleure, et une satisfaction d'esprit plus grande à Paris que dans les villes ou campagnes qu'ils ont quittées. Il est, enfin, des personnes qui ont partout et toujours le plus parfait comfort, et qui n'échappent pas au fléau. Il faut donc chercher hors du régime de l'esprit, du corps, c'est-à-dire dans l'atmosphère, la cause morbifique. C'est l'opinion de tous les observateurs d'épidémies de fièvres continues, depuis Hippocrate jusqu'aux auteurs contemporains qui ont accordé à l'acclimatement et à la contagion la plus large part au développement de l'affection typhoïde.

Mais l'atmosphère renferme-t-elle un principe septique particulier? Quelle est son essence, s'il existe? Quelle est son origine? Comment s'introduit-il dans l'organisme? Quelles lésions, quels symptômes en sont les effets? En un mot, quelle est la nature de la maladie, et quel est son traitement? Tel est le programme qui nous reste à traiter.

Et d'abord, existe-t-il des agents toxiques dans l'air atmosphérique?

Tout le monde connaît les expériences du savant comte Moscati, de Milan, qui recueillit, sur un vase rempli d'un mélange réfrigérant et exposé, le soir, audessus d'une rizière, de la vapeur condensée, qui développait, par sa décomposition spontanée, une odeur fétide et caractéristique. Il obtint de pareils résultats, dans les salles de l'Hôtel-Dieu de Milan, en plaçant le même appareil entre les lits des malades. Ce sont des preuves certaines du mélange, avec la vapeur d'eau hygrométrique, de substances organiques fermentescibles, dont les effets toxiques avaient déjà dénoncé l'existence.

L'eau abandonnée, en vases ouverts, dans les amphithéâtres de dissection, ne tarde pas à contracter les qualités des liquides septiques; ce qui démontre que l'air peut se charger d'émanations animales susceptibles de se condenser et de se dissoudre.

Qui ne sait qu'un verre d'eau, laissé, la nuit, dans une chambre à coucher, possède, le lendemain, une saveur nauséeuse, due aux exhalaisons cutanées, pulmonaires et autres?

Nul médecin ne doute que l'intoxication paludéenne ne résulte de miasmes marématiques. — L'acclimatement des Européens, en Amérique, se paye souvent, comme chacun sait, de la fièvre jaune, et la contagion de cette maladie par un agent atmosphérique est incontestable. Nous voyons, tous les jours, les affections exanthématiques se communiquer par cette voie. Il n'est donc pas possible de nier l'existence de causes morbifiques dans les milieux divers où nous respirons.

C'est là que nous chercherons la cause déterminante de l'affection typhoïde. Nous avons vu, en procédant par exclusion, qu'elle ne pouvait être ailleurs; l'induction tirée des fièvres exanthématiques et paludéennes nous confirme dans cette opinion ; l'étude de la contagion va porter notre présomption près de la certitude ; nous essayerons enfin, avec Becquerel, une démonstration directe, à laquelle nous donnerons pour preuve l'invasion, la marche, les lésions, les symptômes de la maladie, l'altération des liquides et des solides pendant la vie et après la mort, et le traitement lui-même.

DE LA CONTAGION.

La plupart des maladies épidémiques sont contagieuses. La contagion a lieu tantôt directement, tantôt indirectement. Dans le premier cas, la transmission se fait par un contage fixe; il a la forme haliteuse dans la seconde. Ainsi se communiquent la syphilis et la rougeole. L'air peut être le véhicule de l'agent infectieux sans que la contagion en soit la conséquence; exemple la fièvre des marais. D'autres fois, la viciation atmosphérique qui engendre *primitivement* la maladie, comme dans le typhus, n'a rien de contagieux, mais les émanations des sujets atteints revêtent ce caractère. Il y a des affections médiatement et directement communicables : la petite vérole; d'autres ne se transmettent que dans l'une de ces conditions. Il est, enfin, des maladies épidémiques, engendrées par certaines constitutions atmosphériques, qui n'ont rien de contagieux. Ce sont ces influences barométriques, thermométriques, hygrométriques, électriques... qui déterminent tant de variétés dans les épidémies contagieuses. La fièvre typhoïde, par exemple, qui offre les caractères de l'infection et de la contagion, immédiate et indirecte, doit souvent à ces causes une partie des nombreuses formes qu'elle revêt.

Ajoutons que la génération spontanée des espèces

morbides nous paraît incontestable, et que nous regardons, quoique spécifiques, la fièvre typhoïde et le typhus comme capables de se développer dans des conditions données et sans germe préalable, de même que les affections éruptives des enfants. Le charbon, la morve, les eaux aux jambes, etc., une foule de maladies contagieuses des diverses espèces animales sont autant d'arguments irrécusables à l'appui de cette thèse, que nous ne pouvons nous arrêter à discuter ici. Rappelons, toutefois, que telles maladies qui ne se transmettent, sous nos yeux, que par inoculation, se produisent spontanément dans les climats d'où elles sont originaires.

Quoiqu'il en soit, la contagion atmosphérique est aujourd'hui acceptée de presque tous les auteurs, hormis Ozanam (1). « On inculpe bien gratuitement, dit-il, l'air d'être le véhicule de la contagion. S'il en était ainsi, combien la propagation des maladies contagieuses ne serait-elle pas plus générale, plus prompte et plus fréquente? et combien ne serait-il pas difficile de s'en préserver? » Nous n'opposerons à ces assertions que la classification de l'auteur lui-même : « Les contages se divisent en deux classes, lisons-nous : 1° en haliteux ou infectieux, c'est-à-dire qui, sous une forme de vapeur invisible et expansible, *transportent la maladie d'un individu contagié à un autre qui est sain.* » — Quelle que

(1) *Maladies épidémiques*, par OZANAM. t. I. pag. 73. — Paris et Lyon, 1835.

soit la nature intime des contages halitcux est-il permis d'affirmer, « qu'il est bien prouvé aujourd'hui que *l'air n'a aucune part* à la contagion, » lorsqu'on ajoute : « Les ferments ou principes délétères de certaines maladies contagieuses, telles que la fièvre nosocomiale, carcérale, navale, ne se forment et ne se développent que *par le défaut de renouvellement de l'air* (1)? » L'opinion d'Ozanam nous paraît assez incertaine, à n'en juger que par ces extraits, pour que nous ne nous arrêtions pas à la combattre.

Il est de la plus haute importance, dans la question qui nous occupe, de dissiper toute ambiguité touchant le sens du mot contagion. Nous l'avons pris dans la large acception de *communicabilité d'une maladie spécifique;* c'est dire que la définition suivante, donnée par M. Anglada, nous paraît répondre à toutes les variétés de contage (2). « J'appellerai contagion, dit-il, la transmission d'une affection morbide de l'individu malade à un ou plusieurs individus, par l'intermédiaire d'un principe matériel qui, étant le produit d'une élaboration morbide spécifique, provoque chez ceux qu'il atteint d'une manière immédiate ou médiate, pourvu qu'ils soient convenablement prédisposés, une maladie semblable à celle dont il provient. La contagion est un véritable

(1) *Op. cit.*, pag. 46.

(2) *Traité de la Contagion*, par CH. ANGLADA. — Paris 1853. t. I. p. 12.

empoisonnement, elle est le produit d'un agent vénéneux venu du dehors, d'un virus. » Ce cadre convient parfaitement à la contagion de l'affection typhoïde. Ces considérations étiologiques importantes nous prouvent, comme au savant professeur de la Faculté de Montpellier, quelles lumières jaillissent de la pathogénie pour la prophylaxie et la thérapeutique. Recueillons du même auteur de précieux témoignages sur la contagion du typhus et de la pourriture d'hôpital ; on en sent le prix pour nos recherches étiologiques : « (1) La contagion de la pourriture d'hôpital est aussi avérée que son origine infectionnelle. J'ai déjà dit que le typhus, infectionnel dans son étiologie initiale, pouvait se montrer contagieux au plus haut degré dans sa propagation consécutive. »

Delpech a écrit au sujet de la contagion atmosphérique de la pourriture d'hôpital : « L'air, tous les matériaux propres aux pansements, et surtout ceux qui s'emparent facilement de l'humidité de l'atmosphère (expériences du comte Moscati), comme la charpie et le linge, les étoffes, les instruments de chirurgie mal tenus, les doigts, peuvent se charger de la matière contagieuse et la transmettre aux surfaces saines. » Quelle surface plus favorable de condensation de la vapeur infectieuse typhoïde que la membrane muqueuse pulmonaire ? La bouche et la salive sont néces-

(1) *Op. cit.*, pag. 52.

sairement aussi infectées, et consécutivement le tube digestif.

La contagion, d'une manière générale, ne peut être contestée. Il ne peut y avoir que des malentendus du côté des anti-contagionistes. Sans doute, la communication n'est fatale, nécessaire dans aucun cas. Sans parler des immunités particulières et des circonstances, souvent inappréciables quoique très actives qui l'entourent, il est des conditions propres aux contages qu'il ne faut pas oublier. Ce sont de véritables produits d'origine pathologique, des substances, sinon des êtres qui ne sont pas toujours identiques. Ils ont des périodes d'évolution, des âges, comparables à ceux des espèces morbides qui les ont engendrés; on ne saurait donc s'étonner que ces sortes de germes ne soient ni toujours propres à se reproduire, ni que le terrain où ils sont ensemencés ne doive être favorable à leur implantation et à leur propagation. Ces conditions sont aussi indispensables aux virus fixes qu'aux agents haliteux.

Les variations observées dans le cours des épidémies, soumises aux influences des constitutions médicales ordinaires, montrent qu'elles ont, comme chaque cas isolé et chaque élément contagieux, des phases qui rappellent celles de la vie dans les espèces non pathologiques; l'épidémie de fièvre jaune, observée à Barcelone, en est la preuve parmi tant d'autres. La contagion est donc un fait acquis à la science; voyons si elle tient sous ses lois l'affection typhoïde.

CONTAGION DE L'AFFECTION TYPHOIDE.

Les fièvres putrides, malignes, bilieuses, lentes, nerveuses, muqueuse, ataxo-adynamiques, ont été regardées de tout temps comme contagieuses, et confondues par la plupart des cliniciens avec le typhus. Afin de ne rien dire qui ne se rapporte à la maladie qui nous occupe, nous ferons commencer nos recherches à l'époque seulement où elle devient une espèce nosologique distincte.

M. Bretonneau et M. Leuret éveillèrent, presque en même temps, l'attention du public médical sur la contagion de la dothinentérie. Le premier médecin avait vu cette affection transportée d'un village où elle régnait, dans un autre où elle n'existait pas, par une personne de la première localité. Des nombreux faits qu'il avait observés, il tira cette conclusion (*Archives générales de Médecine*, t. XXI, pag. 53) : « La dothinentérie est contagieuse ; à Paris elle est contagieuse ; nulle part elle n'est plus fréquemment contagieuse. »

M. Leuret forma sa conviction dans les circonstances suivantes : Il exerçait la médecine à Nancy, lorsqu'il fut appelé à visiter dans un village un militaire réformé de l'armée d'Espagne, venant d'une garnison où régnaient des fièvres graves. La maladie de ce militaire offrait tous les caractères de la fièvre typhoïde. Peu de jours après son arrivée, son père, sa mère, ses deux sœurs en sont atteints, ainsi que huit personnes habitant la même maison. Cinq autres malades, frappés dans le voisinage, offrent les mêmes symptômes que les précédents : fièvre intense, bouche fuligineuse, surdité, délire, dévoiement. L'autopsie d'un fils de la première famille fut faite à l'hôpital de Nancy, et les lésions folliculaires de l'iléon avec engorgement caractéristique des ganglions mésentériques furent constatées. Le voisin de lit de ce jeune homme, étant entré à l'hôpital pour une fièvre tierce, succomba à l'affection typhoïde. Il présenta les mêmes altérations des plaques de Peyer. La sœur de l'avant-dernier malade transmit cette maladie à la fille de service qui lui donnait des soins dans le même hôpital. Des trois médecins, enfin, envoyés dans le village pour étudier l'épidémie, le plus jeune en fut atteint. (*Archiv. gén. de Méd.*, t. XVIII, pag. 161.)

Voici quelques-unes des observations qui ont motivé l'opinion de M. Gendron (*Archives*, t. XX, pag. 171) : « Une fille de dix-sept ans gagne la fièvre typhoïde au service d'une famille composée de quatre personnes qui en étaient affectées. Arrivée dans sa famille, elle communiqua la maladie à sa mère, à sa sœur et à un enfant de cinq ans qui l'approchaient. Avant son arrivée, la santé régnait à la maison, qui était située sur un lieu élevé. Nulle autre communication n'avait eu lieu avec les habitants du village d'où était venue cette jeune fille. »

La série suivante suffirait à elle seule pour trancher la question de la contagion : Un enfant succombe de la fièvre typhoïde dans une maison ; le père en est bientôt atteint. Il est soigné pendant quatre ou cinq jours par sa fille, qui a quitté ses maîtres pour venir près de lui. Revenue chez eux, elle est prise, dès le lendemain, de la même maladie. Elle entre à l'hôpital de Château-du-Loir, et transmet cette affection, dont elle meurt, à la religieuse qui la soigne. Cette malade était restée quelques jours chez sa maîtresse, qui fut elle-même bientôt frappée. Celle-ci communique la dothinentérie à son enfant et à un jeune domestique qui va mourir chez ses parents, après un séjour d'une semaine. La famille et les habitants du village où est venu ce dernier jouissaient, avant son arrivée, d'une santé excellente. Peu de jours après sa mort, sa mère et son père s'alitent ; celui-ci succombe, laissant un fils et deux filles en proie au fléau. — Cette famille isolée n'avait été que rarement visitée, et pendant peu de temps, par quelques personnes.

Dans cette autre relation, la fièvre typhoïde paraît se developper spontanément avant de revêtir le caractère épidémique et contagieux. Une jeune fille, appartenant à une famille aisée et habitant une maison propre, située dans une rue large, au sein d'un village bâti sur un plateau élevé, éprouve une dothinentérie. Sa mère la contracte et en meurt, en moins d'un mois. Cinq semaines plus tard périt, dans un autre village, la seconde fille de la défunte; elle était venue lui rendre les derniers devoirs et laver son linge. Un fils de la même famille devient malade à son tour ; on le transporte chez sa grand'mère, âgée de soixante ans, qui gagne elle-même l'affection typhoïde. Deux de ses filles, par qui elle est soignée, en sont prises aussi. La première de celles-ci la communique à son mari et à son enfant: tous les trois en guérissent ; la seconde en meurt.

Dans un village divisé en partie haute et partie basse, la fièvre typhoïde apparaît, sans contagion appréciable, chez un homme de quarante ans, habitant le quartier le plus élevé. Toute sa famille la contracte. Elle reçut des soins d'une famille voisine, frappée bientôt dans tous ses membres, le père excepté. Trois mois durant, l'épidemie est limitée à ces deux foyers ; mais une ouvrière de la partie basse vient travailler chez les derniers malades, et transporte l'affection au bas du village. De cette fille la maladie passe à son frère, à sa sœur, à son père et à sa mère, et se propage aux parents et aux voisins qui vinrent visiter cette famille, si bien que six personnes moururent sur trente-quatre qui en furent atteintes.

A huit ans de là, un domestique succombe en peu de jours à la fièvre typhoïde. Trois enfants, habitant la même maison, où se trouve une école, contractent cette maladie. Un peu plus tard, le père la gagne et en meurt.

Un voisin, sa femme et ses deux fils sont pris de même ; plusieurs enfants de la même école également. En quatre mois, dix-huit malades et six morts.

Une domestique qui a donné des soins à ces enfants devient malade et va près de sa mère, dans un hameau composé de six maisons, habitées par dix-huit personnes bien portantes. Trois semaines après l'arrivée de cette fille, sa mère tombe malade et reçoit les visites de ses voisines. L'une d'entre elles s'alite bientôt ; son mari et son fils succombent ; deux filles, en outre, sont frappées. Une autre voisine, après cinq semaines de maladie, voit prendre le lit à ses deux fils et à sa fille, qui périt. La sœur de celle-ci vient visiter sa mère ; de retour chez ses maîtres elle tombe malade aussi.

Une fille de dix-huit ans, ayant de fréquents rapports avec les garde-malades, gagne une fièvre typhoïde qui dure quarante jours, et la donne à sa mère et à sa sœur, laquelle en meurt.

De quatre journaliers qui viennent, à la fin de l'épidémie, travailler pour une des maisons visitées par la contagion, l'un va mourir chez lui de la fièvre typhoïde, un autre en guérit sans la communiquer ; le troisième la porte à sa femme et à ses trois enfants.

Enfin, un garçon de quinze ans, habitant un hameau chez ses parents, a la fièvre typhoïde. Son père et sa mère, qui l'ont eue, en réchappent ; mais un domestique en est atteint et va mourir dans sa famille. En sont aussi frappés sept voisins qui visitent le premier malade, et transmettent leur affection à trois autres personnes. La mère d'une de ces personnes, venue pour soigner sa fille, contracte la même maladie et la porte chez elle, d'où elle s'étend au voisinage. Il s'ensuivit quatre morts sur onze malades.

Les femmes, remarque M. Gendron, sont plus souvent victimes de la contagion que les hommes, parce qu'elles sont plus longtemps qu'eux près des malades.

A ceux qui objectent des foyers épidémiques disséminés, le même auteur répond par le fait de l'école de Saumur. Sur vingt-huit élèves qui sont allés dans leur famille après le licenciement, et qui ont été gravement malades, huit ont communiqué la fièvre typhoïde. L'un d'eux l'a transmise à sa sœur ; celle-ci à sa femme de chambre, et celle-ci à une amie qui venait la visiter. — « Parler de foyers d'infection ainsi ambulants et disséminés, c'est recourir à des fantômes, » dit avec raison M. Gendron (*Archiv. génér.*, t. XXI, pag. 70).

L'histoire de l'épidémie de La Flèche est tout-à-fait comparable à la précédente. Parmi les élèves qui furent renvoyés, en 1826, à leurs parents, l'un d'eux, habitant Versailles, donna la fièvre typhoïde à sa sœur, celle-ci à sa femme de chambre, et cette dernière à une amie. Cette affection n'existait pas à Versailles avant l'arrivée de ce jeune malade.

De ses nombreuses observations, M. Gendron concluait (*Journal des connaissances Médico-Chirurgicales*, 1834) « que l'affection typhoïde se transmet de quatre manières :

» 1° Directement et immédiatement, par le contact des malades, ou médiatement, par le séjour dans leur atmosphère.

» 2° Indirectement, à la suite de rapports médiats avec les individus qui approchent des malades, ou par des rapports immédiats avec les effets qui ont servi aux dothinentériques.

» 3° Que ces trois modes sont, quant à la fréquence, dans une proportion décroissante.

» 4° Que les épidémies de fièvre typhoïde ont souvent pour origine l'importation de la maladie ; que lorsque l'importation n'est pas constatée, l'ordre si constant de la propagation des premiers malades à leurs gardes établit la vérité de ce principe : l'épidémie est l'effet et non la cause de l'affection.

» 5° Que la contagion agit en raison de la fréquence de la communication et du nombre des malades, indépendamment de l'insalubrité des lieux et de la misère des habitations.

» 6° Que partout où une épidémie de dothinentérie avait reparu, il a été prouvé qu'elle n'était pas due à une insalubrité locale ; qu'elle n'était pas un effet épidémique, mais un résultat d'une nouvelle importation ou de communications suspectes.

» 7° Qu'une dothinentérie isolée peut se propager, même quand tout porte à croire qu'elle a été spontanée.

» 8° Que cette maladie a une époque où elle est surtout contagieuse; que les convalescents peuvent la propager.

» 9° Que les immunités ne prouvent rien contre la contagion; qu'elles sont l'effet d'inaptitudes acquises, ou inexplicables et passagères. »

Ces propositions nous paraissent généralement vraies; mais nous ajouterons quelques remarques sur l'influence des constitutions épidémiques et endémiques. Les cas de dothinentérie isolée et spontanée reconnaissent nécessairement, outre une prédisposition individuelle, une disposition, si je puis m'exprimer ainsi, du milieu ambiant. Tantôt les conditions personnelles sont plus favorables à la putridité que les circonstances extérieures, tantôt c'est le contraire; elles sont, en général, indispensables les unes et les autres. Sans parler des constitutions médicales passagères, quelquefois très actives quoique très localisées, il est des qualités de l'atmosphère, particulières aux agglomérations de personnes et presque constantes dans les grandes villes, capables d'engendrer la fièvre typhoïde comme le typhus, sans contagion préalable. L'affection peut encore débuter par une entérite folliculeuse simple. Mais qu'elle prenne naissance comme le typhus *infectionnel*, ou qu'elle résulte d'une infection secondaire par l'iléon, dans les deux cas elle acquiert la faculté de se communiquer, dès qu'elle a subi l'incubation d'un foyer vivant de putridité. Or, si l'on songe à ces origines diverses et aux nombreuses variétés de contagion signalées par M. Gendron, aux influences, enfin, qu'exercent, sur l'évolution de cette maladie, les constitutions épidémiques et endémiques, si solidaires et si difficiles à apprécier autrement que par leurs effets, on comprendra la difficulté du problème de la contagion de la fièvre typhoïde dans les grands centres de population. Il n'en est plus ainsi dans les localités où n'existent pas des circonstances étiologiques aussi complexes ; dans les campagnes, par exemple, où l'endémie est remplacée par la contagion, où celle-ci est l'unique véhicule de l'épidémie, où nulle objection sérieuse ne peut être soulevée ; tels sont les faits rapportés par MM. Bretonneau, Leuret, Gendron, faits positifs, qui ne sauraient être annulés par des observations négatives.

L'immunité est, en effet, incontestable ; mais elle n'a d'autre valeur qu'une exception. Citons-en quelques exemples, d'après M. Gendron :

Trois journaliers contractèrent l'affection typhoïde chez la veuve Rousseau ; deux la communiquèrent à leur famille. Le troisième ne la transmit pas à sa femme, par laquelle il fut soigné ; elle avait eu cette maladie quelques années auparavant.

Un domestique de Coutereau donna la fièvre typhoïde à sa sœur, à la nièce de ses maîtres ; et ceux-ci l'approchèrent sans danger : ils avaient eu la dothinentérie quatre années avant lui.

Au Petit-Gênes, Juniet fils infecte tous ceux qui lui donnent des soins, excepté son père et sa mère ; ils avaient gagné l'immunité dans des épidémies antérieures.

La même maladie est importée, en 1829, dans une nouvelle famille du Petit-Gênes, et ne va pas au-delà, malgré les visites des habitants du hameau, déjà frappés une fois.

A huit années de distance, deux épidémies affligent Coëmont, et la deuxième respecte ceux que n'a pas respectés la première.

L'immunité est donc une loi, mais une loi soumise aux exceptions bien plus que la précédente. Les récidives en sont la preuve. Quoique plus rares que dans les fièvres éruptives, elles s'observent quelquefois dans l'affection typhoïde elle-même. Nous avons vu une jeune fille de dix-neuf ans, alitée pendant six semaines pour une dothinentérie classique, reprise dix-huit mois plus tard de la même affection, caractérisée par le délire, les soubresauts des tendons, l'éruption rosée, les ecchymoses, les fuliginosités buccales, les selles putrides et liquides, si grave, enfin, qu'elle faillit entraîner la mort.

De tels faits ne détruisent pas plus l'immunité que celle-ci ne détruit la contagion ; ils prouvent seulement que les lois que nous extrayons des phénomènes par la généralisation, ne sont pas absolues dans le domaine de la vie, sous le règne surtout de la maladie. Aussi nous bornons-nous à dire avec Chomel : « Après tout, des exceptions peu nombreuses n'auraient rien d'extraordinaire, et ne détruiraient pas l'espèce de loi que nous venons d'énoncer ; la variole, la scarlatine, la rougeole, qui, le plus souvent, n'attaquent qu'une seule fois le même individu, récidivent pourtant quelquefois, surtout dans les grandes épidémies de ces maladies. Il ne serait pas étonnant qu'on rencontrât aussi quelques exemples de récidive de l'affection typhoïde. » La contagion, l'immunité, la récidivité sont des lois, les unes plus générales, les autres plus exceptionnelles, mais constantes. Elles découlent des faits.

Continuons d'exposer les preuves de la contagion, nous éclairerons d'autant l'étiologie et la nature de l'affection typhoïde. — Une épidémie de cette espèce régna à Bishofsheim, département du Bas-Rhin, en 1832. Le docteur Ruef, qui l'observa, la vit se propager de la partie supérieure du village à la partie inférieure, maison par maison, frappant la plupart des membres de chaque famille. Il a vu jusqu'à sept fièvres typhoïdes sous le même toit. Trois personnes, étrangères au village, qui étaient venues visiter leurs parents malades, la contractèrent et y succombèrent. (*Gazette médic.*, 1834, pag. 27.)

Le docteur Mistler fut envoyé dans le même département, en 1833-34, pour étudier une semblable épidémie qui sévissait dans la petite ville d'Andlau. Aucun cas de fièvre typhoïde ne s'était montré dans le village de Stolzheim, lorsqu'un homme étant allé à Andlau dans une maison où plusieurs personnes étaient atteintes d'affection typhoïde, en fut frappé à son retour. Le même fait se renouvela plusieurs fois : Une jeune fille étant revenue de chez un oncle, dans la maison duquel se trouvaient des dothinentériques, communique la maladie, qu'elle avait rapportée, à sa sœur aînée, à ses frères et à sa mère. (*Gaz. méd.*, 1834. pag. 422.)— Nous ne discuterons pas l'influence des causes anti-hygiéniques qui favorisèrent les épidémies décrites par MM. Ruef et Mistler ; il nous suffit que la contagion ait été constatée par ces observateurs.

Un grand nombre de faits de même espèce furent recueillis, à Lunéville, pendant les années 1835, 36 et 37, par le docteur Putégnat. Il rapporte, entre autres, qu'après une visite faite à quelqu'un qui revenait d'un village où régnait la fièvre typhoïde, une femme fut prise de cette affection ; peu de jours après, son mari et leurs six enfants gardaient le lit ; une personne de quatre-vingt-deux ans seule échappa. Le docteur Putégnat lui-même contracta la dothinentérie, en faisant des autopsies, et la communiqua à son domestique.

L'épidémie qui régna à Reims, en 1839 et 40, eut pour point de départ les prisons, selon M. Landouzy. Il attribue la maladie, qu'il qualifie de typhus, à l'encombrement. Partisan de l'identité et de l'origine souvent infectieuse de l'affection typhoïde, nous acceptons l'étiologie de ce médecin, au début de l'épidémie ; mais il est manifeste qu'elle s'est ensuite propagée par contagion. Le doute n'est pas permis, quoique cet observateur distingué ait décrit des lésions intestinales qui se rapportent plus à la forme typhoïde que typhique de la maladie. (*Arch. gén.*, 1842. IIIe série, t. XIII.)

Le docteur Gounon vit, en 1839 et 41, dans le canton de Louis, (Sarthe), la contagion s'opérer de personne à personne, d'un hameau à un hameau voisin.

Le docteur Jacques constata, dans la Haute-Saône, que les personnes atteintes les premières étaient celles qui approchaient les malades ou leur donnaient des soins.

L'Académie de Médecine ouvrit, en 1838, un concours sur la nature et les rapports du typhus et de l'affection typhoïde. Trente six mémoires lui furent adressés. M. Piorry, membre de la commission des prix, qui les lut tous, déclara qu'ils étaient unanimes sur la réalité de la contagion.

M. Gaultier de Claubry, dont le mémoire fut couronné, publia, en 1844, un vol. in-8° sur l'identité du typhus et de la fièvre typhoïde ; c'est assez dire qu'il admet la contagion.

Telle était l'opinion de M. Patry, d'Indre-et-Loire, dans le travail qu'il adressa, en 1845, à l'Académie de Médecine. Bricheteau, qui en fut le rapporteur, en accepta les conclusions.

Nous trouvons dans l'ouvrage de de Larroque la relation suivante, qu'il tient du docteur Macary. « Une fille de dix-sept ans fut atteinte, à Pau, d'une fièvre typhoïde ataxo-adynamique. On la transporta, au neuvième jour de la maladie, chez ses parents, métayers au château d'Anti. Bientôt après son arrivée, un petit garçon de trois ans, une petite fille de sept et le père âgé de quarante-cinq ans en furent affectés, ainsi qu'une vieille femme et ses deux fils habitant la cour de la même ferme. Tous ces malades guérirent, bien que la fille qui avait porté la contagion eût souffert de cinq eschares gangréneuses.

M. Lejeune, enfin, admet que « (1) la contagion peut se développer à la suite d'un contact immédiat et de longue durée. J'insiste, dit-il, sur cette dernière condition, parce qu'elle est conforme à la vérité. Ainsi, toutes les fois que plusieurs sujets ont été atteints dans la même habitation, j'ai pu remarquer que l'intoxication s'est produite, tout d'abord, sur le parent où l'ami du malade qui le soignait le plus assidûment. »

Il cite à l'appui de son opinion les observations suivantes, que nous abrégeons. — Un tisserand de quarante-quatre ans quitte son village (Haute-Saône), et vient habiter Paris, au mois de février 1853, avec sa femme et ses cinq enfants. Il est entouré, ainsi que sa famille, des conditions hygiéniques les plus mauvaises : privation de lumière, diète forcée, travail excessif, air malsain. Le 10 mai, il est pris de la fièvre typhoïde, et ne peut reprendre le travail qu'en juillet. — Sa femme, qui ne le quitte ni jour, ni nuit, durant toute sa mala-

(1) Thèses de Paris, 1854. *Consid. sur quelq. points de l'hist. de la fièv. typh.*

die, se met au lit le 15 août, et ne se relève que le 12 septembre. Soignée par sa fille, âgée de dix-huit ans, celle-ci s'alite à son tour le 20 septembre et succombe le 4 octobre. — Les autres enfants échappèrent, grâce à leurs occupations hors de la maison. — L'infection et la contagion sont ici évidentes ; leurs conditions particulières ont renversé, dans cette famille, l'ordre de prédisposition des âges.

Ces derniers faits, observés à Paris, sont un commencement de réponse aux médecins qui nient la contagion dans les villes, tout en l'acceptant dans les campagnes. En voici de semblables : De Larroque (1) a vu, à l'hôpital Necker, un tailleur, âgé de vingt-cinq ans, transmettre la fièvre typhoïde à un de ses amis, qui l'assista pendant toute sa maladie et prit enfin un lit dans la même salle.

Le n° 21, salle Saint-Jean, mourut d'une dothinentérie dont les lésions furent constatées à l'autopsie. Le jour même de sa mort, le n° 22 fut pris de la même affection ; il avait prodigué à son voisin les soins les plus assidus.

Le même auteur rapporte qu'un enfant de neuf ans succomba, rue Rousselot, de la maladie typhoïde après l'avoir donnée à un frère âgé de sept ans, à sa mère et à son père.

Nous lisons encore. « (2) J'ai vu trois élèves, qui étu-

(1) *Op. cit.*, pag. 415. — (2) *Op. cit.*, pag. 385.

diaient avec soin cette fièvre et qui souvent étaient en rapport avec les malades, la contracter rapidement. J'ai vu quatre infirmiers de mes salles, qui avaient des rapports assez fréquents et prolongés avec des typhoïdes très gravement affectés, devenir presque instantanément malades de la même fièvre. »

M. Anglada, qui fait une large part à l'influence de l'acclimatement, a observé, à l'hôpital St-Éloi, de Montpellier, des cas « qui lui ont paru révéler l'intervention de la contagion (1). » — Le premier fait est un jeune soldat convalescent d'une dyssenterie bilieuse ; il passait ses journées près d'un dothinentérique son camarade, et contracta lui-même la fièvre typhoïde.

Vingt jours après son admission pour une pleurésie chronique, un ouvrier maréchal-ferrant périt, dans le même service, de l'affection entéro-mésentérique.

M. Anglada, prévoyant l'objection de l'acclimatement, cite un enfant de sept ans, né à Montpellier, qui vint gagner la dothinentérie à l'hôpital où il mourut ; il y était entré pour une hémiplégie. L'autopsie confirma le diagnostic.

M. Gaultier de Claubry, raconte (2) qu'un étudiant avait gagné la fièvre typhoïde auprès de deux malades, à l'hôpital. Malgré les soins empressés de ses condisciples, Guersant et Bretonneau, il mourut. Si ses amis

(1) *Op. cit.*, pag. 124.
(2) *Op. cit.*, pag. 379.

furent épargnés, dit le narrateur, ils le durent à l'immunité qu'ils devaient l'un et l'autre à une affection pareille qu'ils avaient éprouvée dans leur enfance.

Les médecins des villes ont aujourd'hui encore, trop souvent, l'occasion de vérifier ce qu'écrivait Lepecq de la Clôture (1) : « J'observais que l'épidémie avait déjà pénétré chez les gens à leur aise, que les ouvriers avaient infecté les artisans, ceux-ci les marchands, et qu'enfin elle devenait d'autant plus redoutable que la maladie prenant une durée de vingt jours au moins, les voisins étaient plus longtemps exposés à respirer un air contagieux. »

Nous avons vu Bretonneau, Louis, Forget, Andral, Chomel, de Larroque, Barthez, Rillet, Taupin, Leuret, Gendron, Gounon, Landouzy, Mistler, Jacques, Macary Ruef, Putégnat, Gaultier de Claubry, Lejeune, partisans de la contagion ; M. Grisolle, les rédacteurs du *Dictionnaire de Médecine*, du *Compendium de Médecine*, la plupart des auteurs, enfin, et des praticiens sont contagionistes. Mais l'opinion contraire compte aussi de remarquables représentants ; un des plus ardents et des plus convaincus est certainement Rochoux. Voici les objections principales des anti-contagionistes :

« On ne sait presque jamais quelle a pu être la source de la maladie de laquelle tel sujet se trouve atteint. »

Cette difficulté est sérieuse sans être invincible. Dans

(1) *Épidémie de Louviers*, 1770. — Paris 1776. pag. 252.

les grandes villes où l'origine infectieuse est aussi fréquente que la contagion et où règne l'endémie, la difficulté est accrue des nombreux rapports médiats ou immédiats, si souvent suspects et non moins souvent ignorés ; accrue des conditions d'immunité, des constitutions atmosphériques, diverses et variables, comme les milieux d'habitation et de profession, accrue, enfin, du chiffre considérable des entérites folliculeuses à forme typhoïde, primitivement inflammatoires, secondairement putrides, et capables de se communiquer.

Il ne s'ensuit pas, toutefois, que la contagion ne puisse être démontrée. Les épidémies contagieuses observées en province répondent affirmativement et péremptoirement, la fièvre typhoïde étant partout identique. L'air, manifestement plus vicié dans les centres populeux que dans les campagnes, est particulièrement favorable à la contagion ; elle ne se propage jamais mieux que là où elle se développe spontanément par infection. Il se passe dans les villes à peu près ce qui a lieu dans les camps envahis par le typhus, où l'infection et la contagion se multiplient à l'envi, et où le contact est si étroit et si fréquent, qu'il est impossible de rapporter le contage à telle personne plutôt qu'à telle autre. Que de faits inaperçus, pareils à celui que rapporte Chomel dans ses *Leçons cliniques*, pag. 923 : « Un dothinentérique entre dans son service à l'Hôtel-Dieu, après avoir habité dix jours la même chambre qu'un autre malade, atteint de cette affection, et qui l'avait précédé à l'hôpital. » Le rapport étiologique est ici frappant ; il serait pourtant passé inaperçu sans la coïncidence qui fit entrer les deux locataires successifs de la même chambre dans la même clinique. Des difficultés de cet ordre, loin de produire le doute, ne doivent qu'exciter la sagacité des observateurs.

« Tous les jeunes gens qui fréquentent les hôpitaux ne contractent pas la fièvre typhoïde pendant le cours de leurs études à Paris, a-t-on dit encore. »

Personne n'ignore que la contagion, quelle qu'elle soit, ne frappe pas tous ceux qui s'y exposent. Et puis, l'affection typhoïde n'est pas contagieuse à ce point qu'en général il suffise d'approcher d'un malade pour la gagner. Il faut, en outre, un séjour assez prolongé près des dothinentériques, une prédisposition particulière et des influences anti-hygiéniques analogues à celles qui entourèrent Rousselot, auxquelles ne sont guère exposés les étudiants. Beaucoup, d'ailleurs, ont acquis l'immunité, comme Bretonneau et Guersant. Mais combien subissent le sort des jeunes gens dont de Larroque et Andral nous ont laissé l'histoire! Tel échappe, enfin, à la contagion pendant ses études, qui, devenu praticien, en est atteint et y succombe.

La fièvre typhoïde a une fatale prédilection pour la jeunesse; mais on est loin d'en être exempt après trente ans. Que de circonstances font qu'on est réfractaire telle année, tel jour, tel moment, ou vulnérable, au contraire. Les enfants de Rousselot, qui furent exempts de contagion, ne le durent pas tant à une immunité absolue qu'à leur courte présence dans le domicile de leurs parents. Ainsi de beaucoup de cas, où l'aptitude et l'immunité sont temporairement entravées ou particulièrement favorisées. — L'objection des garde-malades n'a pas plus d'importance, car beaucoup sont acclimatés ; d'autres sont à l'abri de la récidive ; d'autres, enfin, subissent la loi de la contagion. L'argument des faits négatifs est, d'ailleurs, sans valeur : un seul cas authentique de contagion forcerait à l'admettre ; or, nous savons si les observations et les observateurs ont manqué pour en prouver l'existence. Nous disons donc avec un des médecins les plus compétents dans la question : « La faculté contagieuse de l'affection typhoïde nous paraissant démontrée par les faits, nous l'admettons sans hésitation. »

ANTAGONISME.

On a parlé d'antagonisme au sujet de la fièvre typhoïde ; voici notre sentiment en peu de mots : Il n'est guère de maladie qu'on n'ait vu précéder ou suivre cette affection. M. Forget a observé après elle la petite vérole ; elle s'est développée, au contraire, après diverses maladies, à l'hôpital Saint-Eloi, sous les yeux de M. Anglada. Graves admet la contagion plusieurs jours après la convalescence, parce qu'il a remarqué que ceux qui relevaient du *fever* le transmettaient indistinctement aux autres convalescents, quelle qu'ait été d'ailleurs leur maladie. Enfin, si le typhus et la fièvre typhoïde sont identiques, les épidémistes nous ont appris que la dyssenterie, le scorbut, etc., non-seulement n'étaient pas antagonistes de la maladie qui nous occupe, mais pouvaient la compliquer. Toutefois, suivant M. Boudin, la fièvre intermittente excluerait l'affection typhoïde. — Nous affirmons, dans tous les cas, qu'il y a de nombreuses exceptions ; car le milieu où nous observons est également favorable à l'une et à l'autre maladie. Elles se rencontrent même fréquemment ensemble chez le même sujet. Et nous ne confondons pas des paroxismes rémittents avec la fièvre réglée : il n'est pas rare de voir l'affection typhoïde débuter par de véritables accès intermittents, et se terminer plus souvent encore par une véritable fièvre périodique, qui ne cède qu'à l'usage des antipériodiques. L'antagonisme est, du reste, à proprement parler, sans exemple ; la vaccine ne met pas absolument à l'abri de la variole. Les récidives des maladies exanthématiques et de la fièvre typhoïde elle-même, prouvent que les affections qui assurent le plus l'immunité, laissent la préservation incertaine. Si donc il n'y a pas d'exemple d'antagonisme absolu, si les maladies éruptives n'épuisent pas en une fois la prédisposition de l'organisme à une nouvelle infection, à plus forte raison la fièvre intermittente et l'affection typhoïde, de génie différent, ne sauraient-elles détruire l'aptitude spéciale qui favorise leur développement. Nous les voyons, au contraire, se marier souvent ; aussi bien les considérons-nous comme capables de s'aggraver, en se combinant entre elles, au lieu de se repousser l'une l'autre.

IDENTITÉ DU TYPHUS ET DE LA FIÈVRE TYPHOIDE.

L'opposition qu'a soulevée la contagion de la fièvre typhoïde date du jour où cette affection a été distinguée du typhus. L'Académie de Médecine, en couronnant le mémoire de M. Gaultier Claubry, sembla se prononcer pour l'identité des deux maladies. Mais cette doctrine, remise à l'étude par les médecins qui sont allés observer le *fever* en Angleterre et en Amérique, a été récemment encore combattue par les épidémistes de la guerre de Crimée et du bagne de Toulon. L'identité est donc plus que jamais en question. Elle touche de si près à la nature de l'affection typhoïde, que nous croyons devoir lui consacrer ce chapitre.

« Si des observations ultérieures, dit Chomel (1), démontraient, dans le typhus, des lésions anatomiques semblables à celles que l'on rencontre dans la maladie typhoïde, l'identité de ces deux affections serait mise hors de doute, et la question de la contagion serait jugée. »

Tel est le point que s'appliqua particulièrement à éclairer M. Gaultier de Claubry ; il fit voir que dès 1814

(1) *Op. cit.*, pag. 339.

Pellerin constatait, sous les yeux de Pinel qui n'en saisissait pas toute l'importance, la lésion de l'iléon et des ganglions mésentériques chez les typhiques de la Salpétrière, pendant que Ducastaing notait les mêmes lésions à Gaëte, Magnin, Hardy et Laurent à Mayence. En 1816, Carron, d'Annecy, s'étonne « que la perforation de l'intestin grèle n'ait pas fixé l'attention de ceux qui ont décrit des épidémies de typhus. Réveillé Parise constatait des points gangréneux dans l'intestin des typhiques de Saragosse. Dans la relation de l'épidémie de Reims, en 1839 et 40, il est écrit qu'on ne peut voir un ensemble plus complet des altérations du système glanduleux intestinal, depuis les cryptes isolées du duodenum et du jejunum, jusqu'à celles du gros intestin, jusqu'aux ganglions du mésentère et du colon (1). Louis, de Larroque, M. Forget confondent les deux maladies dans leurs traités spéciaux ; la plupart des médecins inclinaient enfin vers l'identité, que semblait accepter l'Académie de Médecine.

Cependant, dès 1829 et 30, une relation de typhus observé dans le bagne de Toulon, ne signalait pas l'altération des follicules de l'iléon (2). M. Gaultier de Claubry trancha la difficulté par ces mots : « La description de l'intestin grèle que nous a donnée le médecin de Toulon est des moins satisfaisantes qu'on puisse

(1) *Arch. gén.* IIIe série, t. XIII, pag 307.

(2) *Mémoire de l'Académie royale de Médecine.* — Paris 1833, t. III. pag. 501.

trouver (1). » Cette opinion n'est pas partagée par M. Barrallier. Il défend la thèse de son confrère toulonnais, et déclare que le typhus et l'affection typhoïde « sont séparés l'un de l'autre par leurs causes, leurs symptômes, leur marche, leur durée et leurs *caractères anatomiques* (2). Les lésions spéciales à la fièvre typhoïde font complètement défaut dans le typhus, dit-il formellement. Leur absence a paru suffisante à certains auteurs pour admettre la non-identité des deux maladies ; pour moi, continue-t-il, je ne vois dans cette différence qu'un seul des nombreux éléments de séparation que nous fournit leur diagnostic clinique. »

Nous ne contestons pas l'exactitude des faits cadavériques observés par M. Barrallier ; le lecteur sait que, malgré l'importance de l'entérite folliculeuse, nous n'en faisons pas le caractère nécessaire, rigoureusement pathognomonique de la fièvre typhoïde. Mais il nous est permis de discuter les symptômes différentiels qu'il attribue aux deux affections qui nous occupent. Dans le typhus, les pétéchies, les taches rosées sont, dit-il, plus constantes et plus nombreuses. — Nous ne voyons là qu'une question de quantité.

L'injection de la conjonctive est plus marquée. — N'existe-t-elle pas dans les formes graves de dothinentérie ?

(1) *Op. cit.*, pag. 278.
(2) *Du Typhus épidémique*, par Barrallier. — Paris 1861. pag. 129.

La stupeur, le délire, l'insomnie sont plus considérables. — Toujours affaire de proportion. Il en est de même des troubles de la myotilité.

La langue, suivant cette auteur, est plus large, moins sèche et moins fuligineuse, rares sont les nausées; le ventre est souple, la diarrhée l'exception ; tandis qu'elle est la règle dans la fièvre typhoïde. — La dothinentérie présente les premiers symptômes à tous les degrés; MM. Andral et Chomel ont décrit des cas nombreux où la diarrhée était nulle, malgré la présence de l'entérite folliculeuse.

Les râles seraient muqueux dans le typhus, et sibilants dans la fièvre typhoïde. — Et-ce là une distinction sérieuse?

Le pouls n'est pas aussi constamment fréquent dans le premier que dans celle-ci. — Mais l'inverse se voit aussi souvent; ce caractère n'a donc qu'une valeur très incertaine.

Nous admettons que la convalescence soit, en général, plus courte dans le typhus que dans la dothinentérie; Toutefois, cette distinction exprime plus une différence d'intensité dans l'infection qu'une différence de nature. On comprend cependant que si les lésions de l'iléon sont graves, elles contribuent à retarder le rétablissement du malade.

M. Barrallier fonde, enfin, la séparation des deux maladies sur ce que le typhus succède quelquefois à la fièvre typhoïde chez le même individu. Or, nous avons vu récidiver cette affection; de tels faits sont donc de médiocre importance, recueillis surtout en temps d'épidémie.

Cet auteur admet deux modes de développement du typhus : par *infection miasmatique,* prenant naissance dans les lieux où existent de grandes agglomérations de personnes soumises à des causes déprimantes, hygiéniques ou pathologiques, et par *infection virulente,* qui a son origine dans un individu malade. — Nous partageons complètement cette manière de voir.

Il pense avec Jacquot « qu'il importe pour que le typhus soit susceptible de se disséminer, que le miasme qui le produit, que l'agent virulent qui le propage, soient doués d'une grande énergie, et que, de plus, les individus soumis à leur influence plus ou moins directe, se trouvent dans de mauvaises conditions hygiéniques, aient perdu une partie de leurs forces de résistance vitale. » — Ces conditions préalables nous paraissent, sinon indispensables, du moins tout-à-fait favorables à la contagion. « Les Anglais, bien campés, dit Jacquot à l'appui de cette opinion, ne contractèrent même pas, par notre contact quotidien, le typhus. »

Ce médecin distingue, dans son *Traité sur le typhus de Crimée,* deux variétés de cette maladie : l'une qui sévit sur les individus sains, l'autre qui est associée au scorbut, à la dyssenterie, au choléra, aux fièvres paludéennes, aux blessures, à la congélation, etc... Il admet, en outre, l'état typhique qui double une autre affection, et la typhisation ou intoxication lente, qui peut être tolérée ou se terminer par le typhus. Pour lui, comme pour M. Barrailler, le typhus et la fièvre typhoïde sont deux maladies distinctes.

Le docteur Cazalas professe des idées tout-à-fait contraires. Ces deux affections lui paraissent identiques, parce qu'elles offrent « les mêmes symptômes essentiels, le même nombre de périodes, la même marche dans l'évolution de chacune d'elles, la même durée, *la même lésion anatomique propre*, et exigent le même traitement prophylactique et curatif (1). »

Il est difficile d'opposer des avis plus contradictoires dans une question de faits cliniques et de lésions cadavériques. Il a dû, nécessairement, exister en Crimée des affections typhoïdes avec et sans entérite folliculeuse. Ceci semble d'autant plus probable que Magnus Huss, qui est partisan de l'identité, a vu, à Stockholm, des épidémies commencer par le typhus et finir par la fièvre typhoïde, et des épidémies mixtes (2).

D'autre part, Gerhard, qui a étudié le *fever* en Amérique, déclare « qu'il lui paraît identique au typhus des camps, des prisons, etc.» Gueneau de Mussy partage cette opinion, qui est celle de Valleix. Tandis que le docteur

(1) *Des Affections typhiques de l'armée d'Orient. Union médicale*, t. VII, et *Maladies de l'armée d'Orient.* — Paris, 1860.

(2) *Statistiques et traitement du Typhus et de la Fièvre typhoïde.* Observations recueillies à l'hôpital Séraphin, de Stockholm. — Paris, 1855.

Stockes est fusionniste (*Lectures, américan édit.*) Graves ne paraît pas différer beaucoup du sentiment exprimé dans la relation du docteur Lombard, de Genève. Nous n'avons trouvé dans aucune des *Leçons de clinique de* Meath-Hopital de caractère distinctif du typhus et de la fièvre typhoïde. Voici, du reste, ce qu'écrit, à cet égard, le docteur Jaccoud, dans la préface de sa traduction du livre du professeur anglais (1) : « Quelques médecins, à Paris du moins, regardent les accidents gastro-intestinaux comme caractéristiques de la fièvre typhoïde, et fondent sur eux le diagnostic différentiel de cette pyrexie et du typhus. A la lecture des passages que Graves a consacrés à l'étude de la tympanite, de la diarrhée et des hémorrhagies intestinales, ils ne manqueront pas de s'écrier que Graves a tout confondu. Il importe donc de ne pas laisser subsister cette erreur. *Les symptômes du côté du tube digestif existent dans le typhus aussi bien que dans la fièvre typhoïde ;* seulement, tandis que, dans la dothinentérie, ils constituent, dès le début, des phénomènes dominants, ils apparaissent plus tardivement dans le typhus, où on les observe rarement avant le deuxième septenaire ; *ils varient en intensité dans les diverses épidémies,* mais *ils ne font totalement défaut que dans le typhus sidérant,* qui tue en trois ou quatre jours. »

Nous ne prétendons pas que Graves ait tout confondu ;

(1) *Leçons de clinique*, du docteur GRAVES. — Paris 1862, t. I, pag. 173.

car il distingue, avec une sagacité qui rappelle Sydenham, les diverses formes du *fever*. Mais nous ne pensons pas que ce soit une erreur de dire que nulle part, voire même dans l'appréciation de M. Jaccoud, nous ne trouvons de caractères capables de faire, du typhus anglais, deux espèces nosologiques distinctes. Pour nous, comme pour Chomel et la plupart des médecins, la fièvre typhoïde ne se caractérise pas tant par les symptômes communs aux divers états ataxo-adynamiques, que par l'entérite folliculeuse et les symptômes abdominaux. Or, M. Jaccoud les accepte dans la dothinentérie et le *fever*, les cas de typhus sidérant exceptés; il n'est donc pas éloigné de l'identité. L'intensité et la précocité de ces accidents varient, du reste, comme les épidémies, qui créent des variétés bien plus remarquables encore.

Écoutons Graves lui-même : « Il peut arriver que, durant une épidémie tout entière, les organes respiratoires soient le siége des principales déterminations morbides. De ce que nous observons aujourd'hui des affections cérébrales, n'allez pas croire qu'il en soit toujours ainsi. Le génie épidémique peut être modifié; les symptômes cérébraux, si fréquents en ce moment, peuvent devenir plus rares, disparaître même, et faire place à des complications exclusivement thoraciques... » — Il ne peut se rendre compte des phénomènes cérébraux par la congestion et l'inflammation : « Il faut, dit-il, qu'il existe en dehors d'elles une influence qui nous échappe (1).» Cette inconnue est la cause spécifique.

Graves trouve la plus grande analogie entre le délire typhique et le délire alcoolique; il se demande s'il peut exister « une ressemblance plus grande entre deux états morbides provenant de causes si différentes (2)? » Le miasme infectieux et la vapeur d'alcool n'ont pas la même nature, aussi leurs effets sont-ils dissemblables; mais l'intoxication des centres nerveux existant dans les deux cas, les troubles ataxiques et adynamiques en sont également la conséquence. L'étiologie du *fever* pour le professeur de Meath-Hopital est, comme pour nous, l'infection et la contagion : « On ne trouverait peut-être pas, dans les annales du monde entier, dit-il, (3) une démonstration aussi effroyable des effets de l'entassement, que celle qui a été fournie en Irlande par l'année 1847. Tous les journaux, tous les écrits périodiques du temps s'accordent sur ce fait, que l'épidémie de 1847 a été produite par le rassemblement d'une énorme quantité d'individus sur le même point, dans les maisons d'asile, par exemple, et dans les bâtiments où l'on distribuait des vivres. Les commissaires des droits des pauvres, dit-il, ont déclaré que la maladie régnait partout où leurs établissements étaient en activité, mais qu'elle régnait là seulement (4). »

(1) *Op. cit.*, pag. 204 et 225.
(2) *Ibid.*, pag. 262.
(3) *Op. cit.*, pag. 120.
(4) *Op. cit.*, pag. 121.

La contagion est pour Graves de la dernière évidence. Elle est telle, dans les salles mêmes de Meath-Hopital, que nous lisons une leçon de clinique de ce professeur, ayant pour objet plusieurs élèves qui avaient contracté le *fever* dans son service.

J. Franck professait la même opinion; elle lui inspirait ces belles paroles : « Nous regardons le typhus des hôpitaux comme un tribut inévitable que doivent payer les prêtres, les médecins et les chirurgiens. Qu'ils se présentent donc dans ces sortes d'établissements armés du courage qui convient à des fonctionnaires publics, comme des soldats intrépides qui vont enlever un retranchement défendu par des machines de guerre, et enfin qu'ils espèrent en Dieu (1). » Il pense que la contagion doit, pour s'exercer, être favorisée par une constitution médicale particulière. « Il existe, dit-il, quelque chose d'inconnu dans l'atmosphère ou dans le sol, en un mot, dans les choses qui entourent le corps humain, qui ne peut pas, à la vérité, par lui-même, développer le typhus, mais qui tantôt empêche, tantôt favorise la propagation de sa contagion; et cela par degrés et suivant des lois inconnues (2). »

Que devons-nous penser actuellement, après tant d'avis différents et contradictoires, de l'identité du typhus

(1) *Encyclopédie des Sciences médicales*, pag. 144. J. FRANCK. — Paris, 1835.

(2) *Ibid.*, pag. 426.

et de l'affection typhoïde? Tous les auteurs reconnaissent que l'agglomération, agissant non pas en diminuant l'oxigène et augmentant l'acide carbonique de l'air, mais par les exhalaisons des personnes rassemblées, déterminent la fièvre typhoïde comme le typhus; ils sont aussi à peu près unanimement d'accord sur la communicabilité de l'une et l'autre affection, c'est-à-dire que les deux maladies ont également une origine infectieuse et contagieuse. La division existe dans l'interprétation des lésions et des symptômes; nous savons qu'ils ne sont aucuns absolument caractéristiques, et qu'ils varient comme les qualités de l'atmosphère. Or, celles-ci diffèrent autant que les circonstances de lieux, de constitution médicale, de chiffre des personnes saines et malades; de sorte que l'infection simple et la contagion agissent non-seulement en proportions diverses, mais diverse aussi est leur intensité d'action à chacune d'elles. De ces conditions ou constitutions miasmatiques, résultent des variations nécessaires dans le mode de propagation et les formes de la maladie. Si l'infection prédomine, le typhus sera prédominant; ce sera la fièvre typhoïde, au contraire, si la virulence l'emporte. L'analogie ira jusqu'à l'identité quand l'intensité de l'infection entraînera promptement la mort, ou lorsque l'intoxication sera légère. L'état typhoïde décrit par Jacquot rappelle l'ivresse typhoïde dont parle Graves, et que présentent si souvent les dothinentériques à leur entrée à l'hôpital. La sidération, commune aux deux maladies, ne permet pas davantage de les distinguer, nous venons de le voir. Restent les cas intermédiaires, où l'affection parcourt régulièrement ses phases. N'est-il pas vrai que si l'élément infectieux, c'est-à-dire l'agglomération considérée absolument, prédomine l'élément virulent, c'est-à-dire le chiffre des malades, on observera la forme cérébrale bien plus que l'abdominale, et que le contraire pourra avoir lieu si les conditions sont renversées. Ainsi s'engendrent et coexistent le typhus et la fièvre typhoïde ; ainsi s'opère leur fusion. Ainsi s'expliquent tant de faits contradictoires en apparence, et se concilient les observations faites en Amérique, en Angleterre, à Toulon, à Reims, en Crimée, à Paris, les opinions anciennes et les nouvelles. Cette conversion réciproque, je dirais volontiers cette métamorphose des formes infectieuse et contagieuse de la même maladie, démontre l'impossibilité d'en faire des espèces nosologiques distinctes, les causes aussi bien que les symptômes et les lésions étant de nature identique.

Mais n'anticipons pas, et continuons nos recherches étiologiques.

DU CONTAGE.

L'identité entraîne l'existence de la cause spécifique de la fièvre typhoïde dans l'atmosphère, et son origine dans l'homme sain ou malade. « L'habitation, dans un espace étroit et non aéré est, ainsi que Pringle l'a admis pour le typhus, dit le professeur Piorry, une des principales causes de la fièvre typhoïde. L'encombrement est la cause la plus fréquente de la septicémie. »

Essayons de préciser davantage : « Indépendamment des modifications que l'acte respiratoire a pu faire subir à l'oxigène, à l'azote et à l'acide carbonique de l'air, a écrit Becquerel, il y a deux exhalaisons qui sont unies aux phénomènes de la respiration et aux fonctions de la peau.

« La première est la perspiration pulmonaire, qui consiste dans l'exhalation, à la surface de la muqueuse des voies aériennes, d'une certaine quantité de vapeur d'eau, *tenant en dissolution une matière animale.* La seconde, très analogue à la précédente, est la transpiration ou exhalation cutanée, également constituée par de la vapeur d'eau tenant en dissolution *une matière* animale. La sueur est l'expression exagérée de cette dernière. Ces deux exhalaisons, si analogues entre elles, contiennent une matière animale d'une nature indéterminée, soluble dans l'eau, ayant une odeur particulière, et jouissant de la propriété de se décomposer avec une facilité singulière, et d'altérer ainsi la composition de l'air.

« C'est à cette matière animale qu'est due l'odeur que l'on rencontre dans tous les endroits où un grand nombre d'individus sont agglomérés, comme les dortoirs des pensionnats, des casernes et des prisons. Cette matière odorante, qui varie selon l'âge, le sexe, le tempérament, la constitution, peut être reconnue avec facilité; *son existence est donc réelle,* et c'est à elle qu'on doit rapporter en partie les fâcheux résultats de l'accumulation d'un certain nombre d'individus, même en état de santé, dans les cas où l'oxigène est en quantité suffisante, et où l'acide carbonique exhalé peut s'échapper au dehors.

» Ces effets de l'encombrement sont dus aussi bien *à l'augmentation de proportion* de cette matière animale, *qu'à son altération et à sa décomposition.* L'augmentation de proportion et l'altération de cette matière déterminent, quelquefois, certains accidents, tels que des vomissements, de la céphalalgie, de la fièvre. Dans d'autres cas, où le séjour dans un lieu habituellement encombré et dans lequel l'air n'est pas suffisamment renouvelé, se prolonge un peu plus longtemps, des accidents plus graves peuvent se développer, et il semble qu'il survienne une intoxication du sang analogue à celle que produisent souvent les émanations putrides ; ces intoxications se traduisent par des maladies à forme typhoïde, ou même par *des fièvres typhoïdes véritables.* »

On admettra aisément que l'atmosphère des grandes villes soit viciée par les exhalaisons dont parle Becquerel ; que la constitution physique et chimique de l'air modifie les qualités d'une matière si instable, si putrescible, cela se conçoit aussi bien que les variations de ses effets suivant les constitutions individuelles. Les émanations des dothinentériques sont plus pernicieuses que celles d'individus sains ; leur degré de condensation et d'altération fait varier leur activité délétère, à peine est-il besoin de le dire. En un mot, l'infection primitive et la contagion n'ont pas d'autre origine, pour la fièvre typhoïde comme pour le typhus, que la putréfaction plus ou moins avancée de cette substance. Elle agit à la manière des ferments sur la crase du sang, comme un toxique diffusible sur le système nerveux, et à la façon d'un virus sur les surfaces d'absorption. La putridité typhoïde est l'altération des solides et des liquides de l'économie, par les exhalaisons putrides ; le ramollissement des organes, la dissolution du sang, la désagrégation et la mortification des tissus, en un mot, sont les effets immédiats de vapeurs animales en décomposition, entraînant la matière vivante dans le domaine des lois physiques et chimiques qui règnent sur la matière morte.

Le contage explique, seul, la précocité, la constance,

la simultanéité, la généralisation et le siége précis des lésions et des symptômes typhoïdes. Exposons rapidement la théorie de son action, telle que nous l'avons conçue. — Secreta, Mayer, Koppf, Lind et particulièrement Jackson et J. Franck accusent la salive de servir de véhicule à la contagion ; ils expliqueraient ainsi les nausées et vomissements de la période d'invasion, et les succès des vomitifs administrés au début de la maladie. Reuss, Hartmann, Omodée et tant d'autres pensent, au contraire, que la contagion passe dans l'économie par la voie des poumons et de la peau ; opinion fondée tant sur les symptômes pulmonaires que sur l'efficacité des sudorifiques.

La plupart des médecins modernes, partisans de la contagion des fièvres putrides, malignes, etc., ont acquiescé à l'une ou l'autre de ces théories, ou les ont acceptées toutes deux à la fois. Broussais expliquait l'entérite, nous l'avons vu, par l'irritation immédiate du contage ; pour de Larroque, l'acrimonie de la bile résultait du mélange du même principe à cette humeur. Laënnec, qui considérait les lésions pulmonaires comme caractéristiques de la fièvre typhoïde, les rapportait à une cause pareille. Les contagionistes, quelle que soit d'ailleurs leur doctrine, admettent nécessairement l'absorption du contage par la peau, le poumon ou l'intestin. Les lésions des organes respiratoires sont, il est vrai, très généralement, mises au nombre des altérations secondaires. Certains auteurs, tels que MM. Bouillaud et Forget, ne prêtent à l'entérite folliculeuse aucun génie septique à son début ; ce n'est qu'une phlegmasie, compliquée d'un état typhoïde. Tandis que d'autres prennent la dothinentérie dans son sens étymologique, et ne voient dans l'inflammation des cryptes de l'iléon qu'une éruption intestinale. Parmi tant d'opinions diverses nous n'avons pas rencontré la raison suffisante de l'élection des follicules par la cause morbide. Pourquoi ce siége spécial, ce respect de la membrane villeuse ? Pourquoi le développement simultané et presque constant, des phénomènes toxiques généraux, et des lésions bronchiques et intestinales? Nous en trouvons une explication satisfaisante dans les qualités du principe morbifique. L'histoire des épidémies, d'accord avec les observations et les expériences de Becquerel, prouve que l'infection et la contagion se précèdent, se suivent, se mêlent et s'engendrent mutuellement. Ce double génie infectieux et virulent de la cause toxique, rend compte aisément de toutes les variétés épidémiques. Son absorption soulève certainement moins de doute que son existence. Il est facile de saisir le rapport de ses propriétés irritantes avec la bronchite primitive. Mais on ne comprend pas aussi bien l'action élective de ce principe virulent sur les glandes de l'intestin grêle.

Voici, tel que nous le comprenons, le mécanisme de l'intoxication locale. Nous avalons à chaque instant, avec la salive, une dissolution de l'halitus contagieux contenu dans l'atmosphère ; nous l'ingérons surtout, avec les aliments froids et les liquides, l'eau particulièrement, auxquels il est mêlé, sans en éprouver d'ordinaire aucune lésion des voies supérieures, une certaine durée de contact lui étant nécessaire, comme aux autres agents virulents, pour s'inoculer. Il parcourt donc les voies digestives sans les blesser. Son séjour dans l'estomac est trop court, et, du reste, la mobilité de ce viscère, autant que les qualités antiseptiques du suc gastrique, mettent le ventricule à l'abri de la virulence. Le prompt passage des produits de la digestion à travers le duodenum, le jéjunum et l'iléon ne laisse pas le temps au contage d'agir sur leurs parois, et l'absorption des parties liquides du chyme dans l'intestin grèle fait que le colon ne reçoit qu'une très faible quantité du toxique, lequel circule jusqu'au rectum où les fécès augmentent encore de densité avant d'être rejetées. — Ainsi est traversé le tube digestif sans lésion aucune, dans les premières périodes, du moins, de la maladie. Car Louis a constaté parde nombreuses autopsies de dothinentériques, des ulcérations dans toute l'étendue des voies gastro-intestinales, sans excepter l'œsophage et le pharynx. L'action du contage doit être, en effet, plus énergique chez les malades, profondément imprégnés de miasmes délétères, entourés d'une atmosphère infectée par leurs propres émanations, lesquelles sont d'autant plus corrosives qu'elles sont plus denses, et que les surfaces muqueuses qui en sont touchées sont moins humides et retiennent plus longtemps le virus en contact.

L'iléon, à cause de la structure particulière de ses glandes, est d'ordinaire seul, de tous les intestins, lésé dès les premiers jours de la fièvre typhoïde. Ses follicules sont des diverticulums, dans lesquels le fluide chymeux peut séjourner comme les aliments dans la cavité d'une dent. Ici arrêté, comme le pus chancreux dans le sinus de la fourchette, l'agent virulent peut atteindre un degré plus avancé de décomposition, irriter les parois du crypte qui le contient, l'enflammer et communiquer à la phlegmasie qu'il détermine la septicité qui lui est propre. Il est ensuite absorbé par les vaisseaux lymphatiques, et l'adénite mésentérique en est la conséquence; lésions comparables à celles qu'on observe dans la syphilis. L'inflammation allumée dans les follicules en détermine l'étranglement suivi de gangrène; aussi se termine-t-elle par leur destruction. De là les phases marquées de l'entérite folliculeuse, son évolution fatale et les périodes différentes où se trouvent les plaques et les glandes isolées, correspondant aux dates diverses de l'inoculation. Ainsi nous paraissent se concilier les qualités du contage, le siége précis et la nature des lésions de l'intestin grêle.

Pendant que s'opère ce travail, pareille chose se passe dans l'arbre aérien. Le contact est ici plus court encore que dans les voies digestives, mais bien plus souvent renouvelé. Aussi bien, l'infection générale par le poumon et la bronchite sont-elles aussi précoces que l'absorption gastro-intestinale et l'entérite folliculeuse. On a méconnu le rapport étiologique de ces deux phlegmasies, parce qu'elles ne se caractérisent pas anatomiquement de la même manière, comme si la différence de siége n'entraînait pas la dissemblance des lésions; comme si l'inflammation de la membrane des bronches pouvait ressembler à la crypte.

La nature du phlegmon digital restant la même, il est loin d'avoir la même physionomie, suivant que le panaris est sous-épidermique, sous-cutané ou sous-périostique.

Prenant donc en considération la structure des organes et des aspects particuliers qu'elle imprime aux lésions, nous comprenons la simultanéité de l'entérite folliculeuse et de la bronchite typhoïde, et nous saisissons la relation de ces phlegmasies primitives avec l'affection générale de la première période. La doctrine du contage-infectieux n'explique pas seulement les innombrables variétés d'affection typhoïde, mais surtout l'extrême fréquence, sinon la constance de la bronchite dans la dothinentérie, fréquence telle que cette lésion n'est pas plus rare dans les observations de Louis que l'entérite folliculeuse. Les épidémies à forme thoracique, décrites par Graves, Sydenham, observées par tous les praticiens, ne sont si communes que pour cette raison. C'est donc à tort qu'on a rejeté l'opinion de Laënnec. Toutes les altérations des liquides et des solides participent de la même nature dans l'affection typhoïde, celles qui sont précoces comme celles qui sont consécutives. On ne saurait les distinguer par leur essence, mais par l'époque de leur manifestation, leur siége et leur fréquence. La bronchite a donc les mêmes droits que l'enrite folliculeuse à être comptée parmi les lésions septiques primitives et constantes de la dothinentérie.

Mais passons de cette théorie à l'exhibition de nouvelles preuves à l'appui de notre doctrine. Il a été dit plus haut qne la nature de la fièvre typhoïde se compose de ses causes, de ses lésions et de ses symptômes. Nous nous sommes appliqué à dégager la cause spécifique et son mode de pénétration dans l'organisme ; étudions-en les effets, et d'abord les lésions primitives.

QUELLE EST LA NATURE DE L'ENTÉRITE FOLLICULEUSE

DANS L'AFFECTION TYPHOIDE?

La question est posée dans ces termes parce que l'inflammation simple des follicules de l'iléon, si bien décrite par le professeur Forget, qu'elle revête ou non à sa dernière période la forme ataxo-adynamique, doit être distinguée de l'entérite folliculeuse de cause septique et virulente, caractérisée, dès le début, par des symptômes typhoïdes. Ces deux maladies, malgré l'identité de leurs lésions intestinales et l'analogie de leurs symptômes, quand l'entérite folliculeuse, parvenue à la période de suppuration, se complique de l'état typhoïde, ces deux affections, dis-je, diffèrent tellement dès leur début, par leurs causes, leur nature, la précocité des phénomènes ataxo-adynamiques et le traitement que réclame chacune d'elles, qu'il est impossible de les confondre.

La fièvre typhoïde a été rapprochée, d'autre part, des affections éruptives par Bretonneau, qui lui a donné le nom de dothinentérie; cette comparaison, justifiée par l'essentialité de la maladie bien plus que par l'analogie de la cryptite avec l'éruption varioleuse, compte aujourd'hui des partisans; elle doit donc être examinée avant de la rejeter ou de l'accepter.

Quoique très phlegmasiste dans le traitement, M.

Bouillaud reconnaît l'intoxication miasmatique, c'est-à-dire l'infection d'emblée, aussi bien que l'infection secondaire. « La théorie des phénomènes typhoïdes, dit-il, consiste à considérer les phénomènes typhoïdes, en général, comme une sorte d'empoisonnement du sang par des principes putrides ou septiques, soit que les principes dont il s'agit viennent du dehors, soit qu'ils se soient développés au sein de l'homme vivant, soit qu'ils arrivent par l'état de suppuration de mauvaise nature ou de décomposition gangréneuse de certaines parties. » Ces trois modes sont décrits par lui de main de maître, et c'est parce que nous les acceptons avec lui, que nous refusons à l'entérite folliculeuse produite par *les principes septiques et putrides* venant du dehors, une nature purement inflammatoire et l'importance capitale qu'il lui prête quand il dit : « L'inflammation de l'iléon est la cause première et, *sine quâ non*, de la maladie considérée dans son ensemble. » (*Op. cit.*) C'est négliger évidemment et l'intoxication générale primitive, et l'élément septique et putride inoculé dans les cryptes de l'iléon.

L'entérite folliculeuse n'a pas de défenseur plus convaincu et plus éclairé que M. Forget ; elle est pour lui, comme pour le professeur de La Charité, le fondement de la fièvre typhoïde. « La lésion intestinale, dit-il, est le caractère fondamental de la maladie (1). »

(1) *Op. cit.*, pag. 521

Tout en reconnaissant la valeur caractéristique de cette lésion et les indications particulières qu'elle présente, elle n'est pour nous ni toute la maladie, ni l'origine, ni le foyer de tous les symptômes, bien qu'elle participe de la septicité de la cause qui l'a produite, comme les affections contagieuses et virulentes.

La raison principale invoquée par M. Forget nous paraît insuffisante. « La constance des lésions intestinales dans l'affection typhoïde est, à notre avis, dit-il, la plus forte de toutes les présomptions, pour penser que ces lésions constituent le caractère fondamental de la maladie. » Ces lésions sont, en effet, à peu près constantes ; mais il faudrait, pour leur prêter un caractère fondamental, qu'elles tinssent sous leurs lois tous les désordres fonctionnels et organiques. Or, Chomel n'a trouvé aucun rapport entre les symptômes généraux et l'entérite folliculeuse ; M. Andral et Louis lui-même, de Larroque, M. Grisolle, etc., ont rencontré de pareils faits. Est-il nécessaire de rappeler que l'étiologie la plus ordinaire de la dothinentérie suppose un empoisonnement général ?

Sous les mots *caractère fondamental*, M. Forget sous-entend la nature phlegmasique de la maladie : « La lésion intestinale est de nature inflammatoire, dit-il (1). » Il serait facile d'opposer à cette proposition l'autorité de Baillou, Sydenham, Baglivi, J. Hoffmann, Huxham,

(2) *Op. cit.*, pag. 523.

Pringle, Rœderer et Wagler, Cullen, Stoll, Barthez. Pinel, Petit et Serres, etc., etc. ; mais leur témoignage manquerait d'exactitude, à cause de la confusion qui régnait de leur temps dans la pyrétologie. Nous n'invoquerons pas davantage l'opinion précise de Bretonneau, Chomel, de Larroque, Andral, etc., etc. ; au lieu d'emprunter des arguments à ses contradicteurs, demandons plutôt à M. Forget les motifs de sa conviction. « La couleur rouge, arborisée, persistante, est, dit-il, le signe univoque de l'inflammation (1). » Il le trouve dans l'entérite folliculeuse, et termine par ces paroles : « Convenez donc avec nous, d'abord, que la lésion intestinale est inflammatoire ; cherchez ensuite *ce qu'il y a de spécifique* dans cette inflammation, je le veux bien, mais tachez de trouver juste, car jusqu'ici les suppositions n'ont fait que tourner au détriment de l'humanité. »

On comprend que M. Forget ait écrit au commencement de ce chapitre : « Nous éprouvons un certain embarras à discuter un fait si palpable. » Car nier l'inflammation des follicules de l'iléon, serait nier toute inflammation. Mais est-ce à dire qu'elle ne puisse revêtir un caractère propre, spécifique? L'auteur ne le conteste pas, puisqu'il permet *qu'on cherche ce qu'il peut y avoir de spécifique* dans l'entérite folliculeuse ; il est vrai qu'il ne va pas jusque-là. Loin de craindre, comme lui, que l'étude des causes et la nature de cette

(1) *Op. cit.*, pag. 525.

lésion tourne au détriment de l'humanité, nous pensons précisément le contraire. Nous ne sachons pas, par exemple, que les syphilitiques aient à regretter les recherches qui ont abouti aux traitements spécifiques qu'on leur applique. Dans toute affection septique, quels que soient le siége et la forme des accidents, les indications tirées de l'inflammation sont généralement d'importance secondaire. La fièvre typhoïde, née d'un principe infectieux et virulent, dont les lésions consécutives sont reconnues putrides par tous les médecins, ne peut faire exception. L'entérite folliculeuse est un des premiers effets de la contagion ; fût-elle traumatique, elle participerait nécessairement de la septicité générale des solides et des liquides.

Nous n'entendons pas, il est vrai, comme M. Forget, la spécificité des lésions intestinales. « Ce qu'il y a de spécifique, lisons-nous, c'est le siége même de ces altérations affectant le tube digestif incessamment parcouru par des matières irritantes, qui entretiennent la lésion une fois developpée, et l'obligent fatalement, en quelque sorte, à parcourir toutes ces périodes qui aboutissent à la destruction de l'organe affecté... » Ces conditions de siége sont spéciales et aggravent certainement et les lésions inflammatoires et l'état général ; mais la spécificité n'est liée nécessairement à aucun organe. Établir la nature d'une maladie sur le lieu de sa première manifestation, serait aussi erroné dans la dothinentérie que dans la syphilis. S'il en était ainsi, tout ulcère de cette dernière espèce, situé hors des organes génitaux, perdrait sa spécificité, et c'est en vertu de ce raisonnement qu'on peut dire : point d'entérite folliculeuse, point de fièvre typhoïde! Nous savons s'il est des exceptions à cette loi; mais ce qu'il importe encore plus de savoir, ce sont les conséquences d'une doctrine dont le dernier mot est la négation de toutes les essences morbides, de toutes les espèces dont le caractère est tiré de la nature des maladies, aussi bien des maladies inflammatoires que des affections spécifiques proprement dites; c'est de l'organopathie extra-radicale. Cependant, d'après l'auteur : « Telles sont les seules spécificités que puisse admettre la science, parce qu'elles sont *fondées sur l'organisation*, sur la physiologie, et qu'elles satisfont aux exigences de la logique, et concordent avec les données d'une observation droite et réfléchie; en un mot, parce qu'elles peuvent être avouées par les praticiens qui s'honorent de cultiver la médecine positive. » Sans l'organisation, la physiologie et la logique, on ne saurait faire, il est vrai, de médecine positive; mais cette épithète conviendrait-elle à la science qui ne distinguerait pas la morsure d'un chien hydrophobe de celle du même animal en santé? L'anatomie n'a rien de commun ici avec la spécificité, qui échappe même aux lois ordinaires de la physiologie pathologique. La logique s'oppose donc à ne différencier les phlegmasies que par leur siége organique, et la médecine qui ne distinguerait pas la spécificité, l'essence des maladies de leur localisation, ne serait évidemment positive que de nom.

Il y a dans le passage suivant une méprise manifeste : « Vous convenez volontiers, écrit l'auteur, que les complications sont de nature inflammatoire, au risque de vous laisser prendre en flagrant délit de contradiction ; car la complication doit participer, en général, de la nature de la maladie même, et il serait absurde qu'une lésion hyposthénique produisît des lésions hypersthéniques (1). » On peut discuter le caractère franchement inflammatoire de l'entérite folliculeuse, mais nous ne sachions pas que les désordres secondaires, l'engorgement des viscères, par exemple, aient jamais été considérés comme des lésions hypersthéniques. C'est le contraire qui est vrai, par cette raison, en effet, que les complications participent en général, et ici particulièrement, de la nature de la maladie. On n'a jamais pris les escarrhes du sacrum, par exemple, pour de pures lésions inflammatoires, et c'est précisément parce qu'elles sont de nature septique, qu'elles dénoncent la septicité de leur origine, de la cause dont un des premiers produits est l'entérite folliculeuse. C'est, en un mot, la parenté des accidents primitifs et des accidents consécutifs qui démontre, ceux-ci étant manifestement putrides, que ceux-là ne sont pas simplement phlegmasiques.

Le raisonnement de M. Forget n'est que spécieux,

(1) *Op. cit.*, pag. 528.

lorsqu'il dit : « Les symptômes locaux et généraux s'expliquent par une violente réaction qui, certes, ne passera jamais pour le produit d'une adynamie radicale; les éruptions sont soumises elles-mêmes à la grande loi de l'*ubi stimulus* de l'oracle de Cos. » L'adynamie n'est-elle pas souvent cachée sous la réaction la plus vive, non seulement dans les affections éruptives, mais dans les phlegmasies franches elles-mêmes; et dans la fièvre typhoïde, l'ataxie qu'est-elle autre chose que l'effet de l'intoxication des centres nerveux. L'adynamie est ici radicale et consécutive à l'ataxie; elles reconnaissent la même cause essentiellement asthénique. Mais cette étiologie paraît incompatible à M. Forget, avec la jeunesse et les forces des malades. — « Ce serait dans les causes, dit-il, que vous trouveriez la preuve de l'adynamie essentielle? Avez-vous donc oublié que ce sont et l'âge de la vigueur et les tempéraments vigoureux qui sont le plus souvent affectés? En vérité, conclut-il en finissant, plus on creuse la question, plus on s'étonne de voir méconnaître un fait si patent, le caractère éminemment phlegmasique de la lésion constituant l'entérite folliculeuse! (1) » Nos soldats étaient jeunes et vigoureux, et ils n'étaient pas moins frappés des affections les plus adynamiques, en Crimée, parmi lesquelles sévissaient particulièrement la fièvre typhoïde et le typhus; l'adynamie n'était que trop sou-

(1) *Op. cit.*, pag. 529.

vent en rapport avec la force des sujets et l'intensité de la réaction.

Ne rien voir au-delà des phlegmasies est une des plus graves erreurs de l'école physiologique ; la doctrine organique, qui n'accepte que les changements directement appréciables des solides et des liquides, ne considère qu'un côté de la vérité. Sans parler des miasmes que nous ne pouvons guère apprécier que par leurs effets, combien d'états pathologiques, trahis seulement par des troubles fonctionnnels, dont les causes anatomiques ou éloignées échappent aux sens ! Les névroses et les germes spécifiques sont, à cet égard, au même niveau. Ne pas s'élever au-dessus des conditions d'âge, de vigueur, et des altérations de l'iléon, dans l'étiologie de l'affection typhoïde, c'est se condamner à ignorer pour jamais la véritable nature de cette maladie. Il n'est pas plus logique de nier l'adynamie essentielle, chez les sujets robustes, que la syphilis constitutionnelle.

Si le caractère éminemment phlegmasique de la lésion constituant l'entérite folliculeuse est loin d'être pour nous un fait patent, nous pensons avec M. Forget que « la lésion intestinale est très vraisemblablement primitive (1). » Il s'appuie avec raison sur les faits observés par Petit et Serres, Bretonneau, Andral, Stoll, etc., où l'inflammation avait été constatée

(1) *Op. cit.*, pag. 529.

dès les premiers jours de la maladie. Mais cette démonstration n'a pu être faite que parce que la gravité de l'affection a entraîné la mort; or, ce ne sont pas quelques plaques plus ou moins injectées qui peuvent expliquer une si prompte et si funeste terminaison. Ces faits prouvent donc, outre la précocité de l'entérite folliculeuse, son insuffisance à produire dans tous les cas l'état typhoïde. Et puis, les lésions de l'iléon, reconnaissant la même cause que les altérations septiques secondaires, leur nature est nécessairement identique. — Contrairement aux précédents, les cas qui se terminent par perforation et où la fièvre était à peu près nulle, dénoncent la prédominance presque exclusive de l'action virulente du contage sur ses qualités infectieuses, et démontrent en même temps qu'il n'y a pas proportion entre la réaction fébrile et l'entérite folliculeuse.

M. Forget soutient que ce rapport existe lors même qu'il y a infection générale d'emblée et inflammation consécutive des cryptes, la fièvre étant toujours subordonnée à la phlegmasie : « Il est des cas où, dit-il, la lésion intestinale est évidemment secondaire, dans ce sens qu'elle paraît resulter d'une intoxication, d'une altération primitive du sang. Cela semble vrai pour le typhus. Il y a des fièvres graves par miasmes absorbés; eh bien! dans ces cas mêmes, l'intoxication primitive est tout-à-fait insignifiante, eu égard à l'entérite folliculeuse. Je m'explique : Si le miasme est absorbé en grande quantité, il tue promptement l'individu sans réaction, et alors il n'y a pas entérite folliculeuse, il n'y a pas même fièvre ; il y a empoisonnement, asphyxie, tout ce que vous voudrez. Si le miasme est absorbé en petite quantité, il est neutralisé ou bien il provoque une réaction : or, cette réaction est déjà l'indice de l'entérite folliculeuse. »

L'étiologie miasmatique nous agrée beaucoup ; mais nous n'allons pas jusqu'à regarder la phlegmasie de l'iléon comme une manifestation de l'état général. A supposer qu'il en fût ainsi, comment comprendre que la réaction soit l'effet de l'entérite folliculeuse plutôt que l'effet de l'intoxication ? La fièvre, dans les maladies exanthématiques, est souvent proportionnée à l'éruption ; mais la première ne passe pas, que je sache, pour être l'effet de la seconde ; elles sont l'une et l'autre le produit de la cause miasmatique. Quoique M. Forget soit contagioniste, et dise qu'il est positif que la maladie typhoïde se communique (1), il prétend qu'il n'est pas démontré que l'air soit le véhicule du contage ; que le froid, agent général, produit des angines, des pneumonies ; que si les follicules sont spécialement impressionnés par une cause générale, c'est qu'ils y sont prédisposés ; enfin qu'il faut admettre comme un fait prouvé que la lésion de l'iléon est l'élément essentiel de la maladie typhoïde. — La doctrine de la contagion fait la

(1) *Op. cit.*, pag. 466.

part moins large aux causes occasionnelles, telles que le froid, etc., et à la prédisposition individuelle. L'étiologie de l'auteur s'applique à l'entérite folliculeuse simple, mais ne suffit pas évidemment à celle qui serait, comme il l'admet, secondaire à l'empoisonnement miasmatique. Broussais a vainement tenté d'expliquer les affections spécifiques par la prédisposition et les causes procatartiques. L'agent qui produit le typhus et la fièvre typhoïde sidérants est autre que le froid et au-dessus d'une simple proéguménie. Le toxique qui foudroie est aussi celui qui blesse l'intestin, et si les troubles dynamiques se manifestent plus promptement que les lésions viscérales, ils ne reconnaissent pas moins la même cause. En prêtant au typhus l'altération folliculaire qui l'avait jusqu'ici distingué de la dothinentérie, l'auteur admet conséquemment leur identité; or, cette doctrine est incompatible avec celle de l'entérite folliculeuse, le typhus n'ayant jamais été mis au rang des phlegmasies intestinales. Il ne nous paraît donc pas démontré, bien au contraire, que la lésion de l'iléon soit simplement inflammatoire et constitue l'élément essentiel de la maladie typhoïde.

Comme son nom l'indique, la dothinentérie était pour Bretonneau une affection pustuleuse. Nul doute qu'il n'y ait entre elle et les fièvres éruptives de nombreuses analogies. Mais on a été trop loin, à notre avis ; non-seulement la dothinentérie n'est pas une variole intestinale, mais les lésions de l'iléon, nous l'avons vu, sont primitives et n'ont, d'ailleurs, aucune ressemblance avec les pustules varioleuses.

M. Rostan place l'affection typhoïde à côté des fièvres exanthématiques, parce que :

1° Elle a pour cause une intoxication ;

2° Elle n'attaque l'homme qu'une seule fois, et à une seule période de la vie ;

3° Son exanthème se porte sur la membrane muqueuse de l'intestin, de même que celui des fièvres éruptives se porte sur la peau.

On a poussé plus loin le rapprochement : les phases que parcourt l'évolution pustuleuse de la variole, a-t-on dit, ont une durée fatale comme la marche de l'entérite folliculeuse ; la fièvre paraît précéder l'éruption dans les deux cas. La disposition à la gangrène est la même ; les abcès consécutifs s'observent dans l'une et l'autre maladie ; il y a également infection de sang, prépondérance de l'état général sur l'état local ; la contagion réclame, enfin, une semblable prophylaxie. Voilà pour les ressemblances.

Les caractères distinctifs ne nous paraissent pas moins remarquables qu'à M. Forget. On a été le jouet d'une illusion lorsqu'on a vu dans la cryptite une éruption pustuleuse. Non-seulement il n'y a pas similitude entre la membrane muqueuse de l'iléon et la peau, mais tandis que les boutons de la variöle entament à peine le derme, la suppuration de l'iléon s'étend souvent jusqu'au péritoine. Les follicules ont un siége précis dans l'entérite ; les pustules varioleuses ne respectent, au contraire, aucune région de la peau. La fièvre est plus en rapport, dans la petite vérole, avec l'éruption qu'avec la cryptite dans la dothinentérie. Les phases de celle-ci ont une lenteur, une irrégularité qui n'existent pas chez l'autre. Il est vrai que la fièvre typhoïde récidive rarement; mais la destruction partielle, sinon totale, des follicules par une première phlegmasie est une garantie contre le contage, qui lui est tout-à-fait particulière. Elle se communique plus difficilement que la variole. Ces deux maladies sont bien également infectieuses et contagieuses, mais le siége et les caractères de l'entérite folliculeuse séparent la dothinentérie des affections exanthématiques, et la rapprochent des maladies virulentes, la morve, le charbon, la syphilis, etc. En outre, la forme haliteuse du contage typhoïde, la durée nécessaire de son incubation locale et générale, son caractère infectieux et virulent, son origine, les symptômes et les lésions qu'il détermine, distinguent cet agent morbifique de tous les autres, et constituent sa spécificité. C'est au double génie de cette cause qu'est due la physionomie phlegmasique, septique et putride de l'affection typhoïde ; c'est à l'étiologie qu'on doit de connaître la nature complexe de cette maladie.

BRONCHITE TYPHOIDE.

L'inflammation des bronches n'est pas moins constante que l'entérite folliculeuse dans la fièvre typhoïde; elle débute ordinairement avec elle et se généralise aussitôt. Son développement est spontané et le plus souvent sans cause appréciable. Quoique sa marche ne soit pas celle de la bronchite idiopathique, son intensité est variable comme les tempéraments, les habitudes morbides, les prédispositions et les constitutions médicales. Il n'est pas rare, toutefois, que sa gravité primitive soit en rapport avec celle de la maladie; mais elle s'aggrave plus souvent en même temps que les troubles nerveux et l'altération du sang. Les congestions passives, les pneumonies hypostatiques, les infiltrations sanieuses du parenchyme pulmonaire, la splénisation ne sont pas tant les suites de la bronchite typhoïde qu'une des conséquences de l'infection générale. La phlegmasie pulmonaire primitive tend à revêtir les caractères des inflammations secondaires : de même l'ulcère syphilitique primitif se transforme, *in situ*, en accident consécutif, sous l'influence de la diathèse vénérienne.

La bronchite typhoïde se distingue des autres lésions

viscérales par sa précocité et par son indépendance, dans une certaine mesure, de l'état général. Elle existe alors que la rate, par exemple, n'a changé ni de consistance, ni de volume, et peut être légère quoique l'ataxie et l'adynamie soient considérables. Elle n'est, d'abord, qu'un symptôme de virulence. Si elle n'offre pas de caractère anatomique distinct, comme l'entérite folliculeuse, c'est que la structure et les fonctions des bronches ne sont pas celles de l'iléon ; mais elle n'est pas moins spécifique que la bronchite rubéolique, quoiqu'elles manquent aussi bien l'une que l'autre de lésion pathognomonique. Sa précocité, sa constance, sa généralisation, sa durée et sa passivité nous la font considérer comme un accident primitif et septique. Mais, quelle que soit d'ailleurs l'action directe du contage sur les organes d'absorption, la contagion existe. Poursuivons-en les effets sur le sang et les nerfs ; nous examinerons ensuite les autres lésions anatomiques et fonctionnelles.

DE L'ALTÉRATION DU SANG.

L'altération du sang dans les fièvres putrides a été admise par la plupart des médecins antérieurs à l'école physiologique : c'était l'opinion de Sydenham, Baglivi, Huxham, Rœderer et Wagler, Stoll, Cullen, etc., etc. ; Broussais lui-même ne niait pas l'infection de ce fluide, mais il supposait, contre toute vraisemblance et contre les faits, qu'il n'était que le véhicule de l'agent toxique. Les maladies du sang et des nerfs étaient le rempart de l'essentialité ; l'école physiologique les supprima ou plutôt les remplaça par des phlegmasies et des irritations de sa fantaisie. — La doctrine humorale n'a pas eu seulement à lutter contre le solidisme ; elle fut déchirée bien avant par les humoristes eux-mêmes. La bile, depuis Hippocrate et Galien, était l'humeur essentiellement peccante ; la découverte de la circulation du sang plaça ce liquide au premier rang. Mais avec Stoll reparut le biliosisme ; nous l'avons vu revivre avec de Larroque. Il a perdu aujourd'hui la plupart de ses partisans, ou, du moins, ceux qui restent ne font-il jouer qu'un rôle relativement modeste au fluide biliaire. Le débat est donc aujourd'hui limité à l'altération du sang. Personne, il est vrai, ne la repousse absolument ; la majorité des auteurs et des praticiens l'acceptent même dès le début de l'affection typhoïde ; mais nous savons que pour M. Bouillaud elle n'existe qu'à la suite de l'inflammation de l'iléon, et que l'opinion de M. Forget est encore plus radicale. Il nous faut donc, afin de justifier notre propre sentiment, examiner les principales recherches hématologiques dont la dothinentérie a été l'objet depuis sa détermination nosologique. Commençons par l'ouvrage de Louis.

Quoique cet auteur fasse de l'entérite folliculeuse le fondement de la fièvre typhoïde, il admet son identité avec le typhus, et partant la contagion. Il combat la méthode des saignées coup sur coup, et se borne à ouvrir la veine, les premiers jours, une fois ou deux, tant à cause de l'état des forces, qu'à cause de l'absence de couenne et de retrait du caillot, et de la physionomie générale non franchement phlegmasique de la maladie. Il reconnaît le caractère septique des lésions secondaires ; en un mot, il existe pour lui un état particulier du sang, quoique mal défini, que les faits semblent arracher à sa doctrine : « Si le sang tiré de la veine pendant le cours de l'affection typhoïde, dit-il, n'offre une altération appréciable et spéciale que dans un petit nombre de cas, cependant il présente *rarement* les caractères qui lui sont *propres dans les phlegmasies aiguës* avec lesquelles le développement du mouvement fébrile et l'intensité de symptômes sembleraient devoir faire confondre la fièvre typhoïde... Il y a dans cette maladie *quelque chose de particulier* que l'on ne retrouve dans celle d'*aucune des phlegmasies* parmi lesquelles on a voulu la classer (1). Louis ne pratiquait, comme M. Bouillaud, la phlébotomie, que dans la première période de la fièvre typhoïde.

Le langage de ce dernier professeur n'est pas aussi formel que l'exigerait sa thérapeutique. Après des saignées si libérales, on voudrait voir un caillot inflammatoire ; or sa consistance, lisons-nous, est *à peu près normale;* il n'éprouve qu'*un certain retrait,* et se couvre d'une couenne générale ou partielle ; et cependant il s'agit du sang de la première période. L'altération commençante ne tarde pas à se caractériser, sans changer de nature.

« Le caillot du sang fourni par la saignée du bras de la deuxième période, toujours plus noir qu'à l'état normal, poursuit M. Bouillaud, est quelquefois d'une mollesse diffluente, et n'éprouve aucun retrait. La sérosité reste infiltrée dans le caillot, et cette circonstance est une des causes de la mollesse et de la diffluence dont nous venons de parler. S'il se forme une couenne partielle ou générale, elle est molle, gélatiniforme, infiltrée, analogue à de la graisse à peine figée. Cette altération, cette sorte de dissolution ou ramollissement du caillot et de la couenne qui peut se former à la surface, est tellement caractéristique et frappante, que toutes les personnes qui, depuis douze ans, ont assisté à ma

(1) *Op. cit.*, pag. 51.

clinique, n'ont jamais éprouvé le moindre embarras à distinguer le caillot fourni par une saignée pratiquée à un individu affecté d'une fièvre avec état typhoïde bien prononcé, de celui fourni par une saignée pratiquée à un individu affecté d'une fièvre franchement inflammatoire. De là le nom de caillot ou de sang typhoïde que nous lui donnons, pour le distinguer du caillot ou du sang franchement inflammatoire. Le caillot provenant des ventouses appliquées sur l'abdomen, est pour le moins aussi ramolli, souvent même plus ramolli que celui fourni par la phlébotomie. » (*Nosog. méd.*)

Les descriptions hématologiques de M. Bouillaud sont exactes; nous ne nous séparons de lui que dans son interprétation du caillot du sang extrait pendant la première période. Nous voyons un commencement de dissolution où il nous montre un caillot inflammatoire. Du premier au second septenaire, il y a seulement progrès dans la maladie et non métamorphose d'une affection phlegmasique en affection putride. Le caillot est diffluent, les symptômes ataxo-adynamiques sont souvent très graves, et la terminaison la plus funeste a lieu, que les follicules de l'iléon, nous l'avons vu, sont souvent à peine tuméfiés, d'où vient alors la septicité? il n'y a pas évidemment un rapport rigoureux entre l'état du sang et celui de l'intestin. Telle est la conclusion qui ressort des faits nombreux observés par Louis, Chomel, M. Andral, etc., sans compter ceux où l'entérite folliculeuse a fait défaut.

Cette lésion aggrave, à un certain moment surtout de son évolution, l'état typhoïde ; mais celui-ci préexiste souvent et n'est pas exclusivement sous sa dépendance.

Que l'infection soit spontanée ou l'effet d'une intoxication, la maladie est partout, dit M. Andral, où il y a du sang et des nerfs, et partout il peut se former des lésions qui ne jouent plus qu'un rôle secondaire dans la production des symptômes : « La cause spécifique qui donne naissance aux pyrexies agit sur le sang de telle façon qu'elle tend à y détruire la matière spontanément coagulable, tandis que la cause qui fait les vraies phlegmasies tend, au contraire, à produire dans le sang une nouvelle quantité de cette matière. Si cette cause agit avec peu d'énergie, ou si l'économie lui résiste, la destruction de la fibrine ne s'accomplit pas. Si, au contraire, la cause continue à agir avec toute son intensité, et que les forces de l'organisme soient en défaut, la destruction de la fibrine commence dès le début de la maladie, ce qui est fort rare, soit un certain temps après qu'elle a pris naissance. Tout cela s'applique également à la fièvre typhoïde et aux fièvres éruptives. Il y a, pour moi, dans tous ces cas, une véritable intoxication.

» Si l'intoxication est légère, dit-il encore, son effet sur le sang doit, sans doute, exister toujours, mais il n'est pas appréciable ; si l'intoxication est plus forte, l'effet qu'elle a produit sur le sang devient sensible, et il se marque dans ce liquide par une diminution de la fibrine. » (*Essai d'Hématologie pathologique.*)

Ce sont ces nuances, variables comme le degré d'empoisonnement et comme les périodes de la maladie, qui mettent en défaut les médecins auxquels échappent les lésions primitives du sang. De l'aveu même de M. Bouillaud et de Louis, ce liquide n'offre pas, dès le début de la maladie, la consistance même normale ; serait-il permis de douter de son altération, ne fût-elle pas directement appréciable, quand elle est démontrée par l'analogie des autres pyrexies, par les symptômes généraux et par son évolution parallèle à ces symptômes ? Il ne faut pas, du reste, oublier la part d'influence exercée sur le sang par l'entérite folliculeuse. La lésion de la plasticité doit être bien profonde pour que cette phlegmasie ne puisse, le plus souvent, produire qu'une couenne légère comme un nuage, fluide et toute imprégnée de cruor.

Ces considérations ont frappé l'esprit de M. Monneret : « Si la fièvre typhoïde n'a pas été rangée, dit-il, par MM. Andral et Gavarret, dans la classe des inflammations, c'est qu'en effet, tandis que la fibrine augmente dans les dernières, elle reste normale ou diminue dans la fièvre typhoïde. C'est là un fait de haute importance, une preuve dernière et sans réplique qui force à retrancher définitivement du nombre des phlegmasies la fièvre typhoïde, qu'on a appelée si malheureusement une gastro-entérite aiguë. J'ai montré que l'augmentation de fibrine dans la phthisie tenait à la phlegmasie consécutive des tissus qui environnent la maladie, comme dans la fièvre typhoïde, où le tube digestif est le siége d'une phlegmasie ulcérative violente. Je suis convaincu, avec beaucoup de médecins, que la lésion des plaques de Peyer n'est pas plus le fond de la maladie que les pétéchies et d'autres accidents que l'on observe du côté des viscères. Mais il n'en est pas moins vrai qu'il se développe un nombre considérable de petites phlegmasies intestinales sur les plaques et autour d'elles ; pourquoi n'ont-elles pas le pouvoir de faire monter la fibrine comme dans la phthisie ? »

La réponse à cette question est le génie septique de la maladie ; septicité quelquefois masquée par l'élément inflammatoire, quand elle est légère ou récente, mais trop souvent prédominante, au contraire, si l'intoxication est grave et l'affection parvenue à une période avancée. Il n'importe pas moins de faire la part de la phlegmasie et de la putridité dans la fièvre typhoïde, que de distinguer cette affection de l'entérite folliculeuse proprement dite. Le professeur Piorry qualifie la première typhohémie entérique, et entérite typhohémique la seconde. « Dans celle-là, dit-il, la coagulation du sang est lente, le caillot non diffluent ; il semble que la fibrine ait éprouvé une sorte de dissolution.» (*Du Diagnostic*, t. I, pag. 382.)

Tels ne seraient pas les résultats obtenus par M. Forget. Voici ses deux premières conclusions : « L'altération appréciable du sang dans les diverses périodes de la fièvre typhoïde, n'est pas le fait le plus général ; le sang paraît rarement altéré dans la première période (1). » Ces propositions sont-elles bien d'accord avec les suivantes : « La quantité du sérum de nos saignées *était généralement peu considérable*, ou du moins *inappréciable*, le caillot adhérait le plus souvent au vase (2). » — Si le sérum était généralement en quantité inappréciable, et si le caillot adhérait le plus souvent au vase, la phlébotomie étant surtout pratiquée par l'auteur dans la première période, il nous semble que c'est un peu forcer les conséquences que de dire : l'altération appréciable du sang n'est pas le fait *général ;* le sang paraît *rarement* altéré dans la première période. La fluidité commençante de la fibrine est, du reste, clairement indiquée dans cet autre passage : « Le volume du caillot est en raison inverse de la quantité du sérum ; or, ce que nous avons dit de celui-ci implique ce que nous dirons de celui-là, à savoir que *le caillot,* dans la fièvre typhoïde, *offre généralement un volume notable,* au lieu d'être plus petit que dans d'autres maladies, ainsi qu'on l'a prétendu. » Quoique la dissolution ne soit pas assez avancée pour être très appréciable dans ces descriptions, nous n'y trouvons pas le caractère du sang inflammatoire. Nous convenons avec M. Forget, qu'il est difficile quelquefois d'établir une distinction bien tranchée entre les degrés divers de consistance du

(1) *Op. cit.*, pag. 508.
(2) *Ibid.*, pag. 493.

caillot ; mais cet aveu, de sa part, diminue la force de ses conclusions, et ces faits douteux ne tardent pas, malheureusement, à s'éclaircir, par les progrès de l'affection. Ce professeur ne le nie pas, puisque le sang lui paraît *d'autant moins rarement altéré que la maladie est plus avancée.* Mais s'il en est ainsi, pourquoi dire aussitôt après : « Le degré d'altération apparente du sang, lorsque cette altération existe, n'est pas toujours en rapport avec les périodes de la maladie. » N'est-il pas vrai, au contraire, que très généralement ce rapport existe? C'est ce rapport qui sert à M. Forget comme à M. Bouillaud, et qui a servi à tous les praticiens pour régler l'usage des émissions sanguines. De telles divergences d'opinions ne semblent pouvoir s'expliquer que par un malentendu. « Ces Messieurs, dit l'auteur, parlent de la fièvre typhoïde ; nous traitons, nous, de l'entérite folliculeuse, ce qui, nous le savons déjà, n'est pas du tout synonyme, la liaison n'étant pas nécessaire, et la différence de l'une à l'autre étant celle de la cause à l'effet.» Si l'on croyait, après cette déclaration, que M. Forget fait toutes réserves en ce qui touche la dothinentérie, on serait dans l'erreur. En effet : « Ces Messieurs, continue-t-il, ont étudié *un effet de l'entérite folliculeuse*, car, bien certainement, ils ont choisi des cas où *il y avait fièvre typhoïde*, autrement ils manqueraient à leur titre. » Il y a donc pour lui identité entre cette affection et l'entérite folliculeuse avec état typhoïde. Or, c'est parce qu'il identifie cette phlegmasie à forme ataxo-adynamique avec la fièvre typhoïde, que nous contestons la validité de ses conclusions. Nous reconnaissons toutefois qu'elles ont pu être motivées par les nombreux faits d'inflammation des follicules de l'iléon observés à la clinique de l'hôpital de Strasbourg. — Enfin ce professeur écrit : « Nous admettons l'altération du sang comme primitive, ce qui n'est pas prouvé, puisque *l'état typhoïde est accidentel et secondaire*, et comme constant, ce qui, selon vous, n'est pas. » Telle est bien sa doctrine. S'il restait encore un doute sur ses principes, voici leurs conséquences thérapeutiques : « A quoi nous sert, je vous prie, à nous praticiens, dit-il, de savoir que la variole et la scarlatine peuvent résulter d'un miasme? En quoi diffère la pratique des partisans de la phlegmasie primitive de celle des partisans de la phlegmasie secondaire? » En un mot, il traite les lésions inflammatoires sans se préoccuper de leur nature et de leur cause ; le positivisme de l'école physiologique ne pouvait aller plus loin. L'étiologie, l'hématologie et la clinique conduisent évidemment à une autre thérapeutique.

INFECTION DES CENTRES NERVEUX.

Les lésions cérébro-rachidiennes sont moins appréciables encore aux sens que l'altération du sang, mais elles ne sont pas moins certaines ni moins précoces. Tous les cliniciens en ont été frappés, avant même que les malades soient alités. Rœderer et Wagler peignent très bien, en quelques mots, la première période de l'ivresse typhoïde : « *Debiles sunt, et lassi* PRIMIS QUIDEM DIEBUS, *interdiu titubantes adhuc obambulant* (1). » — Tissot avait été aussi frappé des troubles nerveux généraux : « *Ægri conquerebantur* PRIMUM *de gravitate, lassitudine, debilitate, cibi fastidio, frigoris molestâ sensatione ferè continuâ; somnolentiâ absque somno...* »

Mais sans remonter aussi loin, ni même en appeler à l'expérience de chacun, de tels désordres sont signalés à chaque page des observations de Louis, Chomel, Andral, etc... Ils sont au fond de la plupart des formes distinguées par ce dernier professeur dans sa *Clinique médicale*, pag. 630. Ils sont mis en première ligne par les rédacteurs du *Compendium de Médecine pratique* (2),

(1) *Tract. de morb. muc.*, pag. 100.
(2) *Compendium.* — Paris, 1837, pag. 218, t. VIII.

qui placent au second rang les troubles gastro-intestinaux ; l'altération du sang est signalée en troisième lieu parce qu'elle est moins prompte à se manifester directement. Mais il est évident qu'elle précède les lésions nerveuses, qui n'apparaissent si vite qu'à cause de l'impressionnabilité propre aux organes d'inervation. Jacquot pense que l'agent qui produit la fièvre typhoïde exerce d'abord son action sur le système nerveux, avant l'apparition d'aucune lésion locale. Telle est notre opinion ; ce devrait être celle de tous les contagionistes. Il en est ainsi surtout quand le toxique est dense et prompte l'intoxication. La lenteur de l'empoisonnement permet, au contraire, aux viscères d'absorption, de mêler leurs symptômes propres aux troubles nerveux. Dans tous les cas, au fur et à mesure que la maladie arrive à son apogée, tous les systèmes et tous les organes à divers degrés sont en souffrance, mais particulièrement le sang et les nerfs, l'intestin grêle et le poumon. Nous savons combien de variétés naissent des constitutions médicales et individuelles, des nombreuses dispositions personnelles et des influences extérieures.

C'est la forme gastro-intestinale qui a donné le change aux biliosistes et aux phlegmasistes ; et, à vrai dire, la maladie semblerait quelquefois localisée dans le tube digestif, tant ses fonctions sont profondément troublées, si les désordres de cet appareil ne s'effaçaient bientôt devant les symptômes généraux, et si des cas très graves ne se rencontraient souvent où l'estomac et l'intestin sont à peine lésés. Il peut même arriver au contraire que les fonctions digestives soient dérangées et que la typhisation existe sans qu'il y ait trace de pyrexie. Ces effets différents d'une même cause en analysent pour ainsi dire les éléments. Le plus souvent, la fièvre typhoïde se trahit d'abord par l'abattement, la somnolence, la céphalalgie et un léger vertige, joints à de l'anorexie et à une langue saburrale, symptômes plus ou moins rapidement suivis de prostration, pouls dépressible, délire, stupeur, coma, soubresauts, tympanite, diarrhée et bronchite. A ne considérer que la physionomie symptomatologique de la maladie, il est évident qu'elle diffère essentiellement de celle des phlegmasies, voire même de l'entérite folliculeuse ; l'assoupissement continu, le coma-vigil, les hallucinations, le sub-delirium, la prostration qui va jusqu'à l'anéantissement des forces, les crampes, les contractions fibrillaires, le pouls dicrote, oscillant, dénoncent assez l'empoisonnement septique du système nerveux, sans qu'il soit nécessaire d'en chercher les preuves anatomiques dans l'état des solides et des fluides.

LÉSIONS ET SYMPTOMES DIVERS.

L'altération du sang, nous l'avons vu, explique de bonne heure l'intoxication nerveuse; rarement le caillot des premières saignées offre l'aspect normal, encore moins la couenne inflammatoire. La dissolution de la fibrine peut arriver à ce point, qu'au lieu de caillot le sang ne présente plus qu'un magma couleur de suie, de consistance de graisse à demi-figée. Aux degrés divers de désorganisation de ce fluide, si je puis m'exprimer ainsi, correspondent les épistaxis, les selles sanguinolentes, l'hématurie, la sécrétion hématique des plèvres, du péricarde, du péritoine, des ventricules cérébraux, des cavités articulaires, les taches rosées lenticulaires, les macules bleues, les pétéchies, les suffusions sanguines des muqueuses, des séreuses, de la peau, les hémorrhagies superficielles et interstitielles, en un mot. Les glandes de l'appareil digestif ne reçoivent du sang que des matériaux de sécrétion insuffisants et corrompus, aussi la langue, la bouche, le gosier sont-ils desséchés et comme enfumés, pendant que l'estomac et l'intestin, directement ou indirectement excités par la phlegmasie de l'iléon, sont couverts d'humeurs infectes d'une extrême septicité et mêlées de bile, dont Orfila a expérimenté l'acrimonie ; la fétidité gangréneuse des selles est caractéristique. — Martin Solon a trouvé (1) l'urine moins abondante, plus colorée, plus dense que dans l'état normal, très riche en urée, en urates, en acide urique, en mucus, facilement alcalescente ; la conjonctive est desséchée ou chargée de mucosités purulentes ; le mucus nasal est tari, les narines sont pulvérulentes ; la muqueuse auditive jette du pus, et souvent la suppuration gagne l'oreille interne. Le malade expectore des crachats épais, difficiles à détacher, souvent mêlés de pus et de sang. La peau, tantôt sèche, tantôt baignée de sueur, exhale une odeur *sui generis*, analogue à celle de l'haleine : de ces deux foyers, et des selles, se dégage la matière volatile, septique et contagieuse, éminemment instable, qui est la cause spécifique.

Le pouls, quelquefois lent, le plus souvent très accéléré, réfléchit l'intensité de l'empoisonnement et l'état des forces ; assez plein et résistant au début chez les sujets robustes, il ne tarde pas à s'affaiblir, à redoubler, à devenir même ondulant et intermittent. Ces changements de rythme et de consistance, résultant de la dépression de l'inervation et de l'altération des fibres du cœur, expriment à la fois l'intoxication nerveuse et sanguine. Le cœur, en effet, comme les viscères en général et les muscles ne recevant, au lieu de liquide

(1) Mémoire adressé à l'Académie des Sciences, 1847.

nourricier, qu'une sanie privée de plasticité, perd sa consistance normale, se ramollit; le poumon s'engoue et prend l'aspect du tissu splénique; la rate elle-même se transforme en bouillie; le foie devient plus mou, plus volumineux ; les muscles sont poisseux. Simultanément, des ulcérations se développent au larynx, au pharynx, dans l'œsophage, dans l'estomac; des plaques gangréneuses sont éliminées de l'intestin. Les parotides suppurent, la peau du sacrum se couvre de phlyctènes, d'escarrhes; l'occiput, les régions scapulaires, toutes les parties pressées par le poids du corps sont prises d'inflammation et de gangrène; les érysipèles du plus mauvais caractère se développent spontanément. La putridité du sang, aggravée par tant de foyers, imprègne enfin tous les tissus, tous les systèmes, tous les organes ; les centres nerveux, progressivement empoisonnés et épuisés par une réaction continue, dépensent jusqu'aux forces radicales. Aussi bien, après de fréquentes alternatives d'ataxie et d'adynamie de plus en plus profonde, la prostration devient-elle de la paralysie : des sphincters de l'anus et de la vessie, elle gagne ceux des paupières et de la bouche, et le malade, baigné dans ses déjections, possède encore quelques battements artériels qu'il passe déjà de la putridité à la putréfaction.

Ce tableau, connu de tous les médecins, exhale la septicité : elle se trahit dans les prodromes comme dans les derniers symptômes. Elle existe dans l'halitus fétide, germe de la maladie, mêlé à l'haleine, à la sueur, aux matières fécales ; elle imprègne l'organisme entier, aussi la fièvre typhoïde n'offre-t-elle aucune ressemblance avec les phlegmasies franches. Mais elle doit à ses lésions et symptômes multiples d'avoir été l'objet de nombreuses théories. C'est ainsi que beaucoup de médecins anglais la classent parmi les fièvres exanthématiques, à cause de l'abondance de son éruption rosée ; telle était aussi l'opinion de Bretonneau, lorsqu'il la désigna du nom de dothinentérie ; seulement, il était plus frappé de l'affection intestinale que de celle de la peau. M. Piorry, quoique partisan de l'altération primitive du sang, étudie isolément les lésions. Ses états organopathologiques rappellent la doctrine de Bordeu, pour qui la fièvre maligne doit être regardée comme le fond de plusieurs maladies jointes ensemble, un dérangement composé de celui de la plus grande partie des organes. Tant de symptômes opposés ne lui semblent pas dépendre d'une même cause : « Aussi tous les systèmes sur les causes des maladies peuvent-ils trouver, dit-il, leur application dans la fièvre maligne. (1) » Il ne se trompait pas, car outre les médecins anglais, Bretonneau et M. Piorry, Broussais, Louis, de Larroque, MM. Bouillaud, Forget, Andral ont exprimé des opinions différentes sur la fièvre maligne. Nous enfin, le dernier et le moins autorisé, nous expo-

(1) *Œuvres complètes*, pag. 359.

sous une doctrine éphémère, sans doute, mais puisée, autant que nous l'avons pu, dans la nature de la maladie; aussi n'a-t-elle d'autre valeur que celle de nos recherches sur l'étiologie, les lésions, les symptômes et le traitement de l'affection typhoïde.

TRAITEMENT.

S'il est vrai que l'affection typhoïde est une maladie spontanée et contagieuse, primitivement et secondairement infectieuse, doublée d'une phlegmasie intestinale et pulmonaire septique, il nous sera facile d'apprécier, parmi les nombreux traitements qui lui ont été appliqués, celui qui convient le mieux à sa nature pyrétique et inflammatoire.

La thérapeutique est la pierre de touche des doctrines médicales; leur solidarité est telle qu'on peut juger, en général, de celles-ci par celle-là. Du naturisme d'Hippocrate est sortie la méthode expectante. L'expectation n'est pas, comme on a pu le dire, une abstention absolue et stérile. Elle s'inspire, au contraire, des efforts de l'organisme pour les favoriser, et réclame du médecin les qualités d'un ministre et d'un interprète. Tel fut le père de la médecine. Le rôle considérable que la physiologie de son temps faisait jouer à la bile, et les altérations dont elle fut un peu trop suspectée plus tard, firent des purgatifs la médication principale des fièvres, à cause de la propriété qu'on leur attribuait d'éliminer l'humeur peccante. La phlébotomie prit le premier rang parmi les évacuants, dès que la putridité fut démontrée dans ce fluide et la circulation découverte. On espérait expulser directement la matière morbifique, aussi usa-t-on jusqu'à l'abus de ce cordial, pour emprunter l'expression de Boërhaave. L'expérience seule tempéra cette ardeur extrême et ramena aux évacuations alvines. Stoll les remit particulièrement en honneur, en attribuant les fièvres à l'acrimonie biliaire. Cependant l'adynamie n'avait pas moins frappé les esprits que la putridité des humeurs ; on eut recours au quinquina dans toutes les fièvres à forme maligne, et quelles que fussent leur périodes ; de là la noble et juste indignation de Baglivi. Ces trois médications, vantées sans mesure par leurs prôneurs respectifs, se disputaient la suprématie, quand Stahl et Hoffmann prouvèrent, par l'expectation, que les prétentions de ces méthodes étaient exagérées ; la thérapeutique en devint moins exclusive, moins ambitieuse et meilleure. Sydenham et Huxham, Rœderer et Wagler montrèrent, avec Baglivi, qu'il fallait pénétrer la nature de la maladie avant de songer au traitement, et que la thérapeutique réclamait impérieusement la sanction de la clinique. Leur pratique devint un modèle, suivi par la plupart des médecins jusqu'au commencement de ce siècle.

L'asthénie de Brown ayant succédé à l'atonie des capillaires de Cullen, celui-là, moins sage que celui-ci, tira de son système les dernières conséquences ; les toniques reprirent faveur. Ils trouvèrent dans Broussais un autre Baglivi, qui leur fit encore une guerre acharnée.

Seulement Broussais, plus systématique que son devancier, supplanta le quinquina pour la phlébotomie et fut plus exclusif que Brown lui-même. On ne saigna plus, alors, pour évacuer la matière peccante, le scepticisme avait remplacé la septicité, ce fut pour éteindre l'inflammation gastro-intestinale et ses irritations sympathiques : les lésions de l'intestin dans les fièvres étaient découvertes. Pinel s'efforça vainement de concilier la nouvelle école avec les anciennes doctrines ; son humorisme, sa prédilection pour les toniques, sa réserve touchant la saignée, furent traités de préjugés et de craintes puériles. Les émissions sanguines régnèrent par l'autorité de Broussais. Mais leur tyrannie fut sapée par Petit et Serres et Bretonneau ; les toniques et les purgatifs recouvrèrent leurs droits. Nous avons vu Louis user de ces trois médications, mais sans principe bien arrêté. Sa doctrine de l'entérite folliculeuse réclamait exclusivement les antiphlogistiques, mais l'expérience lui enseignait qu'il en fallait user sobrement ; les purgatifs lui semblaient, non-seulement inoffensifs, mais utiles, et cependant il n'y avait recours que pour remplir des indications urgentes ; il maniait bien les toniques dans l'adynamie profonde, mais il les administrait trop tôt dans les cas ordinaires. Sa thérapeutique était incertaine, parce qu'elle n'était pas d'accord avec les principes de sa doctrine.

M. Bouillaud, quoique plus infectionniste que lui, use plus largement, trop largement, des émissions sanguines. Mais sa méthode des saignées coup sur coup est du moins la conséquence logique de l'entéro-mésentérite. Il n'est pas étonnant que, possédant un moyen aussi héroïque que la méthode jugulante, il n'ait pas essayé des purgatifs, ni même des toniques. — Les convictions les plus profondes sont souvent difficiles à faire partager ; loin d'être entraîné par les succès des saignées répétées, de Larroque proclama la toute-puissance des éméto-cathartiques ; ils n'avaient pas eu d'aussi chaud partisan depuis Stoll et Tissot. A vrai dire, il donna la preuve qui semblait nouvelle, tant elle était inattendue et contraire aux idées physiologiques régnantes, que les purgatifs étaient la médication par excellence dans la fièvre typhoïde. Nous ne partageons pas son opinion sur la nature de cette maladie, ni ses théories thérapeutiques; mais notre expérience personnelle a trop souvent contrôlé les effets salutaires des évacuations alvines pour que nous ne nous prononçions pas hautement en faveur de cette médication. La pratique de Chomel échappe aux excès des systèmes exclusifs; sa doctrine, toutefois, est si réservée, que ne sachant au juste à quoi s'en tenir sur la nature de la dothinentérie, sa méthode, dite rationnelle, se résout finalement en une thérapeutique de symptômes. M. Andral est plus affirmatif, ses vues sont plus larges, plus complètes, plus exactes; ses recherches hémathologiques et cliniques ne lui ont pas appris que la phlébotomie fût un remède à la septicité ; il s'est, au contraire, bien trouvé de l'usage des purgatifs. L'expérience a fourni le même enseignement à Taupin, Rillet et Barthez, dans les dothinentéries non compliquées d'entérite villeuse. Une sorte de renaissance des idées humorales tendait à s'opérer en pyrétologie ; la médication antiphlogistique perdait chaque jour du terrain, quand M. Forget mit à son service sa science, son talent et la plus vive conviction. C'est dire que les purgatifs furent sacrifiés à la saignée ; de toniques, il n'en est pas question. Il serait donc difficile aujourd'hui de se faire une opinion solide, basée sur la seule autorité des maîtres ; le doute s'impose aux esprits. L'objet de cette étude est d'essayer de le dissiper et de découvrir la meilleure route parmi tant de sentiers divergents.

Les trois méthodes qui se sont partagé et se partagent encore aujourd'hui les praticiens, ont seules survécu aux innombrables médications qui ont été mises en usage dans les fièvres continues, ce qui prouve que, si les purgatifs, les émissions sanguines et les toniques pris séparément et abusivement appliqués sont insuffisants ou dangereux, ils ont rendu de réels services ; car, lorsqu'un traitement est évidemment funeste, dit Chomel avec raison, il ne tarde pas à être abandonné même de ses plus chauds partisans. Dans une affection complexe, comme la fièvre typhoïde, où les formes nombreuses, les constitutions épidémiques diverses, les complications imprévues, mille circonstances extérieures et individuelles obscurcissent le pronostic, les données statistiques sont trop incertaines pour qu'elles puissent servir de base exclusive à une appréciation thérapeutique. Les faits, du reste, ont rarement été classés de façon à pouvoir être exactement comparés. Mais s'ils n'ont pas une rigueur mathématique, ils sont le contrôle indispensable des considérations tirées de la nature et des causes de la maladie. Nous soumettons donc au triple critère de la théorie, des faits et de la statistique les trois méthodes que nous allons successivement examiner.

MÉDICATION PURGATIVE.

La médication purgative est certainement celle qui convient le mieux au génie putride de l'affection typhoïde. Elle ne perdit sa prépondérance sur les deux autres que lorsque furent définitivement démontrées les lésions intestinales. Mais l'expérience des siècles valait mieux que l'induction physiologique de Broussais, aussi les purgatifs ont-ils facilement reconquis leurs droits légitimes. Les appréhensions des partisans de l'entérite folliculeuse, celles de M. Forget et celles de Stockes, ne résistent pas à l'expérience clinique. Ce médecin déplore, avec raison, l'abus de cette médication dans son pays ; mais nous n'acceptons pas qu'elle soit réclamée seulement, comme il le pense, « dans le cas de fièvre dothinentérique, lorsqu'il n'y a pas de symptômes bien marqués d'irritation gastro-intestinale. » Elle l'est encore et surtout, quand « l'intestin grêle présente des ulcérations sur une grande étendue. » Nous convenons, toutefois, avec lui, que les purgatifs doivent être choisis parmi les plus doux (1).

Que l'embarras gastro-intestinal résulte de l'action

(1) *Lectures*, *American édition*, pag. 500.

directe du contage, qu'il soit un des effets de l'intoxication générale ou symptomatique de la phlegmasie des follicules, ou qu'il ait cette triple origine, il constitue un groupe de symptômes précoces et réclamant les premiers soins thérapeutiques. L'observation constante a appris que les éméto-cathartiques étaient alors indiqués. L'accord est unanime quand l'embarras gastrique est simple, mais l'entérite folliculeuse a été considérée comme une contre-indication formelle ; on n'a vu dans la dothinentérie qu'une phlegmasie de l'iléon non moins antipathique aux purgatifs que la gastro-entérite. Il n'en est rien cependant. Inutile aujourd'hui de chercher à prouver l'innocuité de cette médication ; il ne s'agit plus que d'en étudier le mode d'action et d'en régler l'emploi.

Si notre théorie étiologique est exacte, si la putridité initiale est un fait, et si les lésions intestinales ont une cause septique, il est évident que l'indication première, comme dans tout empoisonnement, est de chasser du tube digestif tout ce qu'il contient de principes délétères. Nous ne pensons pas, avec Graves, qu'un ou deux vomitifs puissent faire avorter la maladie, hors des cas tout exceptionnels d'intoxication aiguë. L'absorption a eu lieu, très généralement, quand se manifestent les symptômes gastro-intestinaux ; mais de premiers lavages ont une utilité incontestable au point de vue théorique et pratique. Ils éliminent, avec les saburrhes, l'agent morbifique, qui leur est mêlé, et soulagent en dissipant à la fois la cause et l'effet. L'embarras des premières voies est, à lui seul, une aggravation telle du malaise général, que l'amélioration qu'il éprouve ferait croire à une guérison prochaine. On a pu confondre cet état avec une fièvre typhoïde, et penser illusoirement l'avoir jugulée : toutes les méthodes ont enregistré de pareils succès. Quoi qu'il en soit, le malade est toujours soulagé par les évacuants gastro-intestinaux, et d'autant plus que la langue est plus pâteuse ; ils excitent les sécrétions dans toute la longueur du tube digestif, et sont le meilleur remède contre l'intoxication primitive. On n'en tire pas moins d'avantages quand l'intestin grêle est ulcéré, et que se prépare l'infection secondaire. Les intestins ne sont plus, selon l'énergique expression de M. Bouillaud, que des latrines vivantes. Les escarrhes, le pus, les sécrétions, les gaz, tous les produits putrides et septiques que renferment les selles ne peuvent séjourner dans l'organe d'absorption par excellence sans produire des accidents généraux et locaux. Les coliques, la tympanite, la perforation, sont les effets ordinaires de l'accumulation des matières fétides, et exigent l'usage des purgatifs. Ces médicaments antiseptiques favorisent, en outre, la réparation des ulcères, autant par l'évacuation des liquides qui les infectent que par leur action immédiate. C'est parce qu'on a méconnu leur caractère éminemment septique qu'on a redouté les effets des laxatifs.

Les symptômes généraux ne sont pas moins heureusement combattus par cette médication. La purgation intestinale, entretenue pendant la période d'augment de la maladie, seconde la dépuration spontanée de l'organisme. Le sang se débarrasse ainsi lentement, mais régulièrement, des principes toxiques qu'il contient, sans perte de fibrine ni de globules. La sérosité, quotidiennement évacuée par l'intestin, surpasse de beaucoup la quantité de sang qu'on pourrait extraire, et loin d'affaiblir le malade, relève les forces opprimées par la cause morbifique. Aussi la fièvre fléchit-elle plus sûrement devant les évacuants abdominaux que devant les émissions sanguines. Ceux-là, en effet, s'adressent à la cause, tandis que celles-ci n'atteignent que l'effet, la pyrexie. La phlébotomie ne produit qu'une sédation passagère, hors les cas où la fièvre est peu intense, sédation d'ailleurs limitée, et qu'on ne saurait tenter de dépasser sans s'exposer à aggraver l'adynamie. L'autre médication, au contraire, permet de conserver et d'augmenter les avantages acquis, quand on sait la manier convenablement. Il en est des symptômes ataxiques et adynamiques comme de la fièvre ; ils ont la même origine et demandent le même traitement. Les lésions organiques réagissent sur l'état général, et réciproquement ; les évacuants alvins peuvent seuls opérer à la fois sur l'un et l'autre élément de la maladie.

Mais il est important de faire un choix parmi les purgatifs et d'en user comme il convient. Ceux qui possèdent des propriétés irritantes doivent être repoussés, car il ne faut pas moins éviter d'enflammer l'estomac et les parties saines de l'intestin, que d'aggraver la phlegmasie des follicules. Les sels neutres pour les adultes, le calomel chez les enfants, sont préférés par la plupart des praticiens.

Stoll, de Larroque, Graves, nous l'avons vu, administrent, pour des raisons différentes, des éméto-cathartiques. La confiance de Stoll dans l'émétique était telle qu'il ne doutait pas qu'il eût échappé à la fièvre typhoïde, dont il faillit périr, s'il eût provoqué à propos des vomissements. Notre foi est moins grande que celle de ces trois cliniciens. Le tartre stibié nous paraît rarement indispensable; nous lui trouvons, au contraire, des inconvénients. La surcharge des premières voies est un phénomène important, il est vrai, mais n'est qu'un des phénomènes de la maladie qui nous occupe. Elle ne doit donc pas être attaquée avec les moyens énergiques réclamés par un simple embarras saburral. Il est rare qu'il cède complètement; dans tous les cas, l'affection suit fatalement son cours; fréquemment même les vomissements, loin de soulager, augmentent la prostration sans décharger beaucoup la langue et l'estomac; il arrive quelquefois qu'ils se prolongent assez longtemps après la suspension des vomitifs pour aggraver momentanément, du moins, l'état du malade. Sans les redouter donc, nous n'osons les conseiller qu'exceptionnellement.

Les purgatifs n'ont pas ces désagréments et sont

mieux appropriés à la durée de l'embarras gastro-intestinal. Leur dose peut être élevée avec profit, les premiers jours, quand les sédiments sont très abondants, la réaction locale et fébrile considérable et le malade vigoureux et pléthorique ; ils font alors l'office de l'émétique et de la saignée, en apaisant l'acuité des symptômes gastriques et pyrétiques. Mais après ce premier effet, il est prudent d'en modérer l'usage. La posologie est réglée par la liberté du ventre, qui doit être constante, mais modérée pendant tout le cours de l'affection. Chez tel malade, telle dose de sel sera nécessaire, qui sera plus que suffisante pour tel autre. Il en est qui ont besoin chaque jour d'un verre d'eau de sedlitz ou de limonade de magnésie pour obtenir quelques garde-robes ; d'autres sont, au contraire, spontanément relâchés. Dans tous les cas, il est bon que le ventre soit évacué régulièrement au moins une fois par jour, surtout s'il se météorise ou devient douloureux. Les laxatifs ne doivent être suspendus que lorsque l'abdomen est plat, la fièvre tombée, et que l'appétit commence à s'éveiller. Il est très rare qu'ils ne soient pas tolérés. Il peut arriver cependant, chez les enfants, que l'entérite villeuse ou la gastrite chez les adultes obligent à l'expectation, ou du moins à l'usage des simples délayants.

Les complications, quelles qu'elles soient, hors celles-ci et les perforations, ne contre-indiquent pas les purgatifs, au contraire. Leur gravité, dépendant de l'état général, dont elles sont le plus souvent des manifestations, il est clair que le remède qui convient à la maladie convient à ses symptômes. C'est la médication préventive, par excellence, des lésions cérébrales, pulmonaires, viscérales quelconques et des déterminations inflammatoires, ulcéreuses, purulentes, gangréneuses des muqueuses et de la peau.

La médication purgative correspond mieux qu'aucune autre à la nature de l'affection typhoïde ; on comprend donc aisément et son mode d'action et ses succès. Son efficacité n'a rien d'imprévu, d'extraordinaire ; tout son héroïsme consiste à seconder l'élimination lente et naturelle des principes morbifiques, à en évacuer les germes répandus dans toute l'économie, à en tarir la source intestinale, à délivrer enfin tous les systèmes, appareils et organes de l'oppression de la cause toxique. Cette théorie n'est pas seulement séduisante, elle a reçu la sanction des siècles. Baglivi, Sydenham, Stoll, Tissot, Huxham, Cullen, Rœderer et Wagler, sans remonter plus haut, en faisaient la base du traitement des fièvres. Elle ne perdit faveur que sous le règne de l'école physiologique. Bretonneau, Louis, Chomel, relevèrent son crédit ; mais elle a été définitivement restaurée par de Larroque, et se répand chaque jour davantage. Piedagnel l'a soumise à l'expérience clinique la plus exacte qui ait été faite ; voici les résultats qu'elle lui a donnés (1) :

(1) Mémoire lu à l'Académie de Médecine, 24 janvier 1835.

Sur 69 fièvres typhoïdes simples,	69 guérisons.
Sur 16 fièvres ataxiques,	7 —
Sur 49 fièvres adynamiques,	39 —

Ces chiffres expriment à notre avis, aussi approximativement que possible, ce qu'on doit attendre des purgatifs. Cette classification montre aussi combien il est nécessaire de distinguer les formes de l'affection typhoïde, sans parler des autres circonstances, dans l'appréciation des méthodes thérapeutiques.

Cette médication a été, aussi, favorablement appréciée par M. Andral ; il lisait dans un rapport à l'Académie royale de médecine : « La langue conserve son humidité ou se dépouille, sans rougir davantage, des produits qui la recouvrent ; le mauvais goût de la bouche disparaît, la soif diminue rapidement, la fréquence du pouls va en décroissant, la transpiration cutanée s'abaisse, la céphalalgie, les vertiges perdent tout à coup de leur intensité, les traits de la face se relèvent et le sentiment de lassitude s'amoindrit... »

Le professeur Grisolle a écrit (1) : « Je ne fais pas de la médication évacuante une méthode exclusive, mais je soutiens qu'elle est généralement avantageuse, et j'ajoute que si l'on était condamné à suivre pour tous les malades un traitement uniforme, il faudrait adopter celui-là, et le préférer sans hésiter à l'expectation, aux antiphlogistiques et à la méthode dite rationnelle. »

(1) *Pat. int*, t. 1, pag. 56.

Valleix, Videcoq, MM. Beau, Bazin ont constaté la supériorité des purgatifs : « C'est à ce traitement que nous accordons la préférence, disent les auteurs du *Compendium de Médecine* (1). » Cette médication, connue en Angleterre sous le nom de méthode d'Hamilton, compte de nombreux partisans. Le professeur Graves y a souvent recours. Le docteur Herwett traite exclusivement le *fever* par le calomel, dans la pensée qu'il désobstrue l'orifice des cryptes engorgés. Nous ne partageons ni cette théorie, ni celles de beaucoup d'auteurs qui usent des évacuants ; mais nous sommes heureux de nous trouver d'accord en thérapeutique avec les cliniciens les plus remarquables de tous les temps.

(1) *Compendium de Médecine pratique*, t. VIII, pag. 257.

MÉDICATION ANTIPHLOGISTIQUE.

Hippocrate ne conseille la saignée que si le mal est grand, le malade jeune et fort; encore faut-il que le ventre ne soit pas lâche (1). Elle n'a guère été appliquée depuis, comme médication principale des fièvres, que d'après des vues théoriques. Les iatro-mécaniciens, frappés de l'analogie de la circulation avec les phénomènes hydrauliques, firent de la phlébotomie une panacée. Mais la saignée ne tarda pas à être reléguée au rang des médications exceptionnelles des fièvres entéro-mésentériques, malignes, continues, bilieuses, putrides, lentes nerveuses, muqueuses, par Baglivi, Sydenham, Stoll, Huxham, Rœderer et Wagler, Tissot, etc. Et si Pinel combattit vainement l'abus qu'en faisait Broussais, la doctrine physiologique fut bientôt jugée selon ses œuvres. On ne fit plus couler le sang sur l'unique indication de la phlegmasie gastro-intestinale ; la putridité initiale et générale des fièvres fut de nouveau démontrée par Petit et Serres et Bretonneau, et l'on devint plus économe des forces des dothinentériques.

Il faut saigner, dit J. Franck, après Burserius, dans

(1) *Op. cit.*, pag. 131.

les cas seulement où il existe des signes de pléthore, que le malade est à la fleur de l'âge, qu'il jouit d'une bonne constitution, que le pouls est fort, grand, dur, *et vehementem videri,* quand il y a douleur de tête aiguë, constante et pulsative, ou difficulté de la respiration avec pesanteur de poitrine, etc. Encore faut-il que la saignée soit modérée et peu abondante, de peur que les forces déjà affaiblies ne soient détruites. Nous devons nous rappeler, dit-il, qu'elles n'ont point pour effet de guérir la maladie (1).

C'est cet oubli qui a induit en erreur Broussais et ses disciples; c'est de l'ignorance de la véritable nature de l'affection, qu'est née l'illusion de vouloir en trancher le cours. Louis, malgré sa doctrine de l'entérite folliculeuse, n'abusa guère des injections sanguines : « Elles n'abrègent pas, dit-il, la durée de la fièvre typhoïde, et sont impuissantes dans les cas graves. La circonspection de Chomel était basée sur la physionomie putride non moins qu'inflammatoire des symptômes; aussi bien, songeait-il à l'adynamie imminente en ouvrant la veine. La pratique de M. Andral ne repousse pas moins que sa doctrine la phlébotomie. Elle est condamnée, comme la plus dangereuse des médications, dans la dothinentérie des enfants, par MM. Barrier, Barthez, Rillet, Taupin, Bouchut, etc.

MM. Bouillaud et Forget en vantent, au contraire,

(1) *Op. cit.*, pag. 150-52.

les avantages. Les succès obtenus par le premier de ces professeurs ont été l'objet de trop longues discussions, pour qu'il y ait intérêt et même bienséance à les reproduire. Cet auteur, en déclarant qu'il est très difficile, pour ne pas dire plus, d'établir le diagnostic positif de l'affection typhoïde avant la fin de la première semaine, fait naître un doute involontaire quand la guérison s'opère en quelques jours. Ne s'expose-t-on pas à commettre des erreurs de plus d'une espèce en saignant coup sur coup avant que la maladie soit suffisamment caractérisée ?

La même objection peut être faite à M. Forget; il semble, en outre, que ce médecin ait réellement observé beaucoup d'entérites folliculeuses simples. Or de tels faits ne sauraient rien prouver en faveur des émissions sanguines de la fièvre typhoïde.

Passant du point de vue empirique, si nous examinons la doctrine, nous voyons que l'observation clinique sceptique, au moins touchant l'héroïsme de la méthode antiphlogistique, est formellement négative du caractère purement inflammatoire de la maladie qui nous occupe. Il a paru évident aux praticiens de tous les temps que les fièvres n'étaient pas des phlegmasies ; la putridité a été reconnue leur essence avant la découverte de l'entérite folliculeuse. Tel est encore le trait saillant de la dothinentérie pour tous les médecins sans opinion systématique. Boërhaave ne saignait même pas dans les inflammations franches après la période d'acuité, et nul médecin n'ignore que l'état typhoïde secondaire contre-indique formellement la phlébotomie. Or, l'affection typhoïde débute par cet état : toutes les lésions, tous les symptômes sont marqués, comme les causes, au sceau de la putridité, et on lui appliquerait la médication des simples phlegmasies? Est-ce l'embarras gastrique intestinal, la diffluence du sang, les épistaxis et hémorrhagies diverses des muqueuses et sous-cutanées, la diarrhée infecte, la prostration des forces qui réclament la saignée? Ce ne sont certainement pas les ulcérations gangréneuses de l'iléon et des divers points du tube digestif, ni le coma-vigil, ni le sub-delirium, ni l'adynamie et l'ataxie extrêmes, ni les escarrhes gangréneuses du sacrum. Tous ces désordres, quelle que soit la période où on les observe, ont un même génie ; ils ne diffèrent que de gravité ; l'infection secondaire est de même nature que l'empoisonnement initial ; ils exigent l'un et l'autre la même thérapeutique. — La saignée convient dans la pure oppression des forces, quand un organe essentiel est franchement frappé d'inflammation ou de congestion. Elle ne saurait qu'aggraver la résolution radicale du système nerveux dans la fièvre typhoïde, car, en même temps qu'il est empoisonné par la cause spécifique, il n'entretient ses forces qu'avec des matériaux puisés dans l'organisme. Il n'y aurait pas une goutte de sang dans les vaisseaux que les solides seraient encore imprégnés du principe morbifique ; ce serait donc folie que de saigner pour dépurer, aussi bien que de phlébotomiser les scrofuleux et les syphilitiques. Les inflammations et congestions septiques sont particulièrement rebelles à cette médication.

Les anti-phlogistiques sont cependant quelquefois indiqués dans la fièvre typhoïde. C'est au début, alors que la pléthore est réelle et considérable, qu'elle écarte la fièvre et les divers symptômes. Ils produisent une détente favorable, mais c'est tout ce qu'on doit en attendre. Quand les symptômes locaux de l'entérite sont violents, et que l'intestin n'est pas encore distendu par les liquides et les gaz, les annélides soulagent aussi. La veine sera ouverte encore si une pneumonie se déclare, et si les forces le permettent. On ne doit pas, en un mot, reculer devant d'urgentes et légères pertes de sang, mais il ne faut pas oublier, en les provoquant, les dangers de l'adynamie et la longue durée de l'affection.

Tel est le rôle borné que nous croyons devoir assigner à cette médication après tant d'autres, depuis Hippocrate jusqu'à J. Franck. Si nous n'en avons jamais usé qu'avec réserve, elle a été sous nos yeux l'objet de nombreuses expérimentations. Elles nous ont appris que les évacuations sanguines modérées et précoces sont, dans beaucoup de cas, peu à redouter, mais qu'elles ne rendent que de rares et précaires services. La saignée n'est tolérée qu'en proportion de l'élément inflammatoire qui double l'infection générale. On ne saurait donc raisonnablement la pratiquer que sur des indications expresses. Baillou le phlébotomiste, déposait la lancette devant la malignité des fièvres : « *Sæpissime detrahitur laudabilis sanguis magno ægrorum et virium detrimento. An venæ sectio tunc utilis? Nequaquàm; aut* PARCE *detrahatur, imò, alexipharmaca et cardiaca dentur.*

MÉDICATION TONIQUE.

Dehaen renonçait aussi à la saignée dans les fièvres malignes, quoiqu'elle fût d'ordinaire l'objet de sa prédilection, et administrait les toniques. Ces deux médications sont également nuisibles, appliquées comme méthodes générales. Hippocrate condamnait les amers dans l'augment et l'état de la fièvre ardente. Baglivi attribuait au quinquina la malignité de beaucoup de fièvres mésentériques; il ne le prescrivait qu'à la fin de la maladie, après avoir suffisamment évacué l'intestin. Les toniques durent leur crédit à des raisons diverses : Dehaen et Baillou en devinrent partisans par l'impuissance et l'abus des émissions sanguines; ils furent, pour Barthez et Brown, la conséquence des principes de leur doctrine. Broussais combattit cette médication et par esprit de réaction, et parce qu'elle répugnait à son système. Elle trouva dans Pinel un conservateur. Petit et Serres l'érigèrent en méthode exclusive. On doit à Louis et Chomel d'avoir précisé, avec plus d'exactitude qu'on ne l'avait fait avant eux, les indications des toniques. Ces professeurs démontrèrent cliniquement que l'apyrexie, la lenteur et la petitesse du pouls, le refroidissement, la crudité des urines, la forme adynamique grave, en un mot, se trouvait mieux de ces médicaments qu'aucune autre. La théorie est pour nous d'accord avec les résultats de l'expérience.

Les toniques sont névrosthéniques, analeptiques, astringents ou spécifiques. Voici les circonstances qui nous semblent les réclamer dans la dothinentérie. — Les névrosthéniques conviennent principalement lorsque le système nerveux est, pour ainsi dire, sidéré par la cause morbifique. Ils excitent l'inervation, rétablissent les synergies, relèvent les forces paralysées dans leurs foyers, rendent, en un mot, la vie sur le point de s'éteindre, en exerçant sur les organes de la sensibilité et de la motricité trisplanchnique, particulièrement, une action spéciale et contraire à l'influence qu'ils ont subie de l'agent toxique. Les fonctions organiques ainsi rétablies, l'apyrexie fait place à la fièvre, et l'on peut désormais espérer la guérison par l'élimination du principe délétère. Au fur et à mesure que la chaleur et le pouls reviennent, que le travail épurateur des sécrétions se reproduit, il faut diminuer la dose des névrosthéniques, et les supprimer complètement dès que la réaction générale est suffisante. En continuer l'usage serait dépasser le but et s'exposer à tomber dans l'ataxie. Le péril, pour être différent, n'en serait pas moins grand. Les centres nerveux non alimentés et incapables de réparer les dépenses excessives qui résulteraient d'une réaction trop vive, se tariraient littéralement, et cet épuisement serait plus irréparable que la dépression adynamique. Tels sont les dangers auxquels expose la médication névrosthénique dans les fièvres typhoïdes ordinaires : l'infection, dans la plupart des cas, n'atteint pas le degré d'une adynamie apyrétique ; la fièvre, au contraire, est le plus souvent intense ; l'infectieux, comme l'alcool, stimule le système nerveux avant de l'abattre. On comprend que les effets de cette stimulation ne pourraient être qu'aggravés par les toniques ; ils doivent donc être écartés tant qu'elle dure.

Mais quand les évacuations alvines, les urines, l'exhalaison pulmonaire et cutanée ont entraîné la plus grande partie de la cause spécifique, que l'inervation est affaiblie par la longue durée de l'excitation toxique et par le défaut d'éléments suffisamment réparateurs, que le sang a perdu en grande partie sa plasticité, et que les solides ramollis sont au-dessous de leur tonicité normale ; à ce moment, enfin, où il s'agit plus de réparer les désordres de l'infection que de la combattre, alors conviennent les reconstituants. Usez-en, toutefois, avec le plus grand ménagement, c'est-à-dire commencez par des doses légères, et suspendez-les si la fièvre augmente. Ils ne sont favorables à cette période qu'autant qu'ils sont sédatifs et réparateurs ; administrés en temps opportun et en proportion convenable, la chaleur de la peau et l'accélération du pouls tombent, le sommeil devient calme, la langue se nettoie, l'appétit s'éveille, et le malade éprouve un sentiment général de bien-être qui se trahit sur ses traits et toute sa personne.

Les astringents n'excitent pas, comme les névrosthéniques, le système nerveux; mais ils diminuent les sécrétions, dessèchent la bouche, retiennent le flux intestinal, suspendent l'élimination des principes septiques, et aggravent à la fois les symptômes locaux et généraux. On leur a attribué, ainsi qu'au quinquina, la propriété de modifier avantageusement les ulcères de l'iléon ; c'est un service trop hypothétique pour qu'on oublie les dangers positifs auxquels ils exposent. Ils ne peuvent être appliqués sans imprudence qu'à la fin de la pyrexie ou lorsqu'il y a urgence, contre des selles sanguinolentes copieuses, par exemple.

Le quinquina peut être encore employé dans l'affection typhoïde comme antipériodique, s'il y a complication de fièvre réglée, ou rémittence par engorgement splénique bien accusée. Mais on ne saurait être trop circonspect. La dothinentérie débute souvent par une sorte de rémittence, la réaction fébrile n'ayant pas encore atteint le taux de la continuité ; la quinine alors est impuissante. Il est assez fréquent, au contraire, dans le milieu du moins où nous observons, de voir la fièvre continue se terminer par des accès franchement intermittents, qui, sans les antipériodiques, compromettraient le rétablissement du malade.

MÉDICATION EXPECTANTE.

Ce que nous savons des médications précédentes ne nous permet pas d'accepter l'expectation comme méthode thérapeutique. Dans la fièvre typhoïde plus que dans beaucoup d'autres maladies, la plus grande part de la guérison revient à la nature, mais elle est toujours heureusement secondée par les évacuants. On ne saurait refuser aux purgatifs la propriété de modérer, sinon de prévenir l'aggravation des symptômes. Qui peut contester l'utilité d'évacuer les matières putrides de l'intestin, quand les jours du malade sont déjà menacés par l'infection primitive? Chez beaucoup de dothinentériques arrive un moment où la vie et le poison s'équilibrent ; ne rien faire et n'avoir rien fait pour affaiblir celui-ci et fortifier celle-là ne peut être qu'une attitude funeste. Personne ne met en doute les avantages des névrosthéniques dans les cas de prostration voisine de la mort. La saignée prévient elle-même, quelquefois, de sérieux dangers au commencement de la maladie. Assister, donc, impassible à toutes les phases et à toutes les complications de la maladie, et décliner son impuissance, est un scepticisme inavouable dans l'état actuel de la science. Mais, autant nous repoussons l'expectation absolue, pratiquée du reste par bien peu de médecins, autant nous attendons pour intervenir que les indications l'exigent. Il faut, comme le dit Baglivi, se munir de patience ; n'avoir d'autre ambition que de suivre et diriger le cours de la fièvre, et renoncer à lui opposer une digue infranchissable. C'est la méthode expectante comme nous l'entendons. Telle est la pratique de MM. Cruveilhier, Andral, et de tous les cliniciens qui ont bien apprécié la nature, la marche et la durée de l'affection typhoïde.

MÉDICATION EMPIRIQUE.

La médication empirique n'a produit jusquà ce jour que des traitements éphémères. L'eau de seltz a été administrée par le docteur Clanny dans la pensée que la cause de la fièvre typhoïde était une diminution de l'acide carbonique du sang. Le docteur Stevens a conseillé des injections d'eau salée dans les veines, supposant que c'était le chlorure de sodium et non l'acide carbonique qui faisait défaut. Le chlorure de soude a été essayé comme désinfectant antiseptique, par Chomel et M. Bouillaud. Toutes ces expérimentations, d'abord séduisantes, ont été abandonnées. Le sulfate de quinine fut vanté en 1840, par M. Broqua de Mirande ; mais ses succès sont de l'ordre de ceux obtenus par Rasori avec l'émétique dans la fièvre pétéchiale de Gênes, et du professeur Piorry avec les limonades acides. Le sulfate de quinine n'a rien de spécifique dans la dothinentérie ; il ne produit de sédation qu'en stupéfiant le cerveau ; cette action purement substitutive, n'atteignant pas le fond de la maladie, ne s'exerce pas même sans développer une tendance à la stupeur, souvent plus à redouter que la réaction fébrile que l'on veut combattre. Il n'est pas, enfin, jusqu'aux préparations iodées qui n'aient eu leurs prôneurs. On ne saurait nier qu'il puisse exister un spécifique de l'affection typhoïde ; il est, toutefois, encore à trouver.

MÉDICATION ALIMENTAIRE.

L'alimentation avait été jusqu'ici considérée comme partie du régime des convalescents ; quelques médecins en ont fait de nos jours une méthode thérapeutique. L'expérience des siècles et les fatales imprudences de tant de malades n'ont arrêté ni les novateurs d'outre-Manche, ni leurs imitateurs. Il n'est pas nécessaire de rappeler la nécessité de la diète dans les phlegmasies intenses et les contre-indications particulières des inflammations du tube digestif. Quelle maladie plus que la dothinentérie trouble les fonctions gastro-intestinales? Dans quelle affection le tube digestif, depuis la langue jusqu'à l'iléon, est-il plus altéré? Le danger vient-il de la diète ou de l'infection générale pendant les deux premières semaines? L'adynamie serait-elle l'effet de l'abstinence? On n'a pas été jusque-là ; mais, a-t-on dit, celle-ci aggrave celle-là ; d'où l'indication de sustenter. Nous sommes étonné que les mêmes principes n'aient pas été appliqués à toutes les intoxications ; l'alimentation étant le meilleur remède contre l'adynamie quelle qu'elle soit, nous ne désespérons pas de la voir placée au premier rang des antidotes de la toxicologie ; elle a, dit-on, supplanté la saignée dans la pneumonie. Quoi qu'il en soit, et laissant de côté toute théorie, nous avons vu la fièvre et tous les symptômes augmenter chaque fois que, par l'impatience des malades, la faiblesse ou le zèle aveugle des assistants, des aliments ont été trop tôt administrés. Il faut bien se garder, sans doute, de confondre l'adynamie de la convalescence avec celle de la maladie, et de tomber dans l'erreur signalée par Rœderer et Wagler; mais il est d'expérience que l'alimentation intempestive et l'intempérance des malades sont bien plus à redouter que la diète. Tous les essais comptent des cas favorables, particulièrement en thérapeutique ; n'envions pas leurs succès aux inventeurs, et laissons au temps le soin de les confirmer. Nous craignons que notre ciel et le tempérament de notre nation, pour parler comme Baglivi, conviennent moins à cette méthode que le peuple et le climat où elle a été expérimentée pour la première fois.

TRAITEMENT DES FORMES ET COMPLICATIONS.

La légèreté et la gravité des symptômes, la réaction principale des centres nerveux ou du système circulatoire, la prédominance des phénomènes pectoraux, cérébraux ou abdominaux, la continuité, la rémittence ou l'intermittence de la pyrexie, la qualité et la quantité des sécrétions bilieuses ou muqueuses, la marche insidieuse elle-même, ont servi à caractériser autant de formes de l'affection typhoïde. Elles sont quelquefois si remarquables, qu'elles revêtent une physionomie presque spécifique ; aussi en ont-elles imposé à Stoll, Rœderer et Wagler et Pinel. Sydenham distinguait cependant la fièvre continue, stationnaire, sous les divers masques qu'elle empruntait aux épidémies régnantes. Nous avons vu Graves la reconnaître alors même qu'elle semble n'affecter exclusivement que le cerveau et le poumon ; tous les médecins sont aujourd'hui familiers avec les métamorphoses apparentes de la dothinentérie. Les indications particulières qu'elles présentent sont faciles à remplir, quand le diagnostic est certain et l'essence de la maladie bien appréciée.

Aux formes légères, quelles qu'elles soient, suffisent de doux purgatifs. Ils évacuent les saburres et les fécès septiques, qui sont toujours de mauvais levains. C'est encore la médication principale dans les cas moyens : elle doit être proportionnée aux accidents gastro-intestinaux, et secondée par les annélides si la phlegmasie de l'iléon l'exige ; par un vésicatoire si la poitrine s'embarrasse, par le sulfate de quinine si la rate est grosse et le type de la fièvre rémittent, à plus forte raison s'il y a intermittence. La maladie débute-t-elle par une forte fièvre de forme inflammatoire, la veine doit être ouverte. Le quinquina sera opposé à l'adynamie profonde. On combattra l'ataxie violente par l'émétique et l'opium, suivant la méthode de Graves. Quelle que soit enfin la forme et le degré de la maladie, surveiller l'état du ventre, éloigner les chances d'absorption intestinale, et favoriser autant que possible, par cette voie, l'épuration du sang et la détente de la fièvre, sans trop affaiblir le malade.

Est-il nécessaire de mentionner la glace contre la céphalalgie intense et rebelle ; les boissons acidulées et gazeuses quand les vomissements sont trop fréquents, les cataplasmes émollients, calmants, si le malade souffre du ventre ? Ne pas oublier que les purgatifs sont le meilleur remède contre le météorisme et ses accidents. Rarement l'abondance de la diarrhée réclame les astringents. Les lavements adoucissants et légèrement narcotiques conviennent surtout si l'on soupçonne l'entérite villeuse, particulièrement chez les enfants ; ils remplacent alors les purgatifs.

Le poumon est-il enflammé, l'affection déjà avancée à forme passive, le malade faible? les vésicatoires tiennent lieu de la saignée. Le professeur de Meat Hôpital ne veut pas que la peau soit dénudée. Cette pratique est bonne si la simple vésication suffit; mais ce serait s'arrêter avant d'avoir atteint le but que de reculer devant la suppuration de l'exutoire, si l'état de la poitrine l'exige. Il faut, toutefois, agir avec prudence, à cause des tendances gangréneuses de la peau chez les dothinentériques.

Graves et Stockes conseillent l'opium à haute dose, l'immobilité absolue et la diète même des liquides dans les perforations. Cette médication a été expérimentée par Louis et Chomel; elle est préférable à toute autre dans ces cas presque désespérés.

L'otite purulente, les parotides ne réclament que des soins ordinaires et de légers antiphlogistiques. On traite les hémorrhagies abondantes par les hémostatiques, les escharres du sacrum et autres par les astringents, les antiseptiques, le quinquina particulièrement.

L'hygiène sera exactement surveillée pendant tout le cours de la maladie. Que les soins de propreté soient extrêmes, l'appartement spacieux, l'air fréquemment renouvelé, la température moyenne, le régime alimentaire gradué selon l'état général et les dispositions des organes digestifs, et les stimulants, enfin, combinés au régime si la convalescence languit.

RÉSUMÉ DES MÉDICATIONS.

Des diverses méthodes de traitement que nous venons d'examiner, on ne saurait sérieusements donner ce nom à la médication dite alimentaire. L'empirisme est la sanction expérimentale des théories thérapeutiques, ou un tâtonnement aveugle; on ne saurait donc proprement le qualifier de méthode. Il en est de même de l'expectation : prise à la lettre, ce serait purement le scepticisme; telle qu'elle a été pratiquée, c'est simplement le naturisme secondé par l'art. Les purgatifs, les toniques et les antiphlogistiques, impuissants comme médication exclusive, ont donné, par leur fusion, la méthode rationnelle, qui n'est autre que celle d'Hippocrate. Elle n'est que la médecine des symptômes lorsqu'elle a pour base l'éclectisme. Toute méthode thérapeutique vaut ce que vaut la doctrine générale, dont elle n'est qu'une des faces. Les exanthématistes sont naturellement expectants, c'est-à-dire fort discrets touchant les médications fondamentales de la méthode rationnelle. Les partisans de l'entérite folliculeuse usent principalement des antiphlogistiques et n'évacuent l'intestin que s'ils se préoccupent de l'infection secondaire. Ceux qui accordent une plus grande importance à l'empoisonnement primitif et consécutif qu'à l'inflammation de l'iléon, et pour qui l'affection typhoïde n'est pas une fièvre éruptive, sont moins expectants que les premiers, plus réservés à l'endroit des émissions sanguines que les seconds, et insistent particulièrement sur les évacuations alvines. De sorte que la méthode rationnelle est celle de tous les praticiens, et qu'elle compte autant de variétés qu'il y a de doctrines différentes. Les systématiques seuls n'ont pas de méthode, mais une médication ou un remède. Reste à trouver une bonne méthode, puisqu'il n'existe pas de spécifique contre la dothinentérie dans l'état actuel de la science. La meilleure est celle qui est logiquement déduite d'une bonne doctrine, et revêtue de la sanction clinique. C'est pourquoi nous avons contrôlé par l'observation et tiré de la nature et des causes de la maladie nos principes thérapeutiques. Toutefois, le titre de rationnelle, qu'ambitionne notre méthode, ne saurait être justifié que si l'affection typhoïde est à la fois contagieuse, primitivement et secondairement infectieuse, phlegmasique et distincte de l'entérite folliculeuse proprement dite.

Nous n'osons pas espérer d'avoir fait cette preuve, encore moins d'avoir édifié une théorie durable ; tout au plus quelques rayons de l'histoire et de l'expérience auront-ils éclairé un des côtés du problème.

CONCLUSION.

La thérapeutique couronne la pathologie et repose sur les mêmes principes. Le vieil adage : *Medicus si sufficierit ad cognoscendum, sufficiet etiam ad sanandum,* est la devise de toutes les médications rationnelles et de l'empirisme même. En effet, quel que soit le remède, il y a nécessairement un rapport entre ses propriétés et l'affection qu'il guérit. Quoique ignoré, ce rapport n'en existe pas moins. C'est à la raison de le découvrir ; seule elle peut le comprendre et en tirer une théorie ou une doctrine. Sans la raison, l'empirisme serait frappé de cécité ; éclairé par elle, c'est la méthode expérimentale. Toute science commence par l'empirisme : ses premières acquisitions, comme celles des enfants, ne vont guère au-delà des propriétés immédiatement sensibles des corps, mais, comme les enfants, elle multiplie ses richesses par l'analogie, l'hypothèse, l'induction, la déduction, en un mot, par l'observation et le raisonnement, c'est-à-dire par l'expérience. L'expérience, qui tait les hommes, fait aussi les sciences. La médecine n'a pas d'autre organe pour interroger la vie et la mort et interpréter leur muet langage. C'est la méthode indispensable à l'intelligence de la sévère dialectique de la nature, dont les œuvres sont si solidaires que la moindre vérité soulève cent problèmes et suppose souvent, comme certains monuments pieux du moyen âge, le travail de plusieurs générations.

Quand on sait depuis combien de siècles l'affection typhoïde exerce la patience et l'esprit des savants, il y a quelque témérité à oser exposer une dernière doctrine. Cependant, tout médecin doit en avoir une, et mieux vaut la créer que l'accepter toute faite. Mais comment s'éclairer au milieu de tant d'opinions diverses? En demandant aux causes la raison des faits; en allant des principes aux conséquences, c'est-à-dire en procédant par déduction. L'induction est un excellent instrument d'investigation. Seule elle a la clef de l'inconnu, tout raisonnement sérieux reposant sur une base effective, expérimentale. Aidée de l'analyse et de la synthèse, elle s'élève des phénomènes aux lois, et des lois aux causes. Elle est indéfectible par elle-même; mais une seule erreur d'observation peut compromettre ses résultats ; elle a donc besoin d'un contrôle : tel est l'office de la déduction. Des lésions et des symptômes d'une maladie, on peut conclure sa nature, mais ils ne sont que les effets de la cause; on ne saurait donc mieux s'assurer de la valeur qu'on leur prête qu'en les examinant du point de vue étiologique. L'induction est le levier des savants, la déduction est celui de la nature. Mère de tous les êtres, elle ne procède que par génération ; aussi faut-il, pour connaître l'exacte filiation de ses produits, remonter à leur origine.

Que de parentés supposées, que de faux principes, que de fausses conséquences nous ont été dévoilés par la méthode naturelle! Sans elle, comment eussions-nous recomposé l'unité de l'affection typhoïde, disséquée par tant de systèmes? Non-seulement elle a dirigé notre critique, mais nous lui devons la preuve des progrès accomplis par la médecine; progrès considérables, si l'on mesure la distance qui nous sépare des anciens, légers, lorsqu'on envisage l'immensité de la carrière à parcourir, mais précieux, à ne considérer que les luttes dont ils sont le prix. Le spectacle des révolutions serait affligeant si elles étaient stériles, et si on ne savait qu'elles sont des manifestations obligées de l'activité humaine. L'homme se précipite instinctivement vers l'avenir, parce que le but qu'il poursuit n'est jamais dans le présent. Le mieux, tel est le constant mobile qui excite à la fois nos espérances et nos colères.

Le plan de la deuxième partie de ce travail n'est que l'application de la méthode étiologique ou déductive. C'est pourquoi nous avons mis un soin particulier à prouver l'existence et la nature de la cause spécifique, fondement de notre doctrine. Il est démontré aujourd'hui qu'il existe dans l'air libre et confiné des principes putrescibles, qu'on peut condenser à l'aide d'appareils réfrigérants, avec la vapeur d'eau atmosphérique, et qui lui communiquent une odeur infecte. Les exhalaisons contagieuses des personnes atteintes de maladies exanthématiques sont évidemment des principes de nature analogue. Personne ne doute que les émanations typhiques n'aient une origine humaine, et que l'agglomération ne soit la condition essentielle de leur développement. Ces vapeurs, primitivement infectieuses, peuvent acquérir de la virulence sous l'influence de circonstances diverses, et donner lieu à la variété phlegmasique ou typhoïde ; l'identité des typhus et de la dothinentérie repose sur l'identité de leurs causes, de leurs lésions, de leurs symptômes, de la simultanéité de leur apparition et de leur génération mutuelle. La contagion médiate de l'affection typhoïde est aussi incontestable que celle du typhus ; l'odeur *sui generis* des miasmes dothinentériques, leur composition azotée, leur instabilité, l'acrimonie des liquides où ils sont dissous et leurs qualités septiques, nous semblent un fait acquis à la science. En un mot, l'affection typhoïde se propage par les vapeurs infectieuses et virulentes spécifiques; telle est l'étiologie que nous avons essayé de dégager par l'observation et le raisonnement.

Scientifiquement on monte des faits aux causes ; on étudie ensuite celles-ci isolément, puis on les contrôle par leurs effets. Entre l'agent et la substance, le mariage est si intime que toute modification, tout produit suppose nécessairement deux éléments générateurs ; or, si la cause spécifique est telle que nous l'avons établie, les lésions et les symptômes doivent trahir sa nature. En effet, l'affection typhoïde apparaît d'abord comme un empoisonnement ; les phlegmasies qui la compliquent bientôt et leurs caractères particuliers, prouvent que le principe morbifique n'est pas seulement infectieux, mais virulent. Cette preuve augmente de force à mesure que se développe la maladie ; ce qui paraissait douteux pendant la première période, devient manifeste dans la seconde, lorsque apparaissent les désordres consécutifs. Les sceptiques les plus entêtés, qui se retranchent derrière la théorie des états typhoïdes, sont bien obligés, enfin, de convenir de la septicité et de la spécificité de la cause, quand l'organisme entier est transformé en un foyer d'émanations identiques à celles qui les ont engendrées. Que l'on analyse cliniquement et anatomiquement les faits, ils mènent par l'induction immédiate à une cause putride et septique ; la physique et la chimie en déterminent directement l'existence et les propriétés immédiates, et l'observation médicale déduit avec exactitude les lésions organiques et fonctionnelles qui en découlent et qui caractérisent l'espèce typhoïde.

Il ne manque plus que le témoignage de la thérapeutique. Ici plus que jamais l'on peut dire : *Naturam morborum ostendunt curationes*. L'expérience s'est prononcée sur les trois médications qui composent aujourd'hui la méthode rationnelle ; elle est d'accord avec ce que nous savons des propriétés des purgatifs, des toniques, des antiphlogistiques et de la nature de l'affection typhoïde. Les purgatifs seuls peuvent atteindre, dans les couloirs des secondes et des premières voies, le principe morbifique, l'évacuer sans affaiblissement sanguin ni excitation nerveuse ; ils sont antiseptiques directs ou indirects, dépuratifs et sédatifs par excellence; ce sont presque des remèdes spécifiques. Les autres ne répondent qu'à des indications exceptionnelles ou d'importance secondaire. On pourrait souvent se passer de saignée et de quinquina, rarement d'évacuations alvines sans préjudice pour le malade.

Toutefois, nous ne conseillons pas de médication exclusive ; nous nous sommes appliqué, au contraire, à déterminer les cas où il était utile d'ouvrir la veine, et ceux qui réclamaient des toniques. En thérapeutique et dans toute étude qui veut être positive, le rationalisme est l'unique méthode. La médecine a trop longtemps subi le joug des systèmes ; elle aspire désormais à la liberté. Quelques services qu'ils lui aient rendus, elle les trouve insuffisants. Il lui faut une indépendance entière ; elle ne se passionne ni pour les hommes, ni pour les prérogatives et les rivalités des sciences. Pendant que la clinique et l'amphithéâtre interrogent les lésions et les symptômes, elle invite la chimie à l'étude des causes spécifiques. S'il est vrai que la putréfaction soit l'œuvre d'êtres microscopiques, peut être ne sommes-nous pas loin de la notion exacte de la putridité et de la septicité (1)? De là à une thérapeutique nouvelle il n'y aurait qu'un pas. La médecine attend de la physiologie psychologique la théorie et le traitement des typhus de l'esprit. Où les yeux ne suffisent pas, elle conseille le microscope, et la philosophie pour achever l'œuvre des sens. Elle ne néglige enfin aucun moyen, et ne méprise aucun concours, parce qu'elle sait aujourd'hui que le voile de la vérité ne saurait tomber que devant le faisceau de toutes nos lumières.

(1) Suivant M. Pasteur, les animalcules qui opèrent la décomposition des substances animales, pullulent dans l'acide carbonique et périssent dans l'oxigène. — Or, les principes infectieux se développent par l'agglomération, c'est-à-dire dans l'air contenant d'abondantes exhalaisons animales, et le meilleur remède contre les affections infectieuses et contagieuses, est l'aération; personne ne conteste ces deux propositions. D'autre part, les émanations azotées ont nécessairement éprouvé un commencement de putréfaction quand elles sont absorbées; la putridité ne semblerait donc être que la réaction de l'organisme contre l'action dissolvante des *agents* de la putréfaction. Que le microscope découvre dans les humeurs des dothinentériques quelque variété de *vibrio*, de *monas* et de *bacterium* ou quelque espèce analogue, et l'on aura une théorie de la putridité aussi satisfaisante que celle de la putréfaction. Puisque l'atmosphère confinée est la condition première du développement des vibrions et des vapeurs infectieuses, et que l'oxigène est un toxique pour ces êtres atomiques, des inhalations de ce gaz seraient peut-être l'antidote de l'intoxication putride et septique ?

FIN.

TABLE DES MATIÈRES.

PREMIÈRE PARTIE.

ÉTUDE RAISONNÉE DES TRAVAUX PUBLIÉS SUR L'AFFECTION TYPHOÏDE.

PÉRIODE HIPPOCRATIQUE.

DEUXIÈME PÉRIODE.

DEUXIÈME PARTIE.

APPRÉCIATION DES CAUSES, DE LA NATURE ET DU TRAITEMENT DE L'AFFECTION TYPHOÏDE.

LIMOGES. — IMP. H. DUCOURTIEUX.

OUVRAGES DU MÊME AUTEUR :

Histoire de la Syphilis des nouveau-nés, couronnée par la Société des Sciences médicales et naturelles de Bruxelles ;

De la Diarrhée verte infantile ;

Recherches sur les Causes du Rythme et des mouvements respiratoires ;

Du Diagnostic différentiel du coup de sang et de l'hémorrhagie cérébrale ;

Traitement des Fractures du col du fémur sans appareil ;

Des Instillations laryngées au chlorate de potasse dans les cas de Croup ;

Histoire critique de la Folie instantanée, morale, instinctive, couronnée par la Société impériale de Médecine de Bordeaux.

www.ingramcontent.com/pod-product-compliance
Ingram Content Group UK Ltd.
Pitfield, Milton Keynes, MK11 3LW, UK
UKHW020607230726
13926UKWH00005B/2256